B

ATLAS-MANUEL

DES

MALADIES DES ENFANTS

ATLAS-MANUEL

DES

MALADIES DES ENFANTS

PAR

R. HECKER ET J. TRUMPP

PRIVATDOCENTS A L'UNIVERSITÉ DE MUNICH

ÉDITION FRANÇAISE

PAR

LE DOCTEUR E. APERT

MÉDECIN DES HOPITAUX DE PARIS

Avec 48 planches chromolithographiées
et 174 figures dans le texte

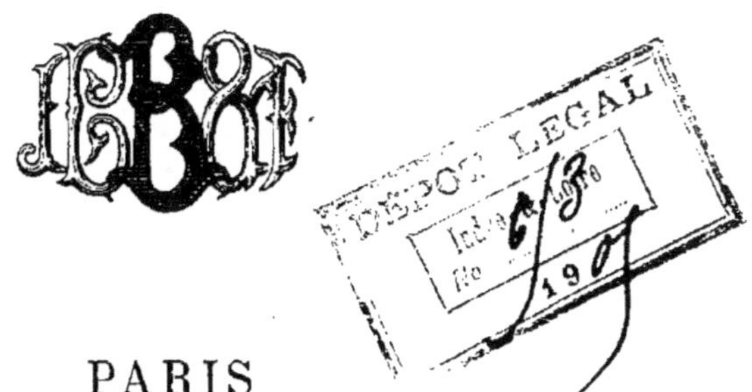

PARIS

LIBRAIRIE J.-B. BAILLIÈRE ET FILS

Rue Hautefeuille, 19, près du boulevard Saint-Germain.

—

1906

PRÉFACE

L'étude approfondie de la Pédiatrie s'impose de plus
en plus au médecin ; avec raison, l'opinion et, à sa suite,
les pouvoirs publics, attachent de plus en plus de prix à
la conservation des vies précieuses des nouveau-nés. La
merveilleuse floraison des crèches, des gouttes de lait, des
consultations pour nourrissons, des dispensaires pour
enfants, est symptomatique. L'Assistance publique de Paris
a pris part au mouvement en créant, en remplacement
du vieil hôpital Trousseau démoli, trois nouveaux hôpitaux d'enfants (Trousseau nouveau, Bretonneau et Hérold),
installés avec le plus grand souci de l'antisepsie médicale
et de l'hygiène hospitalière ; elle y a joint récemment,
dans les locaux de l'école des teigneux de l'hôpital Saint-
Louis, désaffectés à la suite de la guérison définitive de
leurs pensionnaires, un service spécial de nourrissons,
dont le besoin était urgent. Tout ce mouvement engage
à perfectionner l'enseignement de la Pédiatrie, trop dé-
laissé par notre Faculté ; on y arrivera de deux façons :
tout d'abord en multipliant les services destinés à l'enseignement clinique de la médecine infantile, ce qui per-
mettra de faire faire à tout futur médecin un stage d'un
semestre dans un service d'enfants ; ensuite, en facilitant
aux étudiants, par des ouvrages didactiques appropriés,
l'étude pratique de la Pédiatrie. Certes, les ouvrages de
médecine infantile ne manquent pas ; mais ils devraient,
pour remplir le but que je leur assigne, être amplement
illustrés de fidèles reproductions photographiques. Il ne
faut pas oublier qu'en médecine infantile l'interrogatoire

du malade sert peu ; nous ne sommes renseignés qu'incomplètement et indirectement sur les débuts de la maladie et sur les sensations du malade. En examinant un
jeune enfant, nous faisons comme de la médecine vétéri-
naire ; l'étude de l'aspect, des allures, de l'habitus général du malade prend, par suite, en médecine infantile,
une grande importance ; l'œil doit rapidement, en voyant
l'enfant qui nous est présenté, saisir un ensemble de particularités qui nous mettra déjà sur la voie du diagnostic.
Cette habileté de l'œil ne peut s'acquérir que par un exercice prolongé ; mais elle sera plus rapidement acquise si
l'étudiant a constamment sous les yeux des photographies
de petits malades choisis parmi les plus typiques. Aux
photographies il faut joindre les planches en couleurs
nécessaires pour la reproduction des exanthèmes et
des énanthèmes des maladies éruptives, dont l'importance est si grande en pathologie infantile. Ces photographies, ces planches en couleurs, indispensables à un
manuel de Pédiatrie, sont nombreuses et parfaites dans
l'Atlas-manuel de MM. Hecker et Trumpp ; le lecteur
n'aura qu'à feuilleter ce volume pour se convaincre aussitôt de la haute supériorité qu'il a sous ce rapport sur
les traités de Pédiatrie les plus volumineux. Aux figures
de l'ouvrage allemand, MM. Baillière ont bien voulu
ajouter un certain nombre de photographies relatives à
la médecine infantile que j'avais recueillies dans les hôpitaux de Paris, en sorte que l'édition française sera encore
en progrès sur l'édition allemande.

Le texte du volume est relativement très réduit, de
bonnes figures remplaçant souvent avec avantage de
longues explications. J'ai cherché à conserver à l'édition
française la concision du texte allemand. Je tiens du reste
à faire remarquer qu'il s'agit non d'une traduction, mais
d'une adaptation : autant il importe, pour les œuvres
originales d'auteurs étrangers, de respecter fidèlement
l'idée et l'expression même des auteurs par une traduc-

tion presque littérale, autant, quand il s'agit d'ouvrages didactiques, il est nécessaire d'en modifier certaines parties pour les adapter aux besoins du lecteur français, médecin ou étudiant. S'il est vrai que la pathologie diffère avec la race, s'il est vrai que la rubéole est plus fréquente en Allemagne, et la scarlatine particulièrement grave chez les Anglais, cela est encore plus marqué pour les habitudes thérapeutiques et pour la pharmacologie. J'ai, en conséquence, fait dans le texte de MM. Hecker et Trumpp, toutes les fois que cela m'a paru utile, des additions, des suppressions, des modifications. En particulier, j'ai constamment remplacé par des prescriptions françaises les formules de la pharmacopée allemande, dont un certain nombre seraient inexécutables dans les pharmacies de notre pays; j'ai de même substitué aux indications d'eaux minérales ou de stations de cure allemandes leurs analogues françaises, ce qui m'a été d'autant plus facile que nous sommes à ce point de vue, par la nature et par l'art, infiniment plus favorisés que nos voisins; de même pour l'instrumentation médicale. J'ai toutefois jugé utile de conserver à titre de renseignement la description de certaines manières de faire allemandes, en particulier en ce qui regarde l'instrumentation et la technique opératoire du tubage et de la trachéotomie ; mais je n'ai pas manqué alors de décrire ensuite en détail les procédés français. J'ai dû également procéder à des modifications plus délicates ; j'ai restitué à des savants et à des médecins français des découvertes à tort attribuées à des Allemands souvent très postérieurs ; j'ai retrouvé dans le texte allemand, sous le nom de chondrodystrophie fœtale, l'achondroplasie de Parrot, et je lui ai restitué son vrai nom. J'ai dû rendre à nombre de malformations le nom générique que leur a donné Geoffroy-Saint-Hilaire; à la prétendue « maladie de Winckel ou hémoglobinurie aiguë des nouveau-nés », qui n'est pas du reste une hémoglobinurie, et que MM. Laroyenne et Charrin avaient parfaitement étudiée dès 1873, j'ai restitué le nom de maladie bronzée hématurique des nouveau-nés sous lequel nous la connaissons. Les découvertes françaises du sérodiagnostic et du cytodiagnostic, avec les études et les procédés qui en sont dérivés, sont assez importantes pour qu'une place convenable leur soit donnée; c'est ce que j'ai fait. En dehors de ces modifications qui s'imposaient, j'ai, dans bien des endroits, apporté dans le texte allemand des changements qui m'ont paru utiles pour la clarté de l'ouvrage, et parfois j'ai remanié des chapitres entiers, j'ai supprimé des longueurs et j'ai fait d'autre part des additions qui m'ont paru nécessaires pour combler certaines lacunes. Les parties remaniées ou ajoutées ont été mises entre crochets [ ]. De même, pour signaler les figures ajoutées dans l'édition française, leur légende figure entre crochets.

Les Iʳᵉ, IIᵉ, IIIᵉ, IVᵉ et VIᵉ parties sont, dans l'édition allemande, dues à la plume de M. Hecker, ainsi que les chapitres *Tuberculose* et *Syphilis* de la Vᵉ partie; le reste de la Vᵉ partie, ainsi que les VIIᵉ, VIIIᵉ, IXᵉ, Xᵉ et XIᵉ parties, sont l'œuvre de M. Trumpp.

Novembre 1905.

E. APERT.

ATLAS MANUEL
DES MALADIES DES ENFANTS

PREMIÈRE PARTIE

PATHOLOGIE GÉNÉRALE

La médecine infantile mérite une étude spéciale; il y a des maladies propres à l'enfance, et la plupart des maladies qui se voient aussi chez l'adulte ont, chez l'enfant, une allure toute différente.

Ces particularités s'expliquent moins par des causes morbides spéciales à l'enfant que par les différences du terrain; non seulement les organes sont plus petits, plus délicats, et, d'autre part, plus indemnes de tares pathologiques, mais ils sont dans un état de croissance intense et de transformation perpétuelle qui a pour conséquence une série de particularités anatomiques et physiologiques.

CHAPITRE PREMIER

ANATOMIE INFANTILE

§ 1. — *Circuit sanguin.*

[Au moment même de la naissance, le seul fait de l'établissement de la vie aérienne entraîne des modifications importantes dans le système circulatoire tout entier. La première inspiration a pour résultat immédiat un appel d'air et de sang dans les poumons. Pendant la vie fœtale (voir fig. 1), la majeure partie du sang envoyé par le ventricule droit dans l'artère pulmonaire (9) passait dans l'aorte par le canal artériel (10); dès la première inspiration, tout ce sang va aux poumons. Le canal artériel n'est plus parcouru par le sang, il se resserre et finalement s'oblitère; cette oblitération survient habituellement dès le vingtième jour. (Parrot.)

L'appel du sang vers les poumons fait sentir son action jusque dans l'oreillette droite. Pendant la vie fœtale, deux courants juxtaposés, mais se mélangeant peu, parcourent cette cavité : l'un, vertical et postérieur, va de la veine cave supérieure au ventricule droit par l'orifice tricuspide; l'autre, horizontal et antérieur, va de la veine cave inférieure au cœur gauche par le trou de Botal. Quand s'établit la circulation pulmonaire, ce dernier courant est dévié par l'appel du sang vers le poumon; tout le sang arrivant dans l'oreillette se dirige dès lors vers l'orifice tricuspide. Le trou de Botal, n'étant plus traversé par le sang, se ferme peu à peu; cette fermeture se fait par la saillie de plus en plus marquée des valvules en croissant qui le limitent en avant et en arrière; ces valvules s'accolent et ne laissent plus passer le sang. En général, l'accolement se fait par adhérence complète; il est alors définitif. Parfois la fermeture, bien que complète physiologiquement, laisse subsister un orifice virtuel; cette véritable soupape de sûreté ne laissera passer le sang d'une oreillette dans l'autre que si la différence de pression entre les deux cavités devient considérable par une cause pathologique ultérieure (maladie bleue tardive de Bard).

En un autre point du système circulatoire, d'importantes modifications résultent de la section du cordon et de l'exclusion du placenta. Les artères ombilicales et la veine ombilicale s'atrophient et, comme le canal artériel, se transforment en quelques jours en cordons fibreux; il en est de même du canal veineux d'Aranzi. C'est, on le voit, très rapidement que la circulation fœtale se transforme; chez le nouveau-né, elle est déjà identique à celle de l'adulte. Les modifications qu'il nous reste à étudier sont beaucoup plus lentes et progressives.]

Fig. 1. — Circulation du sang du fœtus : 1 veine ombilicale; 2 branches sectionnées de la veine porte; 3 canal veineux d'Aranzi; 4 veine cave inférieure; 5 aorte; 6 artères hypogastriques; 7 artères ombilicales; 8 veine cave supérieure; 9 artère pulmonaire; 10 canal artériel de Botal.

§ 2. — *Squelette*.

Tête osseuse. — A la naissance, le *crâne* est encore
formé de lames osseuses minces, distinctes les unes des
autres. Les sutures encore membraneuses permettent
l'adaptation du crâne aux dimensions de la filière pelvienne pendant l'accouchement ; [l'écaille de l'occipital
n'est unie au corps que par un tissu fibrocartilagineux
qui permet la flexion de l'écaille pendant l'accouche-

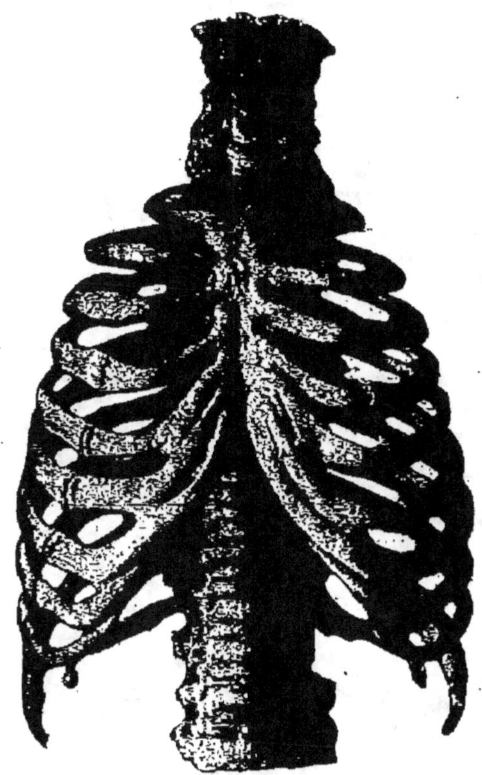

Fig. 2. — Thorax d'un enfant nouveau-né. — Il est en forme d'entonnoir ;
son orifice supérieur limité par la première côte est horizontal.

ment (charnière de Budin)]. Pendant la première année,
la charnière se soude et les sutures s'engrènent ; la fontanelle postérieure est déjà presque linéaire à la naissance, la fontanelle antérieure persiste jusqu'au quinzième
mois.

Face. — Elle est très peu importante chez le nouveau-né avant l'éruption dentaire. Le maxillaire inférieur est dépourvu de branche montante ; celle-ci se développe à mesure que les dents poussent, et n'acquiert toute son importance que chez l'adulte (Planches I et II).

Thorax. — Chez l'enfant (fig. 2), il est plus conique que cylindrique ; sa section horizontale est à peu près

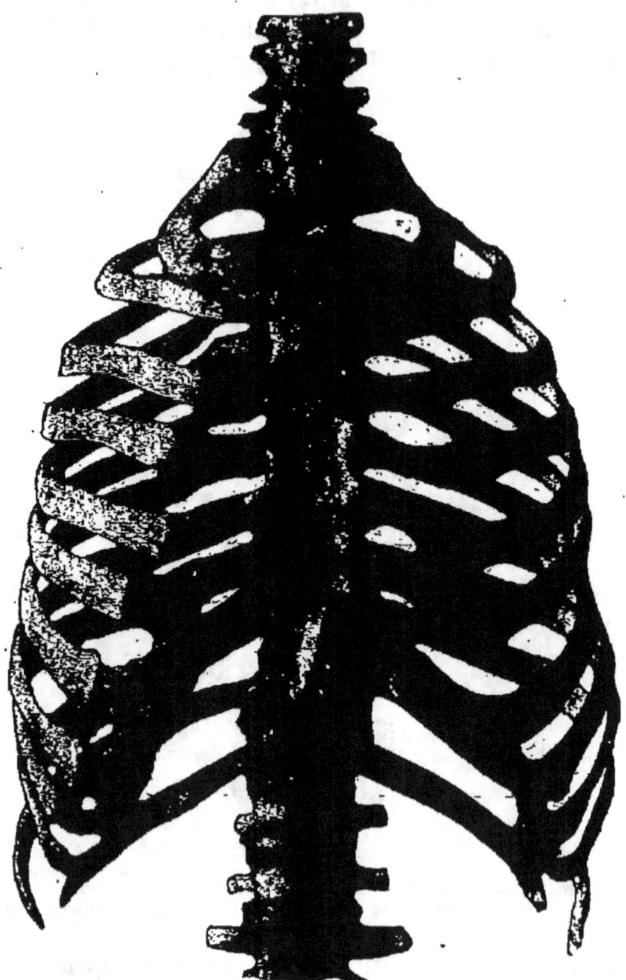

Fig. 3. — Thorax d'homme adulte. — Le sternum et le gril costal se son abaissés ; l'orifice supérieur limité par la première côte et la poignée sternale volumineuse est incliné en avant ; le sternum est relativement plus près de la colonne vertébrale.

circulaire, car le sternum est très écarté de la colonne vertébrale ; les côtes sont horizontales, ainsi que l'ouverture supérieure du thorax. Chez l'adulte (fig. 3 et 4), la paroi antérieure s'abaisse et le diamètre antéropostérieur diminue; le poids du membre supérieur, la traction des

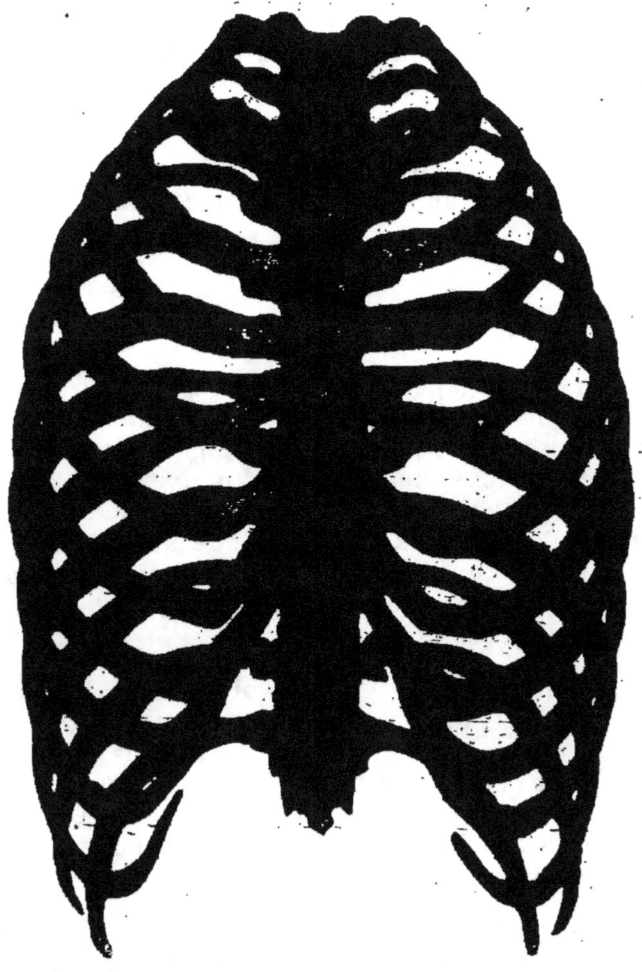

Fig. 4. — Thorax de femme adulte. — L'abaissement de la paroi thoracique antérieure est encore plus prononcé que chez l'homme.

muscles de la ceinture thoracique, le moindre volume du foie et de la rate, expliquent ces différences.

Bassin. — Chez le nouveau-né, il est cartilagineux et mou, et disposé horizontalement; le promontoire est peu marqué.

Colonne vertébrale. — Elle est presque droite à la naissance (fig. 5). La courbure cervicale se produit d'abord, quand l'enfant commence à tenir sa tête droite, au deuxième ou troisième mois ; la courbure lombaire se prononce quand il commence à se dresser sur ses jambes, vers le douzième mois (fig. 6 et 7).

Os des membres. — Ils changent peu de forme, à part l'allongement du col du fémur ; les épiphyses des os longs se soudent en moyenne vers la seizième année.

§ 3. — *Organes internes.*

Thymus. — Organe existant seulement chez l'enfant, glande vasculaire sanguine située dans le médiastin antérieur et présentant au même âge de grandes différences individuelles de volume chez le nouveau-né. Sa largeur varie de 2 à 7 cm, sa hauteur de 5 à 10 cm ; son poids est d'environ 12 gr. La glande augmente encore dans la première année, puis la substance glandulaire diminue peu à peu ; à la puberté, elle est totalement remplacée par du tissu conjonctif.

Foie. — Relativement gros et volumineux ; il pèse seulement vingt fois moins que le corps chez le nouveau-né et le nourrisson, au lieu de cinquante fois moins chez l'adulte. Son bord inférieur descend jusqu'à la crête iliaque droite, remonte en haut et à gauche en passant par l'ombilic et rejoint le rebord costal gauche au niveau de la ligne axillaire gauche antérieure.

Reins. — Lobulés et relativement gros. [Les tubes droits chez le nouveau-né sont fréquemment emplis de cristaux dorés d'acide urique, donnant à la substance pyramidale un aspect mordoré.]

La structure histologique du foie, des reins et du pancréas diffère encore à la naissance de la structure définitive. [Dans le foie persistent longtemps des amas de tissu myéloïde, qui continuent quelque temps la fonction de formation des globules sanguins qu'ils ont activement pendant la vie fœtale (Nattan-Larrier).]

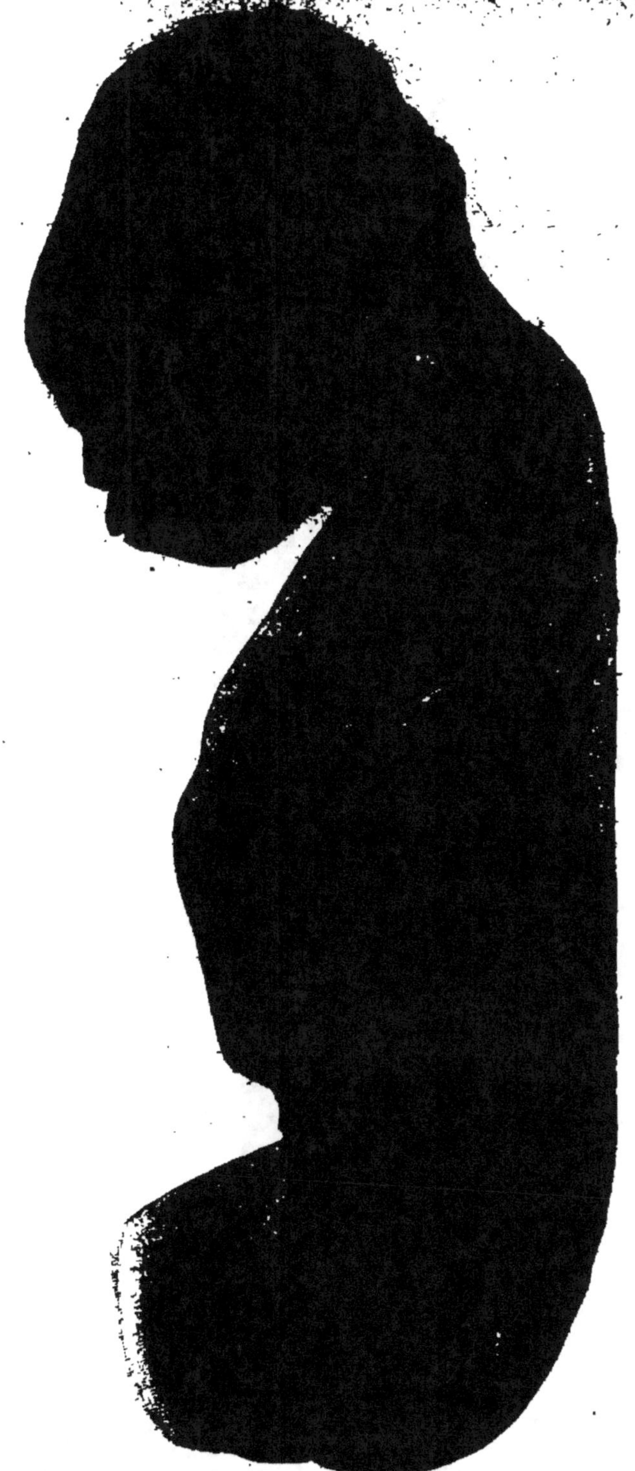

Fig. 5. — Coupe médiane d'un enfant nouveau-né. — La colonne vertébrale ne montre d'autre incurvation qu'une légère saillie du promontoire.

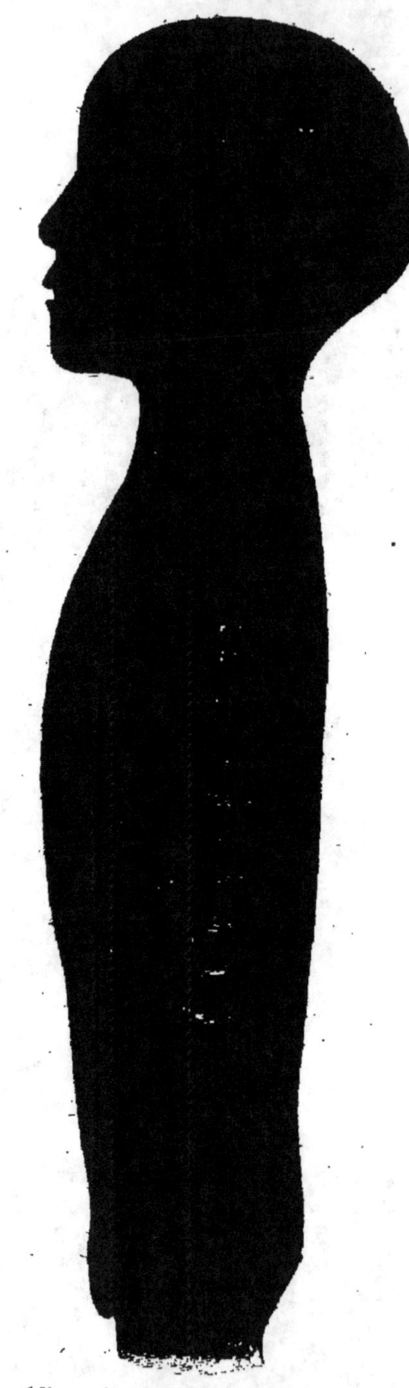

Fig. 6. — Coupe médiane d'un enfant de six ans. — La colonne vertébrale montre de légères courbures cervicale et lombaire, un promontoire assez marqué; mais elle est encore presque droite dans son ensemble, surtout dans ses portions dorsale inférieure et lombaire. La lordose lombaire physiologique est certainement beaucoup plus évidente sur le vivant.

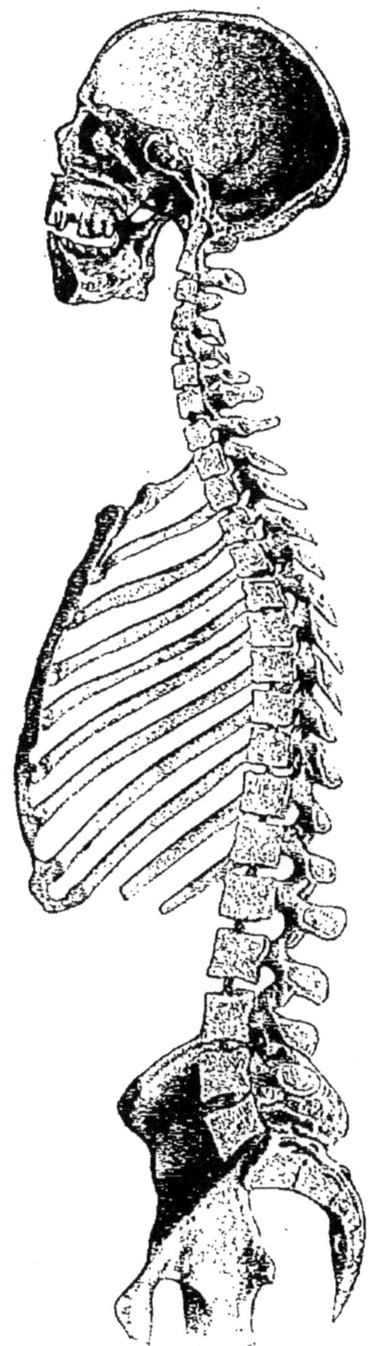

Fig. 7. — Coupe médiane du squelette d'un homme adulte. — Les courbures de la colonne vertébrale sont bien marquées; la paroi antérieure de la poitrine s'est abaissée, le bassin s'est incliné.

[**Rate.** — Elle pèse 10 gr. chez le nouveau-né et peut parfois être sentie à la palpation sous les fausses côtes, même en dehors de la syphilis (O. Macé)].

Estomac. — L'estomac est vertical chez le nouveau-né, le grand cul-de-sac est à peine indiqué; la musculature est peu développée, surtout au cardia. Il prend sa forme et sa situation définitive dans le courant de la première année. La muqueuse est richement irriguée; elle réagit vivement aux excitations chimiques et thermiques, ce qui, avec la conformation spéciale, l'absence du cul-de-sac et la faiblesse du cardia, explique la facilité du vomissement. La capacité de l'estomac varie de 40 cmc chez le nouveau-né, à 300 ou 400 à la fin de la première année.

Intestin. — Il mesure six fois la longueur du corps chez le nourrisson, sept fois chez l'enfant de trois mois à trois ans, et seulement cinq fois et demie chez l'adulte (Marfan). Sa capacité est par kilogramme du poids de 5 000 cmc chez le nouveau-né, 9 000 chez l'enfant de douze ans, et 4 000 seulement chez l'adulte; la muqueuse est molle, les glandes peu développées, la musculature faible, ce qui explique la facilité du ballonnement et la fréquence des coliques, et ce qui favorise la constipation; grande facilité d'absorption pour un pouvoir digestif relativement faible. Le *colon* se dirige directement de la crête iliaque droite en haut et à gauche en suivant le bord du foie, l'angle droit du colon fait par suite défaut; [l'anse sigmoïde est très longue, très flexueuse et tout entière en dehors de la cavité pelvienne, laquelle est très étroite (Marfan).]

Système nerveux. — La dure-mère adhère à la calotte cranienne. Le cerveau, gros et lourd, représente 13 à 14 % du poids du corps, au lieu de 2,7 % chez l'adulte; il s'accroît rapidement dans la première année, à la fin de laquelle il pèse la moitié de son poids définitif. Circonvolutions peu développées, myélinisation imparfaite, moindre excitabilité des centres frénateurs psychomoteurs sous-corticaux, ainsi que des nerfs périphériques et moteurs, dans les six premières semaines (Soltmann, Wesphal).

Muscles. — Ils sont pâles, mous, aqueux, faibles; la

graisse est abondante. Dans les joues existe une infiltration graisseuse diffuse qui survit longtemps à l'amaigrissement du corps et aide à la succion (Von Ranke).

Organes génitaux. — Chez la petite fille, les grandes
lèvres peu développées n'arrivent pas au contact ; les
petites lèvres et le clitoris sont découverts, l'hymen et
l'orifice urétral peu protégés, d'où une disposition aux
vulvovaginites et aux cystites.

CHAPITRE II

PHYSIOLOGIE INFANTILE

§ 1. — *Croissance.*

La taille moyenne du nouveau-né est de 51 cm chez
les garçons, 49 chez les filles. Dans la première année,
elle croît de la façon suivante, d'après Lange.

Age en mois.	Nais-sance.	I	II	III	IV	V	VI	VII	VIII	IX	X	XI	XII
Taille en centi-mètres.	49,5	55,2	58,5	61	63	64,7	66,2	67,5	68,8	69,9	71	72	73

La croissance est égale dans les deux premières
années pour les deux sexes ; puis, de la troisième à la
treizième année, moindre chez les filles ; celles-ci dépassent
les garçons par une poussée rapide au début de la
puberté ; puis, à partir de quinze ans, se laissent définitivement dépasser par les garçons.

Age en années . . .	1	2	3	4	5	6	7	8	9
Taille en centimètres. { G. . .	73	83,1	91,5	99	105,4	111,2	116,5	121,5	126,2
{ F. . .	73	83,1	91,3	98,7	105,0	110,7	116.0	120,9	125,6

Age en années . . .	10	11	12	13	14	15	16	17	18
Taille en centimètres. G. . .	130,7	135,0	139,2	143,8	149,7	156,7	163,5	167,6	169,4
F. . .	130	134,6	140,3	147,6	153,8	157,3	159,0	159,7	159,9

§ 2. — *Circonférences cranienne et thoracique.*

Les périmètres cranien et thoracique croissent parallèlement jusqu'à la cinquième année; puis le périmètre thoracique croît plus vite. A la naissance, le périmètre thoracique dépasse la moitié de la taille d'environ 9 à 10 cm.

Henbner donne les chiffres suivants :

	CIRCONFÉRENCE CRANIENNE MAXIMA	CIRCONFÉRENCE THORACIQUE [1]
1 mois	35,4	34,2
6 —	42,1	41
1 an	45,6	46
2 —	48	47,3
4 —	50	49
5 —	50	52
8 —	51.3	58
12 —	52,3	65

§ 3. — *Poids du corps.*

Le nouveau-né à terme pèse en moyenne 3 250 gr., avec variations individuelles de 2 500 à 4 000 gr. Les garçons pèsent en moyenne un peu plus que les filles. La chute de poids physiologique des trois ou quatre premiers jours est d'environ 200 gr.; elle s'explique par l'expulsion du méconium et de l'urine, et la déperdition d'eau par la peau et les poumons, non compensée encore par une nourriture suffisante. Le poids de naissance est récupéré du cinquième au huitième jour.

L'augmentation de poids journalier tombe progres-

---

[1] [Ces chiffres sont ceux de la circonférence prise sous les bras tenus horizontalement. En France, selon les instructions de la Société d'anthropologie rédigées par Broca, cette circonférence se prend, au contraire, sous les bras tombant naturellement le long du corps, méthode qui donne des chiffres plus constants.]

sivement de 30 gr. dans les premiers mois à 10 gr.
après un an; une stagnation de poids se produit normalement dans le troisième trimestre (dentition, sevrage) et
dans la première année d'école. Le poids de naissance
est doublé au cinquième mois, triplé après un an, sextu-
plé après six ans et dodécuplé après treize ou quatorze
ans. Les enfants nourris artificiellement restent inférieurs
en poids jusqu'au neuvième mois, mais ultérieurement
toute différence disparaît.

Poids de naissance. . . .	3kg,433.
Fin de la 4e semaine. . .	4 008.
— 8e — . . .	4 907.
— 12e — . . .	5 600.
— 16e — . . .	6 294.
— 20e — . . .	6 824.
— 24e — . . .	7 289.
— 28e — . . .	7 774.
— 32e — . . .	8 175.
— 36e — . . .	8 655.
— 40e — . . .	8 855.
— 44e — . . .	9 232.
— 48e — . . .	9 589.
— 52e — . . .	10 141.

	GARÇONS	FILLES
Fin de la 2e année. . .	13kg,2,	12kg,0.
— 3e — . . .	15 4,	14 0.
— 4e — . . .	16 8,	15 7.
— 5e — . . .	19 3,	17 5.
— 6e — . . .	21 1,	19 0.
— 7e — . . .	23 0,	20 7.
— 8e — . . .	24 9,	22 5.
— 9e — . . .	26 8,	24 9.
— 10e — . . .	29 4,	26 4.
— 11e — . . .	32 1,	29 1.
— 12e — . . .	34 9,	33 7.
— 13e — . . .	38 2,	37 9.
— 14e — . . .	42 6,	42 6.
— 15e — . . .	51 0,	47 2.
— 16e — . . .	57 1,	48 2.
— 17e — . . .	62 1,	49 2.
— 18e — . . .	66 0,	50 0.

Augmentation journalière en grammes, d'après Ca-
merer.

Semaines.	Enfants au sein.	Enfants au biberon.
1	20	4
2 — 12	31 — 26	21 — 22
12 — 24	24 — 18	22
24 — 36	15 — 16	13 — 16
36 — 40	9	9
40 — 52	12	12

La croissance de la taille et l'augmentation du poids ne marchent pas parallèlement ; il y a, au contraire, alternance entre les périodes d'augmentation de poids et les périodes d'augmentation de taille (Axel Key). En été, la croissance en hauteur l'emporte ; c'est l'augmentation de poids en hiver (Malling Hansen).

§ 4. — *Dentition.*

Les *dents de lait* (Planche III, fig. 1 et 2) apparaissent dans l'ordre suivant :

1. Incisives médianes inférieures, de cinq à huit mois ;
2. Incisives médianes supérieures, un mois après ;
3. Incisives latérales supérieures, peu après ;
4. Incisives latérales inférieures, à la fin de la première année ;
5. Premières molaires, peu après ;
6. Canines, au milieu de la seconde année ;
7. Secondes molaires, de vingt-deux à trente mois.

Il y a de grosses différences individuelles, souvent familiales, dans l'âge et l'ordre d'apparition des dents. La dentition est retardée et irrégulière chez les rachitiques, les dyspeptiques, les syphilitiques, les tuberculeux.

Les *dents définitives* apparaissent dans l'ordre suivant :

1. Les premières grosses molaires, à cinq ou six ans ;
2. Les incisives médianes, de six à neuf ans ;
3. Les incisives latérales, de sept à dix ans ;
4. Les premières prémolaires, de neuf à treize ans ;
5. Les canines, de neuf à quatorze ans ;
6. Les deuxièmes prémolaires, de dix à quatorze ans ;
7. Les deuxièmes grosses molaires, de dix à quatorze ans ;
8. Les troisièmes grosses molaires (dents de sagesse), de seize à quarante ans.

La dentition se fait parfois sans aucun incident ; parfois elle s'accompagne de symptômes variés : douleurs avant ou pendant l'éruption, tuméfaction et rougeur de la gencive, salivation, congestion des pommettes (feux de dents), orgelets ; plus rarement symptômes nerveux, agitation, cris, convulsions, toux irritative, mictions abondantes, selles diarrhéiques, vomissements, éruptions fugaces.

§ 5. — *Peau*.

Colorée en rouge chair chez le nouveau-né, la peau devient jaune orange du deuxième au sixième jour, et prend sa teinte rosée définitive de la deuxième à la troisième semaine. L'ictère des nouveau-nés avec légère coloration jaune des conjonctives, mais sans décoloration des fèces ni modification de l'urine, se voit chez 80 % des nouveau-nés; l'ictère est plus foncé dans la moitié supérieure du corps. Les enfants atteints d'ictère intense présentent une forte diminution de poids dans la première semaine, même en l'absence de troubles digestifs. Tel ictère doit disparaître dans la deuxième ou troisième semaine au plus tard, sinon il faudrait lui chercher une origine pathologique (syphilis, oblitération congénitale des voies biliaires).

Dans les premières semaines, une légère exfoliation cutanée se produit, surtout aux doigts et aux orteils. La sécrétion sébacée est augmentée, et sur la tête le mélange de sécrétion et d'épithélium desquamé aboutit, si l'on n'y prend garde, à la formation d'un enduit crasseux, vulgairement appelé *chapeau*. La sécrétion sudorale, en règle générale peu abondante, est parfois exagérée chez les enfants au biberon et chez les rachitiques. Il survient souvent sur la peau du visage, particulièrement au bout du nez, une miliaire de petits points blancs opaques dus à l'engorgement des glandes sébacées (Jacquet) et disparaissant après quelque temps.

§ 6. — *Sang*.

[A la naissance, le chiffre des globules rouges est, en moyenne, de cinq millions. Il est plus fort de cinq cent mille chez les enfants dont le cordon a été lié tardivement (Hayem). D'après Lépine, il y a dans les jours suivants une augmentation considérable des hématies, due à la concentration du sang, du fait de l'évaporation cutanée et pulmonaire non compensée par une alimentation encore très insuffisante. Le maximum est atteint le deuxième ou le troisième jour et peut monter à huit millions cinq cent mille; le retour à la normale se fait progressivement et est atteint vers le septième jour. Les hématies sont semblables à celles de l'adulte ; d'après Hayem, on trouve toutefois, dans les jours qui suivent la naissance, une forte proportion d'hématies de petit volume ayant les caractères d'éléments de nouvelle formation. Il y aurait à ce moment un renouvellement sanguin très intense. Les hématies nuclées du sang fœtal ont déjà disparu à la naissance, mais elles reparaissent facilement dans les premiers mois de la vie à l'occasion d'infections ou d'intoxications.

Le chiffre des globules blancs est très élevé au moment de la naissance et dans les jours qui suivent (quinze à vingt mille par mmc) ; à un an, on en trouve encore dix à douze mille. Dans la seconde enfance, le chiffre se maintient encore un peu fort (sept à neuf mille) et tombe au chiffre définitif de cinq à sept mille vers dix ou douze ans.

Quant à la proportion des diverses variétés de globules blancs, Jolly donne les chiffres suivants (nouveau-nés de un à dix jours) :

	Petits mononucléaires	Grands mononucléaires	Intermédiaires	Poly-nucléaires	Eosinophiles
Maximum.	6,5	27,2	1,4	26	1
Moyenne .	11,7	42,2	2,8	40,7	2,3
Maximum.	17	53,5	5	64	4

Il y a donc, chez le nouveau-né, inversion de la formule leucocytaire, le nombre des mononucléaires l'emporte sur les polynucléaires. Cette prédominance s'atténue dans la suite : à deux ou trois ans, les leucocytes des deux variétés sont en nombre égal ; plus tard, les polynucléaires l'emportent.]

§ 7. — *Pouls.*

Le pouls est d'autant plus rapide que l'enfant est plus jeune ; on compte cent quarante pulsations à la naissance, cent trente à six mois, cent vingt à un an, cent dix à trois ans, cent à quatre ans, quatre-vingt-dix à sept ans, quatre-vingt-deux à neuf ans (quatre-vingt-douze pour les filles du même âge). Le pouls de l'enfant même sain présente facilement des inégalités et des irrégularités.

Le sang fait le tour du corps en douze à quinze secondes au lieu de vingt-deux chez l'adulte.

§ 8. — *Respiration*.

Les mouvements respiratoires comptés pendant le sommeil sont, en moyenne, de trente-cinq à la minute chez le nouveau-né, vingt-huit à deux ans, vingt-cinq à trois et quatre ans, et souvent irréguliers. La respiration est diaphragmatique chez l'enfant et ne prend qu'à dix ou douze ans le type de l'adulte.

§ 9. — *Température*.

La température du nouveau-né varie de 37°8 à 38°5. Dès le deuxième jour, elle est égale à celle de l'adulte : 37 à 37°,5 ; elle augmente par les cris et à la suite des repas, et baisse pendant le sommeil de 0°,1 à 0°,5.

L'émission de chaleur est plus grande relativement que chez l'adulte, ce qui tient à la disproportion entre le volume du corps et la surface d'émission. D'après Vierordt, le nouveau-né perd par kilogramme cent trente mille calories, l'enfant de six mois quatre-vingt-onze mille calories, l'adulte trente-neuf mille calories. Aussi la production de chaleur est plus grande chez l'enfant, en rapport avec la plus grande activité de la respiration et de la circulation.

§ 10. — *Urines*.

L'excrétion urinaire commence déjà pendant la vie fœtale ; le liquide amniotique contient de l'urée. Dans les deux premiers jours la sécrétion urinaire est très peu abondante, comme l'alimentation elle-même ; à 100 gr. de lait absorbé répondent 60 à 70 gr. d'urine (Bendix).

L'excrétion journalière est de 17 gr. le premier jour, 40 à 50 le deuxième et le troisième, 250 à huit jours, 5 à 600 à six mois, un litre à la puberté. Dans les premiers jours de la vie, l'urine contient beaucoup d'albumine, des fragments de canalicules urinaires et des cristaux d'acide urique.

§ 11. — *Fonctions cérébrales.*

Vision. — Les nouveau-nés perçoivent la lumière et font la différence du clair et du sombre dès les premières semaines ou même dès les premiers jours; ils fixent les objets, tenus à distance convenable, dès la quatrième ou cinquième semaine.

Audition. — La tuméfaction de la muqueuse de la caisse empêche l'audition dans les vingt-quatre à trente-six premières heures; dès les premières semaines, l'enfant réagit au bruit.

Mouvements. — Les premiers mouvements sont réflexes et automatiques; les premiers mouvements volontaires sont les mouvements du globe de l'œil et les mouvements de latéralité de la tête pour suivre de la vue les objets. Vers le deuxième ou troisième mois, l'enfant soulève la tête, saisit les objets; il se tient assis à six mois, se dresse sur ses jambes vers un an, fait peu après ses premiers pas.

[**Langage.** — Dans la première année, l'enfant n'émet que des sons inarticulés; il prononce les premiers mots à douze ou quatorze mois, les premières phrases à deux ans.]

Sommeil. — Le nouveau-né dort presque constamment; il se réveille peu avant la tétée et s'endort à la fin de la tétée. L'enfant d'un an dort douze à quinze heures par jour; à deux et trois ans, onze à quatorze heures; de cinq à sept ans, dix à onze heures; à sept ans, dix heures; à douze ans, neuf heures, avec de grandes différences individuelles.

§ 12. — *Digestion.*

Appareil buccal. — Chez le nourrisson, il fonctionne seulement par la succion, et le nourrisson ne peut prendre qu'une alimentation liquide; la cavité buccale est rouge foncé et sèche, la salive est rare et le ferment amylolytique n'apparaît nettement qu'après le deuxième mois.

Sécrétion gastrique. — Elle contient un ferment coagulant le lait, la *présure* (ferment lab des Allemands), un ferment protéolytique, la *pepsine,* et des *composés chlorés en combinaison organique;* au début de la digestion, il n'y a pas d'acide chlorhydrique libre, le suc gastrique est neutre ou même légèrement alcalin. Le contenu passe dans l'intestin au bout d'une heure et demie à deux heures chez l'enfant au sein, de trois à quatre heures chez l'enfant au biberon. Dans l'*intestin grêle*, où il séjourne six à huit heures, le bol alimentaire subit l'action du suc pancréatique et de la bile; les matières grasses sont émulsionnées, le sucre de lait hydrolysé et dédoublé en glycose et galactose, et les matières albuminoïdes peptonisées. [La digestion ne s'arrête pas, comme on l'a cru longtemps, à la peptonisation : les molécules de peptone sont elles-mêmes décomposées en leurs éléments (peptides, protones, et finalement acides amidés); ceux-ci, absorbés par les cellules intestinales, sont utilisés par elles pour la réédification de molécules albuminoïdes nouvelles, ayant cette fois les caractères des albumines humaines, c'est-à-dire réagissant aux anticorps spécifiques de ces albumines. A partir de ce moment, elles sont vraiment de la substance d'homme, et l'assimilation est parachevée.

Dès la naissance, des *bactéries* envahissent le tube digestif; mais seules s'y développent celles qui y trouvent un milieu favorable, aussi la flore intestinale du nourrisson est à peu près constante. Les selles méconiales sont aseptiques jusqu'à la dixième ou vingtième heure (*phase aseptique*). Puis le nombre et la variété des microbes augmente (*phase d'infection croissante*), cocci, bacilles divers, colibacilles; dans une troisième phase (*phase de simplification*), une espèce devient prépondérante et parfois exclusive : c'est le *Bacillus bifidus communis* de H. Tissier, anaérobie strict prenant le Gram; on trouve toutefois ordinairement associés à lui en nombre extrêmement faible le colibacille, le *Bacillus lactis aerogenes*, et le streptocoque intestinal d'Escherich (enterocoque).

Chez le nourrisson alimenté au lait de vache, la phase

d'infection croissante est plus prolongée, la phase de simplification indéfinie ; aucune espèce n'est prépondérante, et la flore est invariable d'un sujet à l'autre (*Bacillus acidophilus* de Moro, streptocoque intestinal, *Bacillus bifidus, Bacillus exilis* de Tissier, sarcines, staphylocoque blanc).

La flore de l'enfant soumise à l'allaitement mixte se rapproche très sensiblement de celle de l'enfant au sein.]

Selles. — Les *selles* des premiers jours sont noires verdâtres, inodores, acides ; elles sont formées de *méconium,* c'est-à-dire des sécrétions de l'intestin et des glandes annexes jointes aux desquamations épithéliales accumulées dans l'intestin pendant la vie fœtale. Ultérieurement, les selles deviennent jaune d'or chez l'enfant au sein, elles ont l'apparence et la consistance des œufs brouillés, sont à peine odorantes, et faiblement acides. Chez l'enfant au biberon, elles sont plus pâles, pâteuses, plus consistantes, d'odeur plus pénétrante, de réaction tantôt faiblement acide, tantôt faiblement alcaline ; elles sont notablement plus abondantes que chez l'enfant au sein.

Les matières fécales du nourrisson renferment 85 °/₀ d'eau, des sels d'acides gras, du mucus, des sels minéraux, de la cholestérine, de la bilirubine. Au microscope, outre les micro-organismes on trouve des globules graisseux, et des cellules d'épithélium intestinal desquamé.

CHAPITRE III

ALIMENTATION

§ 1. — *Alimentation au sein.*

L'aliment le mieux approprié aux besoins de l'enfant est le lait de sa mère (fig. 8) ; l'allaitement est d'autre part utile à la mère en activant la régression de ses organes génitaux, en la mettant à l'abri d'une récidive prématurée de grossesse, en activant ses fonctions nutritives. Les maladies graves de la mère et surtout la tuberculose consti-

tuent la seule contre-indication. L'absence complète de
sécrétion lactée est tout à fait exceptionnelle ; elle peut
être lente à s'établir et peu abondante : au début, elle est
formée par un liquide plus riche en albumine et en sels,
plus pauvre en beurre ; on l'appelle *colostrum*. Il se carac·
térise par la présence des *corpuscules colostraux*, qui ne

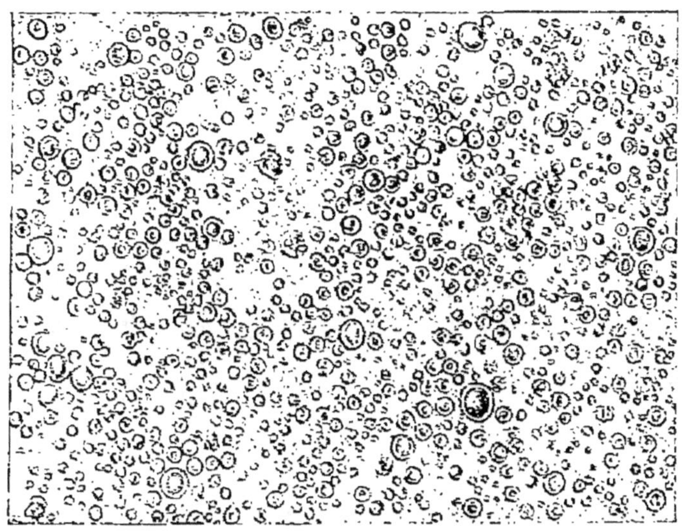

Fig. 8. — Lait de femme.

(Les globules graisseux sont d'inégale grosseur, mais de répartition complètement uniforme ; il n'y a aucun corpuscule colostral.)

sont autres que des cellules glandulaires mammaires à
granulations graisseuses (fig. 9). [On y trouve aussi des
leucocytes polynucléaires (Marfan). La sécrétion mam-
maire ne perd franchement les caractères du colostrum
pour prendre ceux du lait qu'au moment de la montée
laiteuse, qui a lieu en général le troisième jour chez les
multipares et le quatrième jour chez les primipares, mais
qui peut être retardée jusqu'au cinquième et sixième
jour.

Le lait de femme contient de l'eau, des corps albuminoïdes (en majeure partie caséine), des corps gras
(beurre=trioléine, tripalmitine, tristéarine), un sucre
(lactose), des sels (chlorure de potassium et de sodium,
phosphate et citrate de chaux, etc.); il contient aussi des
ferments : ferment amylolytique, ferment lipolytique. Il

peut contenir aussi des toxines, des antitoxines, des immunisines et des agglutinines existant dans le sang de la mère; certaines substances absorbées par la mère passent dans le lait : l'alcool (Nicloux), le principe pur-

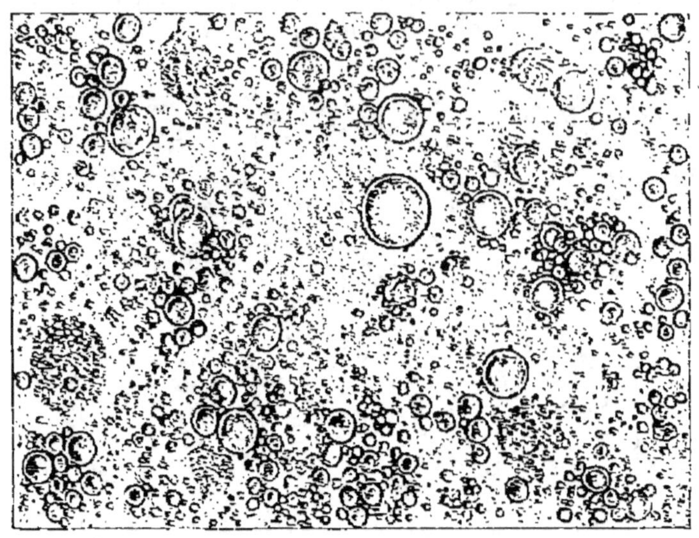

Fig. 9. — Colostrum.

(Les globules graisseux sont de répartition très inégale; ils s'agglutinent en amas, et leurs différences de grosseur sont énormes; les corpuscules de colostrum apparaissent comme des taches gris clair en partie couvertes de fines granulations graisseuses.)

gatif de la rhubarbe, certains alcaloïdes, l'iode, le mercure.]

Le tableau suivant donne la composition d'un litre de lait de quelques espèces animales, d'après Heubner.

	Caséine.	Beurre.	Lactose.	Sels.	Autres corps azotés et corps indéterminés.
Femme. .	9	35,2	67,5	1.97	6
Vache . .	30	35,5	45,1	7	3
Chèvre . .	28	34	38	9,5	—
Jument. .	19	10	63,3	4,5	5
Anesse . .	16	9,3	56	3,6	—

La composition varie au cours d'une même tétée; le lait du début plus aqueux, [et surtout plus chargé de graisse.]

[Le nombre des tétées et la quantité de lait prise à

chaque tétée varient selon l'âge. Voici la réglementation adoptée par Marfan.

Age.	Nombre de tétées en 24 heures.	Intervalle des tétées pendant le jour.	Quantité de lait par tétée.	Quantité de lait en 24 heures.
1ᵉʳ jour	1 à 2	—	4 à 5ᵍʳ	8 à 10ᵍʳ
2ᵉ —	6	toutes les 3 h.	8 à 10	48 à 60
3ᵉ —	7	id.	15 à 20	105 à 140
4ᵉ —	7	id.	20 à 30	140 à 210
5ᵉ au 30ᵉ jour. .	8	toutes les 2 h. 1/2	30 à 75	240 à 600
IIᵉ et IIIᵉ mois .	8	id.	75 à 100	600 à 800
IVᵉ et Vᵉ — .	8	id.	100 à 120	800 à 960
VIᵉ au IXᵉ — .	7	toutes les 3 h.	140 à 160	980 à 1120

On peut habituer dès le premier mois l'enfant à passer six à sept heures de nuit sans prendre le sein, la dernière tétée se faisant à dix heures et demie du soir et la première du lendemain à cinq heures du matin. Celle-ci est, dans les mois qui suivent, progressivement reculée jusqu'à sept heures.

La durée de la tétée varie avec l'énergie de succion développée par l'enfant et l'abondance du lait dans le sein maternel. Il sera bon dans les premières semaines de peser l'enfant assez souvent avant et après la tétée, l'augmentation de poids donnant la quantité de lait absorbée. Dix minutes doivent suffire à l'enfant pour prendre la quantité de lait nécessaire ; s'il met plus de temps, on le retirera néanmoins du sein au bout de dix minutes ; plus affamé à la tétée suivante, il sucera plus énergiquement. Cette précaution n'est nécessaire qu'avec les nouveau-nés. Plus tard l'enfant prend toujours le sein avec plaisir, et on a au contraire à craindre qu'il n'absorbe trop rapidement une trop grande quantité de lait. Les mères se rendent compte de l'abondance du lait, et par la sensation de son issue du sein, et par le bruit de déglutition de chaque gorgée de lait.

Outre la pesée de temps en temps avant et après chaque tétée, il est bon, en outre, de peser l'enfant nu au moyen de la balance munie d'une corbeille qui porte le nom de *pèse-bébé*. On fera cette pesée tous les jours dans les premières semaines, puis seulement toutes les semaines quand on aura acquis la conviction que l'enfant se développe normalement, parallèlement ou à peu près aux chiffres donnés page 13].

Soins à donner à la mère qui allaite. — Pendant la grossesse, préparation des bouts de sein par quelques lavages à l'eau alcoolisée et quelques malaxations modérées du mamelon avec les doigts. Dans les premiers jours, lavages à l'eau bouillie avant chaque tétée, lavages à l'eau alcoolisée après, un peu de poudre de bismuth ou de talc sur les bouts de sein ; même en l'absence de crevasses, les premières tétées ne sont pas sans être douloureuses pour les primipares. En cas de crevasses, ou si le bout de sein est mal formé, employer la tétine de Budin. Au bout de quelques semaines, les bouts de sein n'ont plus besoin que de soins de propreté. La nourrice ne doit pas prendre de nourriture spéciale ; elle doit continuer celle à laquelle elle est accoutumée ; promenades, occupations habituelles sans fatigue. Le retour des règles survient selon le cas de trois à dix mois après l'accouchement ; il ne doit pas faire interrompre l'allaitement, même si l'enfant présente pendant les quelques jours des règles des troubles au reste vite dissipés.

Sevrage. — Autant que possible, ne pas sevrer l'enfant avant six mois, ni pendant la saison chaude. Le sevrage ne doit pas être brusque, mais préparé par des étapes successives ; on commence par remplacer une tétée par un biberon, ou un verre de lait, puis deux ; à partir de l'âge de dix mois, on peut remplacer le verre de lait par un potage au lait, une bouillie, une phosphatine, un racahout.

Causes imposant le sevrage : grossesses, maladies fébriles aiguës durables de la mère, manque de lait (baisse de poids de l'enfant, dépérissement visible), altérations du lait (présence de corpuscules colostraux de retour, beurre en grosses gouttes, microbes). L'allaitement mixte est indiqué quand le manque de lait est relatif. Certains médicaments amènent quelquefois le retour de la sécrétion lactée (poudre de placenta (Bouchacourt), galega, tisane de fenouil, lactagol).

Choix d'une nourrice. — Quand la mère ne peut nourrir, il faut en général préférer la nourrice mercenaire à l'allaitement artificiel. Qualités d'une bonne nourrice : bonne santé générale ; il importe de constater avec soin l'absence de tout indice de tuberculose ou de syphilis. Production de lait abondante ; on la constate par le bon

aspect de l'enfant de la nourrice, par la quantité de lait
fournie par plusieurs tétées successives et par l'observation suffisamment prolongée du poids et de l'état général
du nourrisson. L'analyse chimique est inutile. En pressant le mamelon à sa racine, on doit faire jaillir le lait en
nombreux jets. L'âge du lait est sans importance pour sa
qualité ; toutefois, pour être sûr que la nourrice pourra
continuer assez longtemps l'allaitement, il vaut mieux ne
la prendre accouchée ni depuis moins de six semaines,
ni depuis plus de six mois. [En France, la loi ne permet
pas aux femmes ayant un enfant de moins de sept mois de
se placer comme nourrice sans leur enfant, à moins que
celui-ci n'ait lui-même une nourrice au sein. En Alle-
magne], il est prescrit de ne pas prendre de nourrice
ayant un enfant de moins de trois mois, à moins de
prendre en même temps cet enfant.

§ 2. — *Allaitement artificiel.*

Même chez les enfants d'excellente apparence, l'allaitement artificiel n'est jamais l'équivalent du sein maternel. Le lait de vache est à peu près seul employé, celui
des autres animaux est trop rare et trop cher.

Le lait de vache diffère du lait de femme par sa teneur
trois fois plus forte en caséine, par la composition chimique de ses principes albuminoïdes, par la proportion
très faible d'albumine soluble (dans le lait de vache, dix
de caséine pour un d'albumine ; dans le lait de femme,
dix de caséine pour douze d'albumine), par la forte teneur
en sucre, par la coagulation en gros flocons, qui explique
qu'il soit moins digestible et moins assimilable. En outre,
le lait de vache n'est le plus souvent livré à la consom-
mation que souillé d'impuretés et contenant des microbes.

On a essayé de remédier à ces inconvénients par différents moyens :

Procédés pour obtenir du lait de vache exempt de microbes.
— A. *Traite aseptique :* Vaches spécialement soignées et
éprouvées par la tuberculine ; lait recueilli dans des
vases stérilisés. Ce procédé, qui ne détruit pas les ferments
du lait et permet de donner à l'enfant le « lait vivant »
sans aucune cuisson, serait le meilleur s'il n'était d'une

application très délicate, qui fait qu'il n'est entré qu'exceptionnellement dans la pratique de l'industrie laitière.

B. *Destruction des microbes par la chaleur :* 1° *Stérilisation industrielle ;* lait porté en vase clos à 108° pendant quinze minutes. Ce procédé a l'avantage de permettre de conserver très longtemps le lait si la bouteille n'a pas été ouverte ; le lait a un goût de cuit, dû à un début de caramélisation, le beurre se réunit souvent en larges gouttelettes.

2° Simple *ébullition* de quinze minutes ; elle a l'inconvénient de concentrer le lait.

3° *Stérilisation au bain-marie* à 100° pendant quinze minutes ; le lait, qui ne bout qu'à 101°, ne se concentre que très peu. Ce procédé a sur la stérilisation à 108° l'avantage de pouvoir être appliqué dans les ménages, grâce à l'appareil de Soxhlet-Budin, composé d'une marmite emplie d'eau dans laquelle plongent un certain nombre de bouteilles-biberons ; le lait est réparti en autant de bouteilles que de tétées journalières. On adapte directement la tétine à la bouteille stérilisée ; aucun transvasement n'est nécessaire.

4° *Pasteurisation ;* elle consiste à porter le lait à 68°-70°, puis à le refroidir brusquement. Ce procédé est employé en grand dans l'industrie laitière ; la plupart des laits arrivant à Paris sont pasteurisés pour le transport, mais ce procédé n'assure qu'une stérilisation relative.

Procédés pour atténuer les différences physico-chimiques qui séparent le lait de vache du lait de femme. — [Ils sont multiples : coupage du lait, sucrage du lait, écrémage, centrifugation, pulvérisation, oxygénation. L'industrie, en combinant ces divers procédés, prépare des laits dits *maternisés, humanisés,* etc., qui ont eu à un moment donné un grand succès ; ils sont de digestion plus facile que le lait de vache simplement stérilisé, mais leur usage longtemps prolongé affaiblit et anémie les enfants, et leur donne le scorbut (voir SCORBUT) ; ce sont des médicaments qui peuvent être momentanément prescrits par le médecin à des enfants dyspeptiques ou affaiblis, mais ils ne devraient jamais constituer l'alimentation habituelle d'un nourrisson. J'en dirai autant des babeurres, produits préparés par fermentation et barattage du lait ou de la crème. Chez les enfants plus âgés, les farines de conserve, les aliments composés industriels ont le même inconvénient.

La seule modification du lait qui ne soit pas nuisible est l'addition d'eau lactosée ou d'eau sucrée. Marfan emploie le mélange de deux parties de lait de vache avec une partie d'eau sucrée à 10 $^0/_0$.

	Protéides.	Sucre.	Beurre.	Sels.
Lait de femme . . .	16	65	35	2,5.
Lait de vache.	33	55	37	6.
Mélange de Marfan. . .	22	71	25	4.

L'expérience montre que le coupage du lait de vache est indispensable pour les prématurés, les enfants faibles et petits, les dyspeptiques, les nouveau-nés; on peut le prescrire dans les premiers mois. Dès le second mois, on doit diminuer la proportion et arriver à donner le lait de vache pur dès le troisième mois. Les enfants nés et élevés dans de bonnes conditions le supportent bien en général; ils sont plus constipés, plus bouffis, moins vifs que les enfants élevés au sein, mais cette infériorité tient beaucoup plus à la destruction des ferments du lait, à « l'état mort » de ce lait, qu'à la proportion relative des substances nutritives qu'il contient, laquelle peut sans inconvénient varier dans de très larges proportions.]

§ 3. — *Alimentation après le sevrage.*

[Pendant la deuxième année, l'enfant fera par jour cinq, puis quatre repas, composés de lait qui doit rester la seule boisson pendant la deuxième année, et de potages, bouillies, purées pour lesquelles on emploiera les diverses farines de légumes et de graines (farines de gruau, de maïs, d'avoine, de lentilles, d'orge, mélanges farineux dits maïzaline, avénaline, etc., farines au cacao dites racahouts, phosphatines) et la pomme de terre. A partir de dix-huit mois, y adjoindre des œufs sous toutes les formes (à la coque, en omelette, brouillés, en crèmes, à la neige, etc.).

A la fin de la deuxième année et quand la dentition de lait est complète (20 dents), on peut commencer à donner à l'enfant un filet de sole, un peu de cervelle, de blanc de poulet rôti.

De deux à cinq ans, les repas sont réduits à quatre : le matin une tasse de lait et un œuf ou une tartine de confitures; déjeuner et dîner composés de potage, viande rôtie ou grillée, coupée très fine, purées, compotes de fruits, gâteaux secs; à quatre ou cinq heures, goûter composé d'une tasse de lait, pain et chocolat, ou fruit. Aux deux principaux repas, de l'eau pure ou légèrement rougie, un verre d'environ 100 à 150 grammes à chaque repas.

Ce qui importe, c'est de ne pas laisser les enfants manger ou boire constamment en dehors des repas. Il faut régler les heures des repas, comme, autant que possible, les heures de sommeil et de promenade.]

CHAPITRE IV

PROCÉDÉS D'EXAMEN ET DE DIAGNOSTIC

Ils sont les mêmes chez les enfants que chez les adultes, avec quelques particularités. Le tout jeune enfant ne peut rendre compte de ses sensations, mais l'interrogatoire des enfants plus âgés donnera parfois des indications précieuses; dès l'âge de trois à quatre ans, un enfant intelligent sait déjà préciser suffisamment le siège de ses souffrances. L'interrogatoire des parents est en outre nécessaire pour s'enquérir des antécédents morbides du petit malade et de ses antécédents héréditaires et collatéraux (plus importants encore à considérer chez l'enfant que chez l'adulte), du mode de début de la maladie, et des incidents divers qui l'ont marqué. Chez les jeunes enfants, il importe de se renseigner sur le genre d'alimentation (sein ou biberon) et la réglementation des tétées.

§ 1. — *Inspection.*

On commence l'examen de l'enfant par un *coup d'œil général* sans le déranger; le temps ainsi employé permet à l'enfant de s'accoutumer au regard du médecin, et au médecin de poser les questions les plus nécessaires. Ce premier coup d'œil peut déjà donner des indices importants : l'agitation, les cris, l'expression de souffrance du visage sont l'indice d'une affection douloureuse ; les frottements de la tête contre l'oreiller se voient dans le craniotabès ou l'otite moyenne très fébrile ; l'absence de mouvements volontaires se voit dans les états de faiblesse, de stupeur et de débilité mentale. L'aspect du visage est caractéristique dans la méningite (hostilité du regard, expression douloureuse, parfois strabisme), dans l'athrepsie (figure de singe), dans la coqueluche (tuméfaction du visage, saillie des yeux), dans l'adénoïdisme (facies stupide, bouche ouverte, plis naso-labiaux effacés).

Toujours sans déranger l'enfant, et même de préférence pendant qu'il dort, le médecin observe la *respiration,* sa fréquence, sa profondeur, son rythme, ses caractères ; elle est fréquente, inégale, anxieuse, accompagnée de dilatation synergique des ailes du nez dans les affections aiguës du poumon et des bronches, dans les bronchopneumonies ; elle est bruyante dans les végétations adénoïdes, accompagnée de tirage sus et sous-sternal dans les sténoses des voies respiratoires.

Le *pouls* est également observé avec avantage pendant le sommeil de l'enfant. Il faut bien savoir qu'il peut prendre, même à l'état de santé, une fréquence énorme pour les causes les plus simples : il est particulièrement rapide dans les maladies fébriles et au stade terminal de la méningite ; il est ralenti au début de la méningite, dans les convalescences des maladies infectieuses, dans les états de faiblesse ; il est irrégulier et inégal dans les affections intestinales, dans la myocardite, dans la méningite et à la suite de l'influenza, de la diphtérie.

On peut encore prendre la *température* sans déranger l'enfant de son lit. On la prend toujours dans le rectum, en y introduisant assez loin un thermomètre lavé à l'alcool et graissé de vaseline, de beurre ou d'huile (fig. 10).

Pour continuer l'examen, il est nécessaire de faire prendre et dévêtir l'enfant. La *coloration générale du corps* est blafarde dans l'hérédosyphilis, d'une pâleur bleuâtre dans la bronchopneumonie, violacée dans les sténoses laryngées, la tuberculose miliaire, les malformations cardiaques ; la peau est œdémateuse dans les

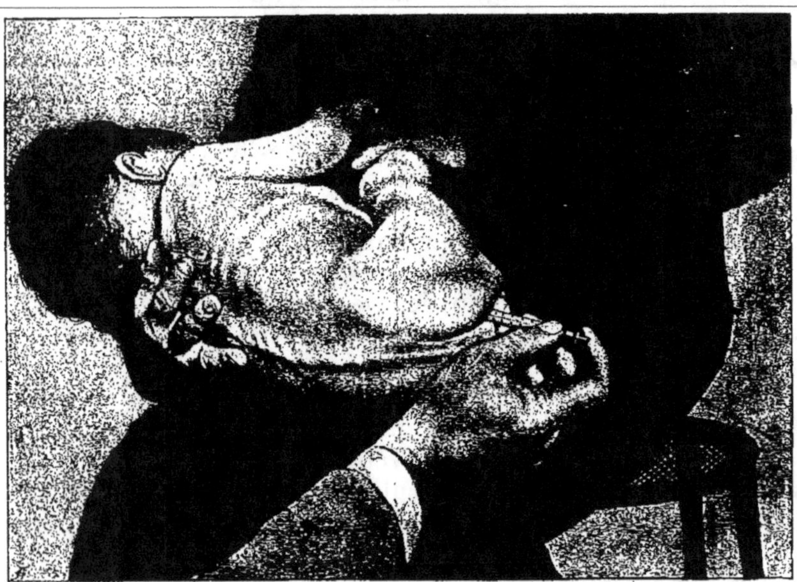

Fig. 10. — Façon de prendre la température rectale d'un nourrisson.

néphrites, sèche et caoutchoutée dans le myxœdème ; de

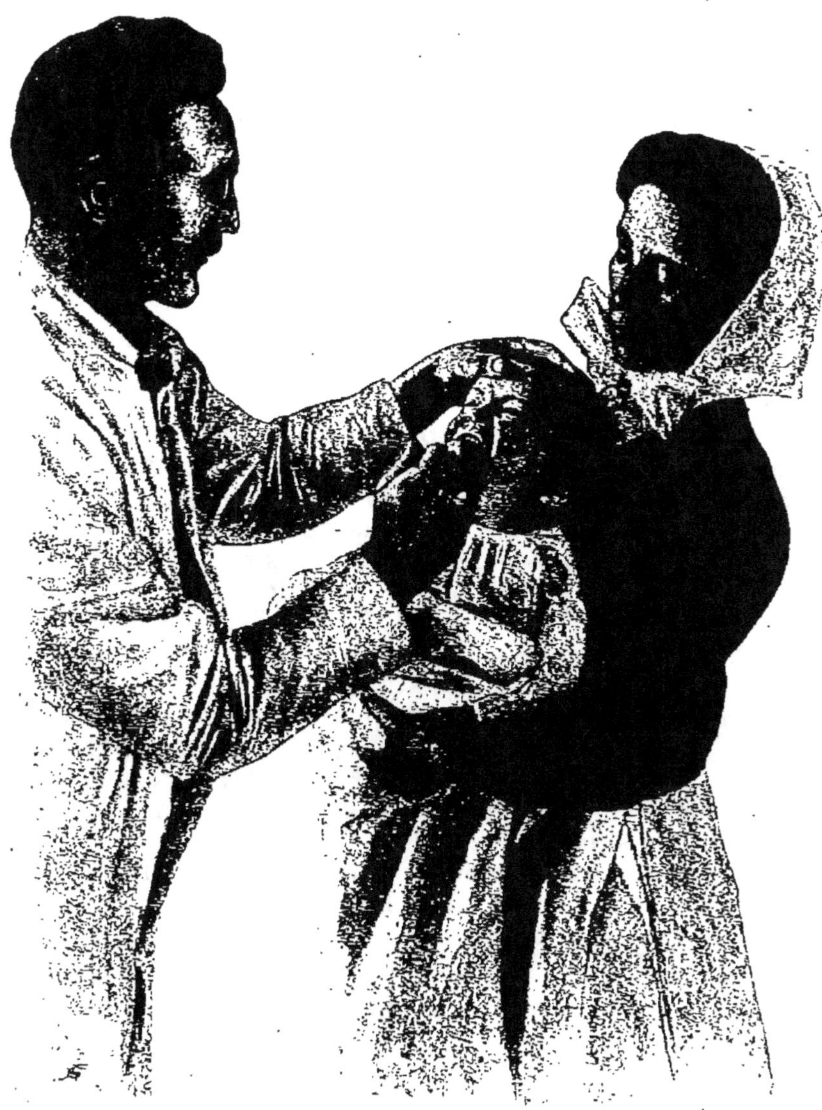

Fig. 11. — Examen de la cavité buccale d'un jeune enfant.

Faire bien maintenir les mains de l'enfant. Lui maintenir soi-même la tête avec la main gauche, en la dirigeant vers la lumière. V. aussi la fig. 12.

petiites hémorragies cutanées se voient dans les affections intestinales graves, la diphtéric hémorragique, etc. Il faut se garder de confondre avec ces pétéchies les piqûres de puces qui en diffèrent par un point rouge central. La peau des fesses doit être examinée particulièrement; elle est le siège d'érythème dans les diarrhées graves, de rhagades dans la constipation chronique, de papules dans la syphilis.

Il faut faire attention à la *conformation générale du corps* et de ses différentes parties (déviations vertébrales, déformations, contractures) pendant la station et la marche.

L'inspection de la cavité buccale est toujours à faire et doit être réservée pour la fin de l'examen. L'enfant est assis sur une chaise ou dans les bras de sa mère; le médecin se tient devant lui (fig. 11) ou derrière lui (fig. 12) et appuie avec la spatule ou la cuiller sur la base de la langue jusqu'à ce que l'arrière-gorge soit bien visible. Si l'enfant serre les mâchoires, il ne faut pas ouvrir la bouche de force, mais glisser la cuiller entre la joue et les gencives et l'insinuer derrière les molaires dans la cavité buccale. Cela ne sert à rien de pincer le nez de l'enfant pour lui faire ouvrir la bouche, il entr'ouvre seulement les lèvres et peut très bien respirer à travers les dents rapprochées l'une de l'autre.

Un temps très court suffit pour voir la coloration de la voûte et du voile du palais, l'énanthème éventuel, l'état des amygdales et de l'arrière-gorge; faire attention en même temps au nombre, au développement, à la forme, à la situation des dents.

Les abcès pharyngiens et amygdaliens peuvent être soupçonnés par cet examen. Il faut compléter le diagnostic par l'exploration digitale.

§ 2. — *Palpation.*

Le simple contact de la main renseigne sur la température cutanée et l'état d'humidité ou de sécheresse de la *peau*. Elle est ardente dans les fièvres, sèche dans les diarrhées aqueuses profuses, le myxœdème, humide dans le rhumatisme articulaire aigu. L'examen par le toucher complète l'examen par la vue pour l'étude séméiologique des exanthèmes cutanés; il fait constater les saillies papuleuses et permet, par la pression qui efface les dernières,

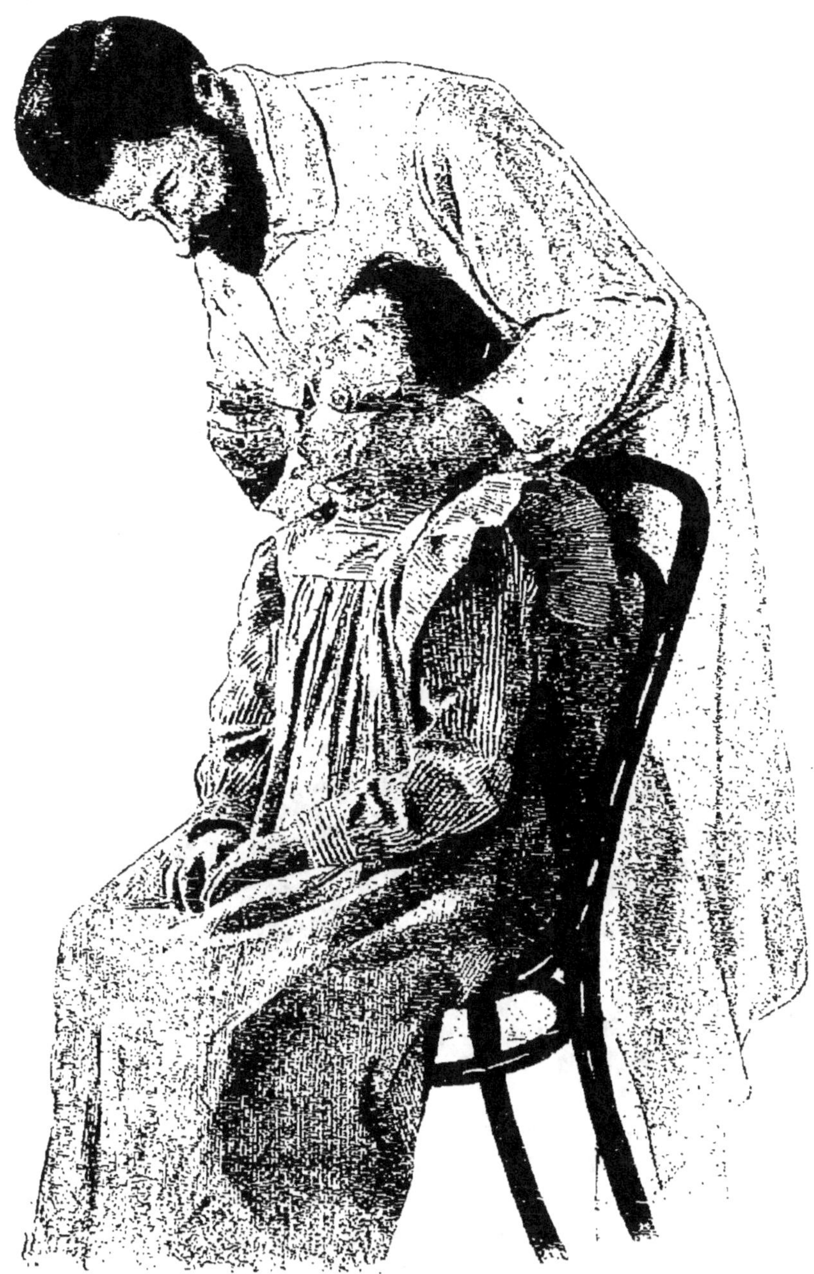

Fig. 12. — Façon d'examiner la cavité buccale d'un enfant
en se tenant derrière lui.

(Cette méthode permet de se mettre plus à l'abri des projections dues à la
toux, mais exige une plus grande habitude des examens de la gorge.)

de distinguer les taches hémorragiques des simples taches congestives.

Tout le corps doit être systématiquement palpé chez les jeunes enfants. La palpation du *crâne* renseigne sur la dimension et l'état de tension des fontanelles (tendues dans les épanchements méningés, déprimées dans les diarrhées profuses), ainsi que sur l'état des os crâniens (état parcheminé dans le craniotabès). Ne pas manquer d'examiner le conduit auditif externe et la mastoïde (mastoïdite), de palper la *région cervicale* et sous-maxillaire pour reconnaître les tuméfactions ganglionnaires (angines, stomatites, carie dentaire, suppurations de la face et du cuir chevelu, scrofule, tuberculose), de rechercher le chapelet costal (rachitisme), de vérifier si les battements de la pointe du cœur ont leur situation et leur rythme normal.

Pour palper l'*abdomen*, mettre l'enfant horizontale-

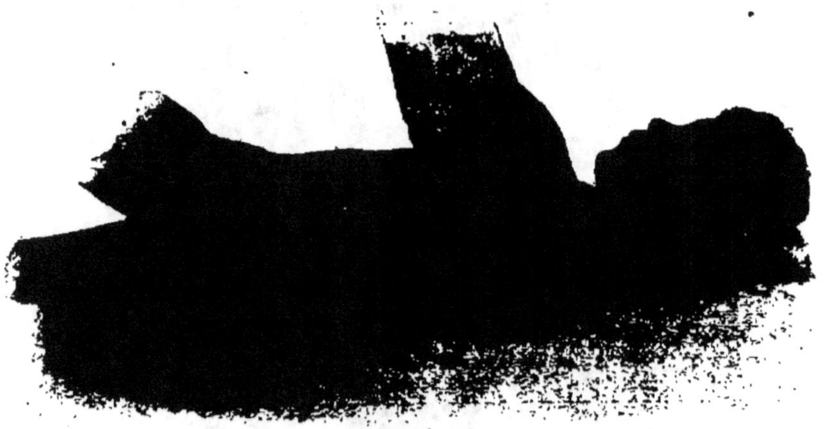

Fig. 13. — Palpation bimanuelle de la rate.
(La main gauche appuyant sur l'hypocondre facilite la manœuvre.)

ment sur le dos, poser la main à plat successivement sur les diverses régions du ventre, et appuyer doucement mais progressivement pour pénétrer profondément dans la cavité abdominale; le ventre est rétracté dans les cachexies et la méningite tuberculeuse, tendu et ballonné dans les gastroentérites aiguës, dur comme du bois par contracture des muscles de la paroi au début des affections péritonéales, gros et flasque dans le rachitisme et

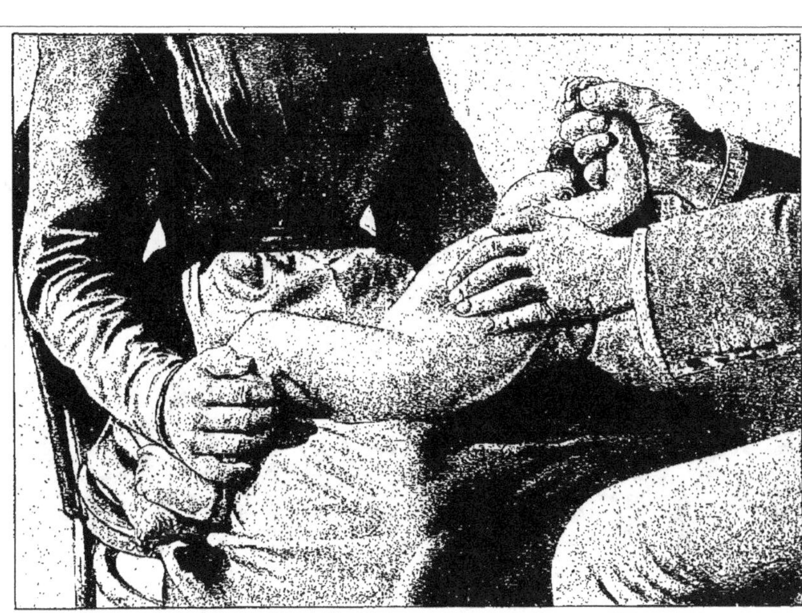

Fig. 11. — Palpation de la rate avec la main gauche.

De légères pressions avec la pulpe des doigts, pénétrant autant que possible sous le rebord des fausses côtes, peuvent permettre de sentir une rate un peu hypertrophiée. Remarquez la façon de placer et de maintenir l'enfant.

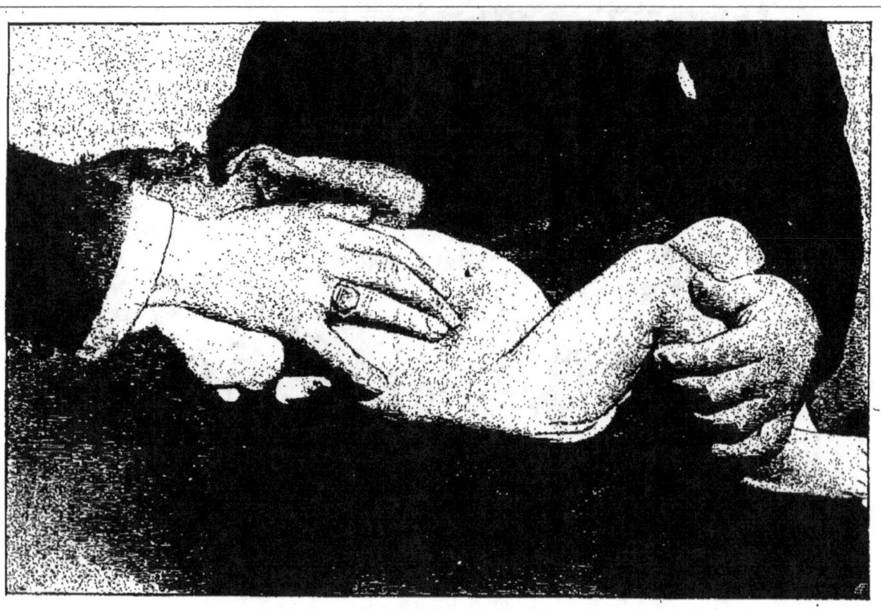

Fig. 15. — Palpation du foie.

(La main droite de l'opérateur, placé vers la tête de l'enfant, recherche le bord du foie avec la pulpe des doigts.
Cette recherche peut se faire également l'opérateur étant placé vers l'abdomen de l'enfant, comme dans la fig. 13.)

dans les dyspepsies chroniques. Rechercher la sensibilité et la résistance musculaire dans la fosse iliaque droite (appendicite). Rechercher par de petites secousses le gargouillement stomacal, colique, iléocœcal indiquant la dilatation des organes correspondants, avec stase des liquides.

La rate est souvent sentie à la palpation chez l'enfant par l'un des deux procédés représentés fig. 13 et 14. Elle est grosse dans la syphilis héréditaire, la tuberculose chronique, le rachitisme, la fièvre typhoïde.

Le foie se palpe de la même façon ; il est volumineux dans les dyspepsies chroniques, le rachitisme, la tuberculose (fig. 15).

On complète l'examen en palpant les *membres* (tuméfaction des épiphyses, rachitisme ; point douloureux osseux, ostéomyélite, tuberculose osseuse ; flaccidité anormale, paralysie ; rigidité anormale, contractures).

§ 3. — *Auscultation*.

L'auscultation, comme la percussion, se fait mieux quand l'enfant est au calme, mais les cris ne l'empêchent pas. En profiter pour chercher le retentissement de la voix et les vibrations vocales ; le murmure respiratoire lui-même peut être perçu pendant les courtes reprises inspiratoires qui séparent les cris. Nous pratiquons l'auscultation avant la percussion parce qu'elle est, en général, mieux tolérée par l'enfant ; il faut lui faire subir en dernier lieu les procédés d'examen les plus désagréables.

L'*auscultation des poumons* se pratique le plus souvent avec l'oreille, directement appliquée sur le thorax (fig. 16), dont elle n'est séparée que par un linge fin. Le stéthoscope est toutefois utile, plus que chez l'adulte, pour localiser d'une façon plus précise les bruits morbides. Il est encore plus nécessaire pour l'auscultation du cœur. Le stéthoscope simple (fig. 17) suffit. Le stéthoscope binauriculaire (fig. 18) a l'avantage de permettre de voir la région en même temps qu'on l'ausculte.

[La respiration est plus ample chez l'enfant que chez l'adulte, les bruits plus retentissants donnent aisément la

sensation de gargouillement en dehors de tout ramollissement; la minceur des parois thoraciques explique ces
différences.]

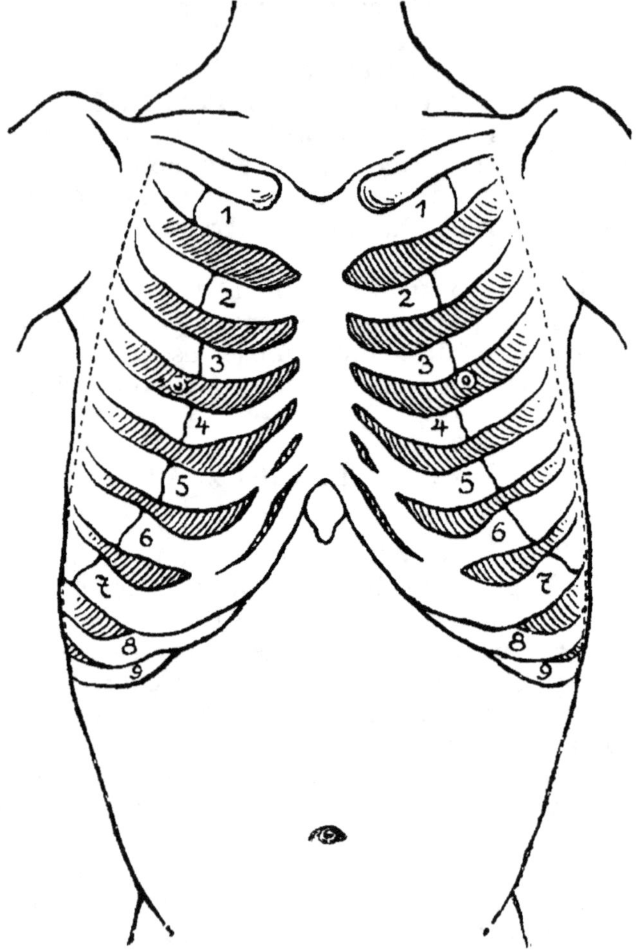

Fig. 16. — Schéma du thorax d'un enfant au-dessous de quatre ans (d'après
les mensurations anatomiques exactes de Trumpp). Il peut servir à inscrire
les résultats de l'examen.

Pour les particularités de l'*auscultation cardiaque*, voir
plus loin MALADIES DU CŒUR.

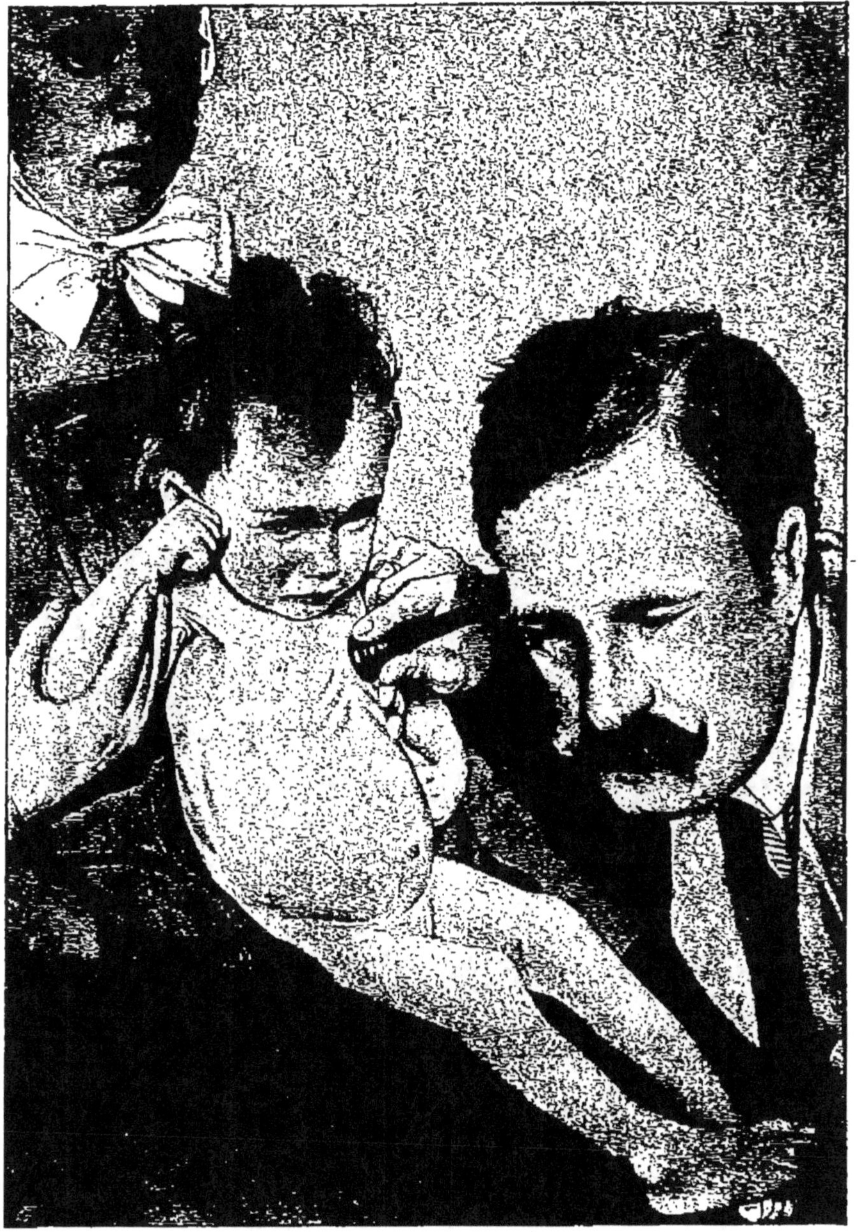

Fig. 17. — Auscultation avec le sthétoscope simple.

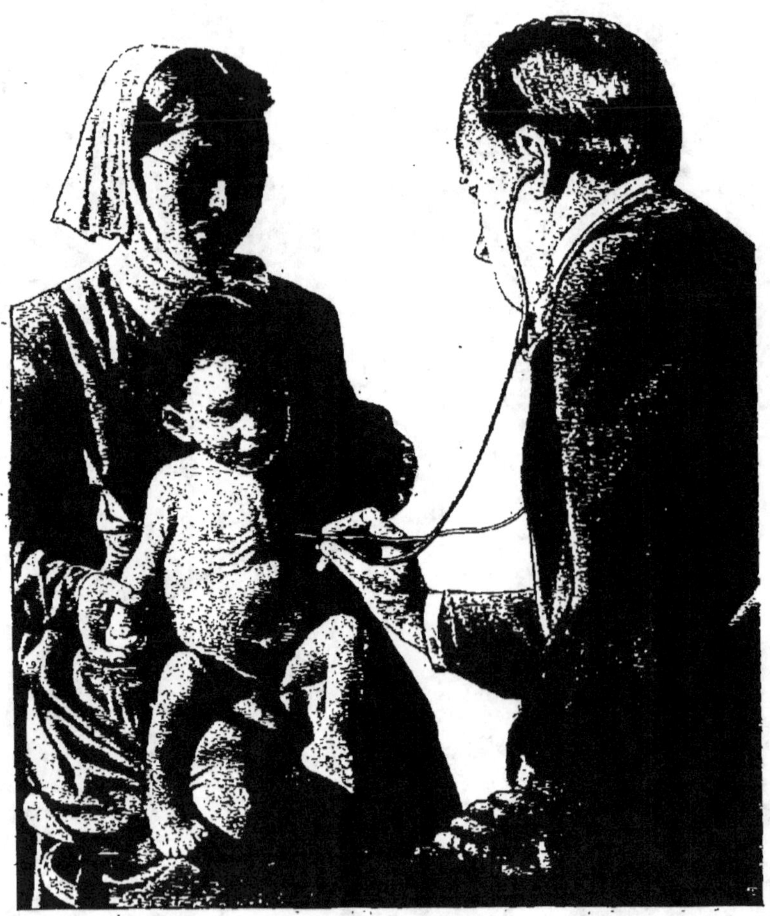

Fig. 18. — Auscultation au sthétoscope binauriculaire.

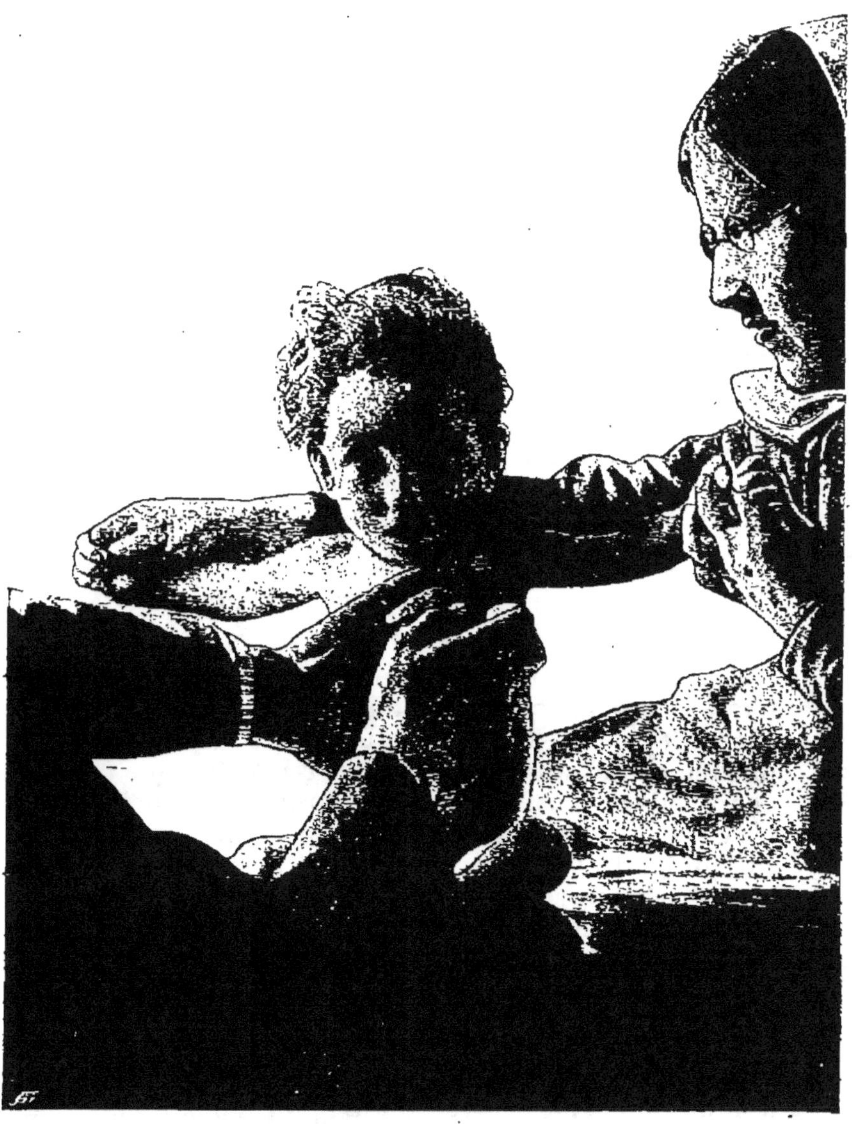

Fiig. 19. — Façon de faire tenir l'enfant pour pratiquer la percussion comparative des deux aisselles.

§ 4. — *Percussion.*

Elle doit être légère; trop forte, elle fait résonner le petit thorax en entier et ne permet aucune différenciation. Il faut percuter comparativement les points symétriques du thorax (fig. 20); pour cela il est absolument nécessaire que le corps de l'enfant soit tenu bien droit, ni tordu, ni penché d'un côté ou de l'autre. Il est important d'examiner les régions axillaires (fig. 19), lieu de prédilection des bronchopneumonies. Faire attention que la matité hépatique remonte à droite, plus haut que le tympanisme gastrique à gauche; le volume du foie de l'enfant rend cette différence plus accentuée que chez l'adulte.

Pour rechercher la matité de la rate ou du thymus, la percussion doit être très légère, pratiquée sur l'extrémité du médius gauche avec l'extrémité du médius droit.

§ 5. — *Sécrétions et excrétions.*

Exsudations. — On a à examiner les *exsudations* conjonctivales, nasales, pharyngiennes au point de vue de la présence ou de l'absence du bacille diphtérique, du pneumocoque, du streptocoque, du gonocoque (pour la conjonctive). On fait l'examen direct en recueillant une parcelle d'exsudat avec un fil de platine, en l'étalant sur un porte-objet, en procédant à la coloration et à l'examen microscopique selon les règles techniques; la culture sur sérum s'impose par le diagnostic des exsudats pharyngés.

Crachats. — L'enfant avale ses *crachats* (sauf ceux rejetés par des quintes violentes, comme dans la coqueluche); on peut parfois en recueillir des parcelles dans le fond de la gorge, avec un tampon d'ouate monté sur une pince, ou avec un pinceau. On peut aussi les recueillir dans l'estomac par la pompe stomacale; on y recherchera les fibres élastiques, les bacilles tuberculeux, les streptocoques, etc.

Urine. — L'*urine* des petits enfants n'est pas non plus

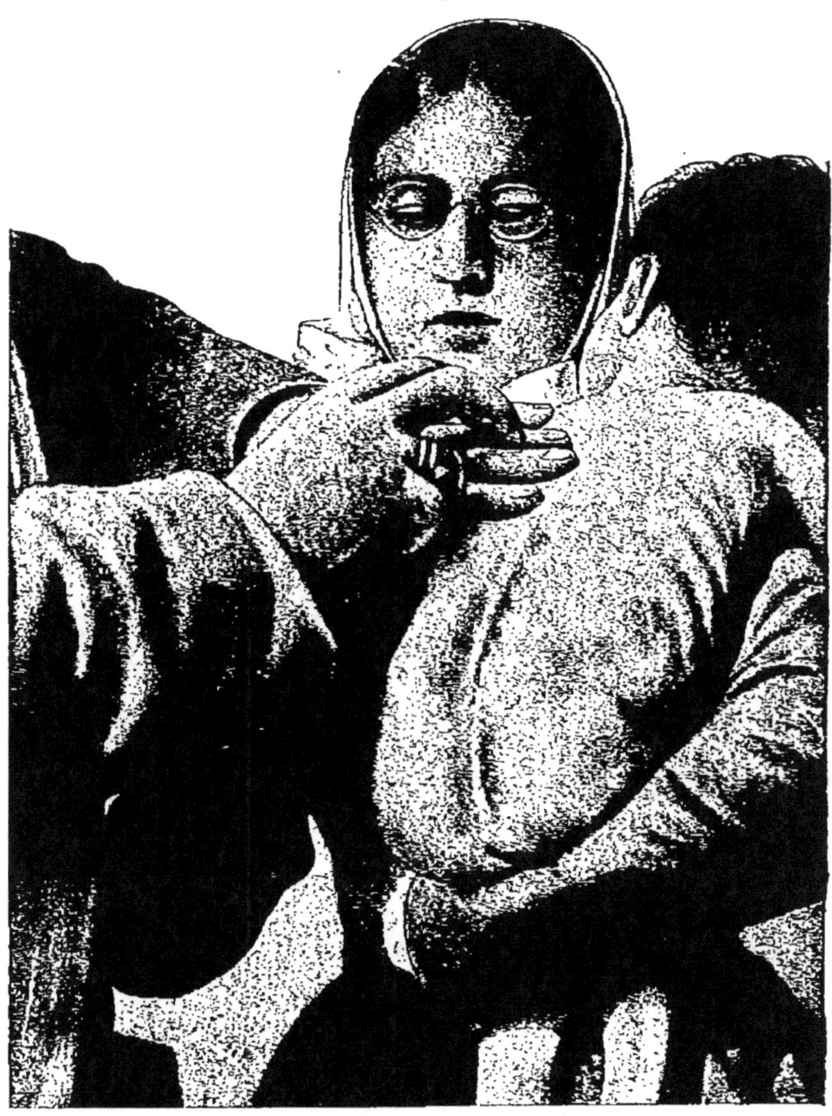

Fig. 200. — **Façon de faire tenir l'enfant pour pratiquer la percussion de la région dorsale. Avoir soin que les deux côtés du thorax soient bien symétriques.**

toujours facile à recueillir; les ceintures avec récipient combinées dans ce but ne sont pas d'un emploi bien commode; le cathétérisme ne peut être d'un emploi habituel, surtout chez les garçons. Pour ceux-ci il suffit parfois de placer pendant le sommeil un verre entre les cuisses de l'enfant.

Il est nécessaire de se faire présenter les *selles* des jeunes enfants; leur quantité, leur couleur, leur consistance, leur odeur, donnent de précieux renseignements. Il peut s'y trouver du mucus, du sang, du pus, des ali-

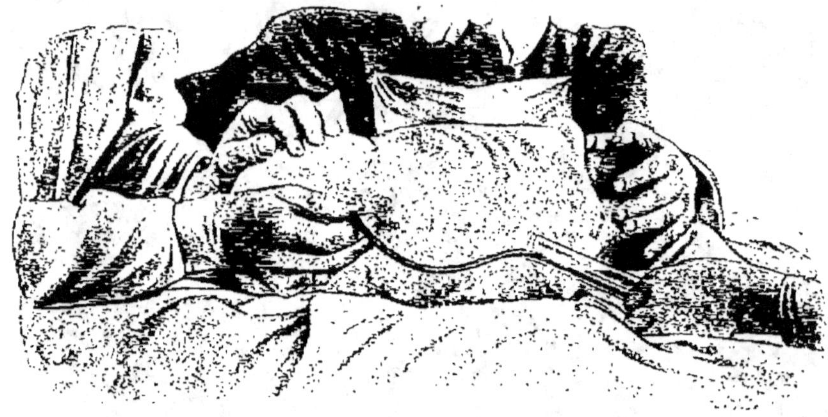

Fig. 21. — Ponction lombaire.
Une ligne droite rejoignant les deux crêtes iliaques croise la ligne médiane dans l'espace situé entre les 4e et 5e lombaires. Ponctionner en ce point. On peut également faire la ponction l'enfant étant assis et penché en avant.

ments non digérés; l'examen microscopique montrera leur richesse en bactéries variées, les corpuscules du pus, les graisses, l'amidon non digéré (corpuscules devenant bleus par les solutions iodées), les débris animaux et végétaux, les amibes, les œufs d'entérozoaires.

Liquide céphalo-rachidien. — Quincke, par la ponction lombaire, nous a donné le moyen de connaître la couleur, la réaction, le poids spécifique, la teneur en albumine, en sucre, en corpuscules de pus, en bactéries, du *liquide céphalo-rachidien.*

[Widal, Sicard, Nobécourt, nous ont appris à reconnaître par le cytodiagnostic de ce liquide et par l'étude de la perméabilité méningée l'état anatomique de la méninge.]

Technique de la ponction lombaire chez l'enfant (fig. 21) :
tenir l'enfant couché sur le côté ou assis sur le lit, la
colonne vertébrale fléchie le plus possible en avant et
maintenue exactement dans le plan médian. Piquer sur
la ligne médiane avec une longue aiguille fine (7cm de
longueur) dirigée en avant et un peu en haut dans l'espace qui sépare les quatrième et cinquième, ou les troisième et quatrième vertèbres lombaires ; pousser jusqu'à ce que la pointe de l'aiguille soit libre dans la cavité
rachidienne. On peut mesurer la pression intra-rachi-
dienne en mettant l'aiguille par un tube de caoutchouc
en relation avec un tube manométrique. La pression
normale varie entre 40 et 250 mm. d'eau.

CHAPITRE V

GÉNÉRALITÉS DE THÉRAPEUTIQUE INFANTILE

§ 1. — *Diététique.*

Chez l'enfant, la thérapeutique médicamenteuse cède
le pas aux prescriptions hygiéniques et diététiques. Les
nourrissons au sein ne doivent pas être privés du sein s'ils
tombent malades ; les autres sont mis, dans les affections
aiguës, à l'alimentation réduite. Dans les maladies aiguës
du tube digestif, la diète hydrique complète peut parfois
être indiquée. Pour les enfants plus âgés, les *tisanes* seront
largement employées : infusion de plantes aromatiques,
eau albumineuse (délayez un blanc d'œuf dans un quart
de litre d'eau fraîche, passez et sucrez légèrement),
décoctions farineuses, eau sucrée, limonade, eau panée
(laissez tremper des tranches de pain blanc grillé dans
de l'eau chaude, sucrez et additionnez à volonté de jus
de citron), lait d'amandes.

Alimentation légère pour les maladies aiguës. — Lait,
pur ou avec additions médicamenteuses (lactose, miel),
panades, bouillies de gruau, d'avoine, d'orge, bouillies
au cacao (racahout, phosphatine) ; pour les enfants plus

grands, potages légers, purées de pomme de terre, compotes de fruits, fruits frais écrasés, crèmes aux œufs et au lait, lait de poule (un jaune d'œuf battu dans de l'eau chaude, sucrée et additionnée de quelques gouttes d'eau de fleurs d'oranger), biscuits, gâteaux secs, œufs à la coque, gelées de fruits et gelées de viande.

Alimentation reconstituante pour les maladies chroniques. — Aliments gras, aliments sucrés, crèmes, farineux, gruau, viandes rôties ou grillées (veau, poulet, pigeon), jambon, cervelle, biftecks hachés, œufs, chocolat, cacao, extrait de malt; dans les états de faiblesse : jus de viande pressée, gelée de viande, thé de viande, bouillon bien nourri, thé, champagne, vin rouge, vieux bordeaux, vin de quinquina.

Les soins de propreté de la bouche, des yeux, du nez, de la peau sont importants; la chambre doit être d'une propreté rigoureuse et suffisamment aérée, la température maintenue entre 15 et 18°.

§ 2. — *Hydrothérapie.*

Les indications de l'hydrothérapie sont multiples dans les maladies infantiles; elles varient selon la température du bain.

On emploie :

1° *Les bains très chauds* (37 à 40°) pour provoquer la sudation, pour lutter contre l'hypothermie, pour amener la vasodilatation périphérique et soulager le cœur quand celui-ci faiblit, enfin pour leur action topique dans certaines maladies de la peau.

2° *Les bains tièdes* (33 à 35°) au début des maladies fébriles, ou comme sédatifs.

3° *Les bains frais* (31 à 27°) pour faire tomber la fièvre, pour régulariser et amplifier la respiration, dans les maladies nerveuses, accompagnés de frictions, dans les états infectieux pour amener la polyurie, la fraîcheur de la peau et de la bouche, le calme, le sommeil.

Bains médicamenteux. — *Bain aromatique,* excitant, fortifiant : Faire infuser une heure dans cinq litres d'eau 200 gr. de feuilles et sommités fleuries d'espèces aromatiques (thym, serpolet, romarin, sauge, origan, menthe

poivrée, hysope et absinthe) et ajouter à l'eau du bain.
— *Bain de camomille, de tilleul,* calmant, même préparation. — *Bain astringent :* faire bouillir une demi-heure
150 gr. d'écorce de chêne dans un litre d'eau, tamiser,
ajouter à l'eau du bain. — *Bain de son,* rafraîchissant :
200 gr. de son dans un sac de toile qu'on laisse dans l'eau
du bain. — *Bain salé,* fortifiant : ajouter à l'eau du bain
1 à 6 kilogr. de sel gris, ou de sel de Salies-de-Béarn,
ou 1 à 5 litres d'eau mère de Salies, selon l'âge ou l'effet
cherché. — *Bain sinapisé,* révulsif, excitant : 20 à 60 gr.,
selon l'âge, de farine de moutarde dans l'eau du bain,
retirer l'enfant dès que la peau est rouge, prendre garde
que des éclaboussures n'atteignent les yeux. — *Bain de
sublimé,* antiseptique : 50 centigr. à 1 gr. de sublimé
pour un bain, dans une baignoire en bois ou en faïence.
— *Bain sulfureux :* 15 à 20 gr. de foie de soufre dans un
linge pour un bain.

Enveloppements froids. — Compresses imbibées d'eau
froide, puis recouvertes d'une étoffe de laine, sans inter-
position d'imperméable ; appliquées le plus souvent sur la
poitrine et le dos, dans les affections bronchopulmo-
naires, pour modérer la température, produire le calme
et faire une révulsion. On les laisse en place une demi-
heure à une heure.

Enveloppements humides. — Compresses imbibées d'eau
à 16-20°, recouvertes d'un taffetas imperméable, puis
d'une étoffe de laine, pour calmer les points de côté
douloureux, amener la résorption des épanchements et
des exsudats.

Applications chaudes. — Compresses trempées dans
l'eau bouillante, exprimées dans une serviette, appliquées sur la peau, recouvertes d'une étoffe de laine, lais-
sées en place un quart d'heure à une heure ; contre les
septicémies, les maladies du cœur et des reins. [Des
applications analogues, pour lesquelles on peut remplacer
les compresses par une éponge de bon volume, font mer-
veille dans la laryngite striduleuse, au devant du cou et
renouvelées toutes les dix à quinze minutes.]

Applications sinapisées. — Délayer une demi-livre de
moutarde dans un litre d'eau chaude, continuer à chauf-

fer jusqu'à dégagement de l'odeur de moutarde, laisser tremper une compresse dans l'eau de moutarde ainsi obtenue, l'appliquer sur la partie malade et laisser en place une demi-heure, laver ensuite à l'eau tiède; pour révulsion active dans les bronchopneumonies. [Les sinapismes Rigollot, simples feuilles de papier recouvertes de moutarde, font le même effet; on n'a qu'à les tremper dans l'eau tiède et à les appliquer sur la partie malade. On emploie encore souvent les cataplasmes de farine de graines de lin saupoudrés très légèrement de farine de moutarde. Se méfier chez les jeunes enfants d'une application prolongée; cinq minutes suffisent souvent, sur les peaux fines, pour produire la rubéfaction cherchée.]

Douches froides, de 18º à 22º, sur le dos et la poitrine, souvent au sortir d'un bain pour la réaction; ou sans bain dans l'hystérie, l'épilepsie, l'incontinence d'urine.

Frictions avec alcool à 90º, eau de Cologne, alcoolat de lavande comme rafraîchissant, calmant, fortifiant, régularisant de la nutrition.

Sudations, produites tantôt par un bain chaud et des enveloppements dans des draps chauds secs, tantôt par l'introduction, dans le lit, de trois à quatre bouteilles d'eau très chaude enveloppées de compresses humides; absorption de tisane ou de thé très chauds.

§ 3. — *Thérapeutique médicamenteuse.*

Les meilleures formes d'administration, pour les petits enfants, sont la forme liquide et la forme pulvérulente: ni pilules, ni capsules, ni granules; les pastilles peuvent être données pulvérisées. Le mauvais goût doit être corrigé par l'addition de sirops ou d'eau sucrée, et non par le mélange avec des aliments, pour ne pas dégoûter l'enfant de ceux-ci. Les poudres insolubles sont prescrites en suspension dans un julep ou dans du cacao; les solutions bromées et iodées dans du lait chaud, le bromoforme dans du jaune d'œuf [ou dans un looch huileux du Codex], l'huile de ricin dans du bouillon, du jus d'oranges ou du sirop de framboises, les sels de quinine dans du chocolat léger. [Par la bouche, on ne peut guère donner que l'enquinine (éthylcarbonate de quinine), très peu amère, et l'aristoquine (carbonate neutre de quinine), absolument insipide et qui n'a d'autre inconvénient que son insolubilité.]

Certains médicaments sont également administrés en injections sous-cutanées, en suppositoires, en lavements, en lavages stomacaux ou intestinaux, en onctions, en badigeonnages, etc.

Posologie. — D'une façon générale, on donne autant de fois le vingtième de la dose d'adulte que l'enfant a d'années d'âge. Pour certains médicaments, surtout les narcotiques, auxquels l'enfant est très sensible, il vaut même mieux commencer par des doses d'épreuve beaucoup moindres.

Médicaments les plus employés chez les enfants. — *Expectorants :* Terpine, 0,10 à 0,25 ; benzoate de soude, 0,50 à 2 gr. ; oxyde blanc d'antimoine, 10 à 20 centigr. par année d'âge, dans un looch d'amandes ou dans du sirop de Tolu ; kermès minéral, 0 gr. 005 par année d'âge, dans les mêmes excipients ; inhalations de vapeur.

Laxatifs, pour les nourrissons : Magnésie calcinée, 50 centigr. à 1 gr. ; manne ou mieux mannite, une cuiller à café ; huile de ricin, une cuiller à café ; calomel, 5 centigr. par année d'âge. — Pour les enfants plus grands : limonade au citrate de magnésie, 10 à 20 gr., inférieur au séné (5 à 12 follicules bouillis une demi-minute dans 50 à 100 gr. d'eau).

Astringents : Sirop de coings, une cuillerée à café plusieurs fois par jour ; sous-nitrate de bismuth, 20 à 50 centigr. ; tannalbine, 25 centigr.

Émétiques : Sirop d'ipéca, une cuillerée à café toutes les cinq minutes jusqu'à vomissement ; y ajouter un peu de poudre d'ipéca (20 centigr. à 1 gr.) pour les enfants au-dessus de deux ans ; apomorphine, 1/2 à 2 milligr. en injection sous-cutanée.

Narcotiques : Laudanum de Sydenham, une seule goutte chez les nourrissons ; élixir parégorique, II à XX gouttes ; sirop diacode, une cuillerée à café ; teinture de belladone, une à trois gouttes par année d'âge pour commencer ; bromoforme, quatre gouttes par jour et par année d'âge ; teinture d'aconit, II à X gouttes.

Nervins : Bromures de potassium, sodium, ammonium,

séparés ou combinés, 30 centigr. par jour et par année d'âge; antipyrine très bien supportée, 10 centigr. par année d'âge.

Excitants : Acétate d'ammoniaque, 30 centigr. à 4 gr. selon l'âge; huile camphrée au 10°, éther, en injections sous-cutanées.

Diurétiques et cardiaques : Acétate de potasse, solution à 1 %, par cuillerées à café; poudre de feuilles de digitale, 30 centigr. en infusion dans 100 gr. d'eau, une cuillerée à café ou à dessert toutes les trois heures; teinture de strophantus, I à III gouttes; caféine 10 à 50 centigr. dans une potion ou en injections sous-cutanées.

DEUXIÈME PARTIE

MALADIES DU NOUVEAU-NÉ

CHAPITRE PREMIER

DÉBILITÉ CONGÉNITALE ET NAISSANCE PRÉMATURÉE.

Le développement insuffisant du volume et du poids
du corps, avec débilité générale congénitale de l'organisme, se voit surtout chez les prématurés, mais aussi
chez des enfants nés à terme de parents tarés d'une
manière quelconque, ou eux-mêmes malades dès la vie
intra-utérine.

Symptômes. — Les nouveau-nés anormalement petits et
faibles ont la peau transparente, les angles mous, la respiration et le pouls à peine perceptibles; ils dorment
constamment, réagissent difficilement aux excitations
extérieures, tètent mal ou pas, ont une température
basse pouvant descendre à 30° et même 28°. Le cordon
se dessèche mal et tombe tardivement; le visage reste
bleuâtre, le cri sourd; l'enfant se réchauffe difficilement.
La mort survient le plus souvent par sclerœdème, atélectasie pulmonaire, asphyxie. Les enfants de 1 000 grammes
au moins sont viables; des soins éclairés permettent d'en
sauver la moitié.

Traitement. — La chaleur; enveloppements ouatés,
boules chaudes, chambre chaude dont la température ne
baisse pas plus bas que 18° à 20°; ou couveuse dont il
existe différents modèles (couveuse de Denucé, baignoire
à doubles parois entre lesquelles on introduit de l'eau
chaude, ou couveuse de Tarnier, simple caisse à parois

vitrées avec boules d'eau chaude, ou couveuse de Lion, analogue aux étuves à cultures microbiennes). On y maintient une température de 25° à 30°. Le service des débiles de la Maternité de Paris contient vingt-quatre couveuses Tarnier[1] (fig. 22). Un autre procédé utilisable

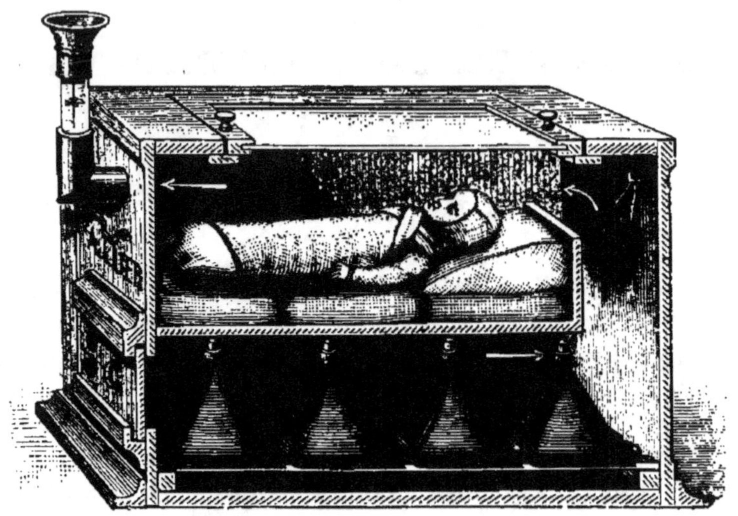

Fig. 22. — Couveuse de Tarnier.

seulement dans les installations hospitalières est celui de la chambre couveuse d'Escherich et Pfaundler dont nous donnons la photographie (fig. 23).

Alimentation. — L'allaitement au sein est presque in-dispensable ; la nourrice est souvent obligée de se tirer elle-même le lait et de le donner à l'enfant à la cuillère à café, par la bouche ou la narine ; on est même parfois obligé d'employer un petit entonnoir et une sonde uré-trale en gomme servant de sonde stomacale, quand l'enfant est trop faible pour déglutir.

[1] Sur le fonctionnement de ce service et les résultats obtenus, voir BUDIN, *Manuel d'allaitement*, 1905, p. 69-98.

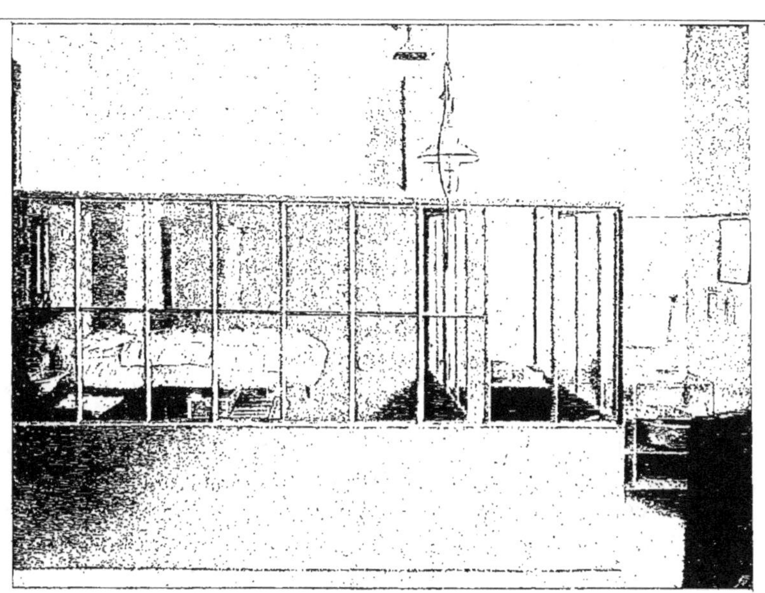

Fig. 23. — Chambre-couveuse d'Escherich et Pfaundler pour 3 à 5 enfants débiles.

On aperçoit sous le lit où sont couchés les enfants les tubes à circulation de vapeur chaude. On ne peut pénétrer dans la chambre que par une antichambre entre une double cloison.

CHAPITRE II

MALADIES DE L'OMBILIC.

Soins à donner à l'ombilic du nouveau-né. — Le cordon étant lié et sectionné à 1 ou 2 centimètres de son insertion, son extrémité restante est entourée d'un linge sec, stérilisé, pas trop serré. Le cordon se dessèche et tombe du quatrième au sixième jour. Pour éviter l'infeciion de la plaie ombilicale, il est nécessaire jusqu'à sa complète cicatrisation de ne donner les bains journaliers qu'à l'eau bouillie, et même de n'en pas donner aux prématurés et aux débiles.

§ 1. — *Omphalocèle congénital* (planche IV).

SYN. — Hernie funiculaire, hernie ombilicale congénitale.

La paroi abdominale du fœtus est béante; les viscères font issue par l'ouverture, recouverts seulement de la mince membrane amniotique, qui du cordon s'étend jusqu'au pourtour de l'ouverture abdominale. Le cordon s'insère soit au sommet de la poche, soit sur les côtés; le volume varie de celui d'une noix à celui d'une tête d'enfant; dans ce dernier cas, la poche peut contenir, outre des anses intestinales, le foie et même les reins. Les très petits omphalocèles peuvent guérir sous un simple pansement vaseliné, l'amnios se mortifie et prend des colorations variées; les omphalocèles plus volumineux exigent un traitement chirurgical.

§ 2. — *Hernie ombilicale acquise* (fig. 24).

Elle se développe après la chute du cordon et la cicatrisation de la plaie ombilicale; elle est donc sous-cutanée. Elle est favorisée par l'amaigrissement de la paroi abdominale, par l'augmentation de pression dans la cavité abdominale au moment des cris ou des efforts de la miction (phimosis), par le météorisme et la distension de la paroi à la suite des gastro-entérites chroniques. La grosseur de la hernie varie du volume d'un pois à celui

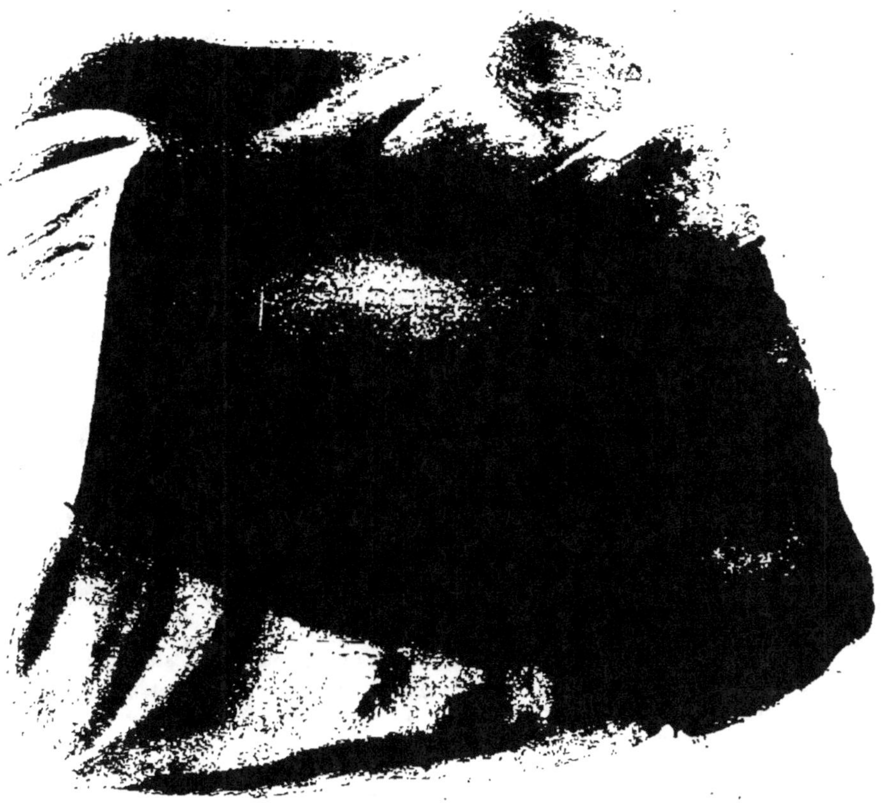

Fig. 24. — Petite hernie ombilicale acquise.

d'une pomme; elle contient le plus souvent uniquement une anse intestinale. La hernie ombilicale est facilement réductible et s'étrangle rarement.

Traitement. — Les petites hernies guérissent spontanément au cours de la première ou de la seconde année par la rétraction naturelle de l'anneau fibreux ombilical; on peut activer cette cure spontanée par l'application d'une bande de diachylon large de 5 centimètres environ (fig. 25); la hernie une fois réduite, l'ombilic est enfoncé par pression au fond d'un pli de la peau, lequel est maintenu par la bande de diachylon suffisamment tendue d'un hypochondre à l'autre. La bande de diachylon n'empêche pas de donner les bains accoutumés ; on la laisse en place une à trois semaines ; après l'avoir enlevée, il faut nettoyer la peau à l'eau chaude et à l'éther. On peut aussi appliquer sur la hernie réduite une pelote formée d'un bouton de liège ou d'une pièce de monnaie recouverte de

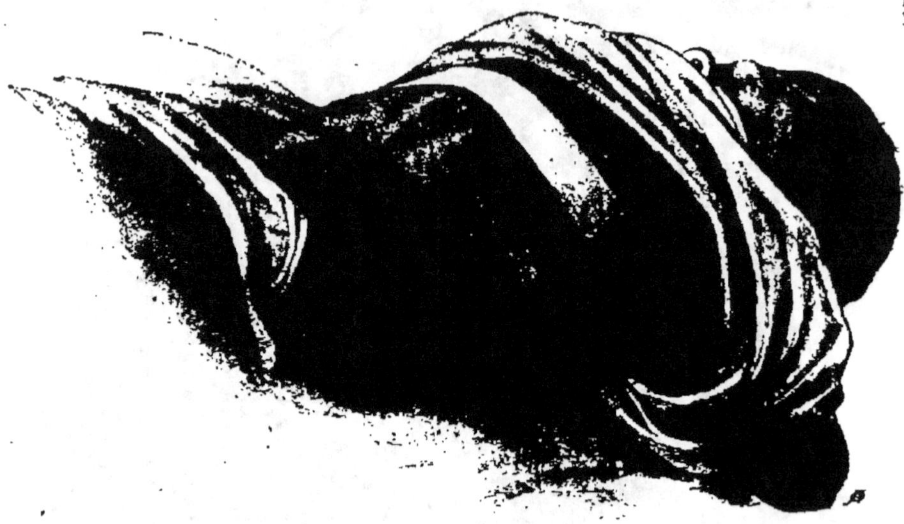

Fig. 25. — Bande de diachylon appliquée sur une hernie ombilicale acquise.

Après réduction de la hernie, on la maintient réduite par l'application d'une bande de diachylon allant de chaque côté jusqu'aux fausses côtes et fortement tendue.

ouate, mais il faut que le diamètre de la pelote dépasse d'un centimètre au moins celui de l'orifice herniaire ; on maintient la pelote en place par deux bandes de diachylon en croix. La guérison demande plusieurs semaines, plusieurs mois, rarement plusieurs années. Les bandages herniaires et les ceintures de caoutchouc sont à rejeter. Les hernies rebelles ou de volume trop grand sont justiciables de la cure radicale opératoire. L'injection de paraffine fusible à 39° dans le sac herniaire après réduction de la hernie, conseillée par Escherich, n'est pas sans inconvénient au point de vue des complications postopératoires.

§ 3. — *Hémorragie ombilicale.*

On distingue : 1° l'*hémorragie du cordon*, survenant pendant ou peu après la naissance, quand le cordon est déchiré ou mal lié, ou quand le processus de thrombose des vaisseaux ombilicaux est insuffisant; 2° l'*hémorragie de l'ombilic,* qui survient après la momification ou la chute du cordon et qui relève le plus souvent d'une maladie générale grave : septicémie, syphilis, dégénérescence graisseuse aiguë. Elle survient insidieusement ou brusquement, n'est pas toujours continue et amène en peu d'heures ou de jours les symptômes de l'anémie grave, puis la mort. Le sang n'a aucune tendance à la coagulation.

TRAITEMENT. — Les hémorragies du cordon nécessitent qu'on refasse une ligature soigneuse; les hémorragies de l'ombilic nécessitent le tamponnement digital, la ligature de l'ombilic (Dubois), l'occlusion de la fossette ombilicale avec une bouillie plâtrée (Hill), la compression de l'ombilic avec une pince-verrou (Fischl), l'administration de chlorure de calcium, les attouchements et les injections sous-cutanées de solution d'adrénaline au millième.

§ 4. — *Fongus ombilical* (planche XVIII, fig. 2).

Développement exubérant de bourgeons charnus sur la plaie ombilicale; petite tumeur rouge dont le volume peut atteindre celui d'une cerise, siégeant dans la profondeur de la fossette ombilicale ou pointant à l'extérieur; sécrétion sanieuse alentour.

TRAITEMENT. — Attouchements au nitrate d'argent, ablation aux ciseaux pour les fongus volumineux.

§ 5. — *Infections ombilicales.*

La plaie ombilicale peut être infectée par le transport de germes sur les mains, les linges, les instruments, etc. Les microbes empêchent la cicatrisation de l'ombilic, y provoquent des ulcérations, de la gangrène, ou causent une inflammation phlegmoneuse des tissus environnants (périomphalite), ou pénètrent dans la profondeur en suivant les vaisseaux ombilicaux, surtout les artères, et en causent l'inflammation (périartérite).

La simple *pyorrée ombilicale* ne donne que des symptômes généraux insignifiants; l'*omphalite* et la *périomphalite* avec ou sans ulcération de l'ombilic s'accompagnent de tuméfaction douloureuse péri-ombilicale, avec traînées lymphangitiques sur la paroi, abcès, gangrène, fièvre, état général grave; l'*artérite ombilicale* se manifeste par des symptômes généraux coexistant avec les symptômes locaux d'infection ombilicale, ou parfois contrastant avec le défaut complet de symptômes locaux: agitation, fièvre, diarrhée; coloration subictérique de la peau, érythème fugace, pétéchies; microbes dans le sang des veines; mort rapide avec symptômes péritonéaux et collapsus. A l'autopsie on trouve les deux artères épaissies et verdâtres, leur lumière pleine de pus ou d'un thrombus sanieux, la tunique interne détruite, les tissus périartériels infiltrés; la veine est rarement atteinte. On trouve en outre des hémorragies et des dégénérescences parenchymateuses des viscères thoraciques et abdominaux, des infarctus et des noyaux inflammatoires dans les poumons, des abcès multiples, de la tuméfaction de la rate.

TRAITEMENT. — Dans les infections locales bénignes, attouchements au nitrate d'argent et pansement avec une poudre antiseptique; dans les cas graves, lavages antiseptiques, compresses humides, incision au besoin.

§ 6. — *Maladies congénitales hérédosyphilitiques
de l'ombilic.*

Voir plus loin, *Hérédosyphilis*.

CHAPITRE III

INFECTIONS SEPTIQUES DES NOUVEAU-NÉS.

ETIOLOGIE. — Les nouveau-nés sont particulièrement sensibles aux agents infectieux à cause du développement incomplet de leurs moyens de défense (peau, muqueuses, ganglions lymphatiques, rate). Les diverses bactéries pyogènes et saprogènes, streptocoques, staphylocoques, pneumocoques, pneumobacilles, colibacilles, pyocyaniques, proteus, peuvent être les agents de l'infection. Elle peut survenir soit avant, soit plus souvent après la naissance : avant, elle se fait par la voie placentaire, ou par l'intermédiaire d'un liquide amniotique infecté ; après, elle provient de l'apport de germes virulents (hétéro-infection), ou de l'accroissement de la virulence des germes banals de l'organisme (auto-infection). Les portes d'entrée de l'infection sont les érosions et les inflammations de l'ombilic, de la peau, de la cavité buccale, des poumons, de l'intestin, de la vessie, des oreilles, des yeux ; parfois même les microbes peuvent, semble-t-il, pénétrer l'organisme à travers la peau ou une muqueuse restée saine. Les agents de transmission de l'infection peuvent être tout corps en contact avec l'enfant, mains, eau de bain, couches, thermomètre, couveuse, etc.

ANATOMIE PATHOLOGIQUE. — Tantôt la mort est survenue par *toxémie :* le sang est stérile, mais les toxines déversées dans la circulation ont amené la dégénérescence des parenchymes des divers viscères et des ecchymoses à la surface des muqueuses ; tantôt le sang est infecté (*septicémie*), et outre les dégénérescences cellulaires et les ecchymoses, on rencontre à l'autopsie des abcès multiples (*pyohémie*), ou des foyers inflammatoires dans les divers organes, ainsi que des ulcérations des muqueuses, parfois (infections anaérobies) des gangrènes foudroyantes.

SYMPTÔMES. — Le tableau symptomatique est des plus variés et souvent confus. Dès la naissance ou quelques jours après, perte d'appétit, abattement, fièvre élevée, selles cholériformes, pouls et respiration accélérés, somnolence, affaiblissement; peau ictérique, blafarde, plus tard cyanotique, et semée de pétéchies; agitations, cris, convulsions; chute de la température à la normale ou audessous de la normale. Dans bien des cas, apparition de symptômes pneumoniques, péritonitiques, pleuraux, méningés; arthrites multiples, taches emboliques cutanées, suppurées ou ulcérées. Le foyer infectieux primitif peut échapper complètement; ou au contraire, on trouve en un des points cités plus haut une inflammation, une suppuration, une ulcération, une gangrène locale comme point de départ.

L'issue est presque fatale; la guérison est toutefois possible dans les formes très légères ou qui se localisent rapidement.

Diagnostic. — Le diagnostic n'est pas facile quand il n'y a pas de localisation extérieurement visible. Il peut être assuré par l'examen ophtalmoscopique révélant des hémorragies rétiniennes, ou par la constatation de bactéries dans le sang puisé dans une veine ou (ce qui est moins délicat) dans le liquide céphalo-rachidien.

Prophylaxie. — L'asepsie doit être aussi complète dans les soins donnés à l'enfant que dans ceux donnés à l'accouchée; pansements ombilicaux aseptiques, bains à l'eau bouillie, stérilisation des objets servant à l'enfant, propreté rigoureuse de la chambre.

Traitement. — Bains chauds, légères frictions stimulantes, éventuellement ouverture des abcès, évacuation des suppurations.

CHAPITRE IV

TÉTANOS DES NOUVEAU-NÉS

Il reconnaît pour cause l'infection de la plaie ombilicale par le bacille tétanique.

Il débute cinq à six jours après la naissance par de l'agitation, des grincements de mâchoires, des soubre-

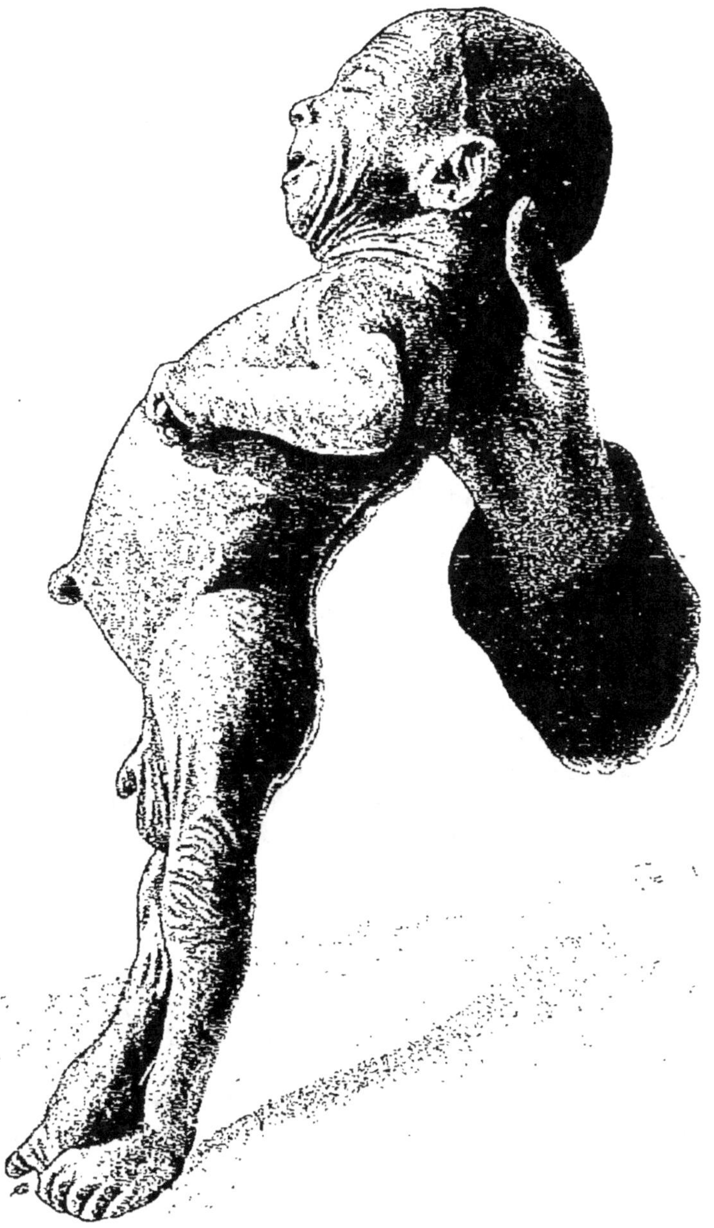

Fig. 26. — Tétanos des nouveau-nés.

Le corps est soulevé tout d'une pièce ; la contracture des muscles de la face
l'attitude des bras et des jambes est caractéristique.

sauts pendant le sommeil, des crampes des muscles massicateurs au moment de la tétée ; la mère sent son mamelon pincé entre les mâchoires de l'enfant ; le lait écoulé n'est pas avalé ; les masséters sont durs comme du bois. Puis les crampes s'étendent au reste du visage, à la nuque, au tronc, aux extrémités ; l'aspect de l'enfant est alors caractéristique (fig. 26). Les commissures sont tirées en arrière et en bas, les lèvres légèrement écartées et tendues comme pour siffler, le front plissé, les sourcils contractés, les yeux mi-clos ; des rides profondes parcourent les joues de haut en bas, des côtés du nez à la région sous-maxillaire ; la tête est renversée en arrière, la nuque et les reins en opisthotonos, les bras ramenés en flexion contre le corps, les poings serrés, les jambes et les pieds en extension forcée, tout le corps en état de rigidité. L'enfant peut être soulevé tout d'une pièce comme une poupée en bois. La participation des muscles du gosier et du diaphragme entraîne des troubles de la déglutition et de la respiration. L'état de contracture n'est pas permanent, mais s'atténue par intervalles, auxquels succède, après quelques minutes ou seulement quelques secondes, une crise de contractures qui secouent tout le corps. Les plaintes de l'enfant témoignent de ses souffrances. La température monte à 40º-42º ; le pouls est petit, fréquent. Au bout de quelques jours à une semaine, la mort arrive par syncope ou asphyxie. Dans des cas exceptionnels, les symptômes s'atténuent peu à peu et la guérison survient.

[PROPHYLAXIE. — La maladie ne s'observe que très exceptionnellement dans les contrées où la section du cordon ombilical se fait aseptiquement. Elle est fréquente et tue un quart des nouveau-nés dans certains pays africains et américains, où il est d'usage de panser la plaie ombilicale avec de la terre mouillée. A Madagascar, l'application systématique sur la plaie funiculaire et la plaie ombilicale de poudre de sérum antitétanique desséché a réduit très considérablement cette énorme mortalité.

TRAITEMENT. — Le sérum antitétanique a un merveilleux pouvoir prophylactique et neutralise complètement la toxine au fur et à mesure de sa formation, mais il ne remédie pas aux lésions déjà causées par cette toxine ; aussi, pas plus chez le nouveau-né que chez l'adulte, il n'empêche généralement la mort, même en injections

intracérébrales. Chez l'adulte, ces dernières nécessitent
la trépanation; aussi ont-elles été généralement abandon-
nées pour les injections intrarachidiennes, ou mieux pour
les injections sacrées épidurales (Apert et Lhermitte), et
les injections paranerveuses (Sicard). Chez le nouveau-
né, j'ai constaté que l'injection intracérébrale à travers
les téguments craniens, à l'angle externe de la grande
fontanelle, se fait facilement avec le même matériel ins-
trumental que pour l'injection de sérum antidiphtérique;
combiné avec le pansement local de la plaie ombilicale
par la poudre de sérum ou un tampon d'ouate imbibé de
sérum, elle pourrait donner des résultats heureux dans
un cas moins avancé que celui que j'ai observé.]

Outre l'injection de sérum, il importe d'assurer à l'enfant le calme le plus complet : absence de lumière et de
bruit, narcotiques (bromure de potassium 1^{gr} à $1^{gr},50$,
lavements chloralés, deux de 0,50 par vingt-quatre
heures); au besoin inhalations de chloroforme en s'arrê-
tant au début du sommeil (Heubner).

CHAPITRE V

ICTÈRE DES NOUVEAU-NÉS

Outre l'ictère physiologique des nouveau-nés (voir
p. 15) et l'ictère tératologique dû à une malformation
des voies biliaires, on peut observer chez les nouveau-
nés un ictère pathologique qui peut se présenter dans les
Maternités sous forme épidémique, et coïncide parfois
avec des épidémies de fièvre puerpérale anormale. Il
existe tous les degrés, depuis l'ictère infectieux bénin
jusqu'aux formes les plus graves, accompagnées d'hémorragies des divers organes, d'hématurie, de cyanose, mortelles en vingt-quatre à trente-six heures. Décrite par
Laroyenne et Charrin en 1873, puis par Winckel en 1879,
sous le nom erroné d'*hémoglobinurie aiguë des nouveau-
nés*, cette forme morbide est connue en France sous le
nom de *maladie bronzée hématurique des nouveau-nés*
(Bar, Rénon), qui rappelle la teinte spéciale de l'ictère.

A l'autopsie, dégénérescence graisseuse du foie et des autres organes, tuméfaction des organes lymphoïdes, hémorragies diffuses.

Traitement nul.

CHAPITRE VI

MELÆNA DES NOUVEAU-NÉS

Affection rare, caractérisée par des hémorragies du tube digestif avec selles noires et vomissements sanglants. La cause en est inconnue; elle survient souvent chez des enfants infectés, syphilitiques ou ayant subi des traumatismes, et en coïncidence avec la dégénérescence graisseuse aiguë du foie.

SYMPTOMATOLOGIE. — Début brutal dans les premiers jours de la vie par l'expulsion de matières sanglantes que leur couleur rouge sombre différencie du méconium (planche XXXVII, fig. 1). En même temps, mais pas toujours, vomissements sanglants. Collapsus rapide, refroidissement des extrémités, pâleur livide de la peau, altération des traits du visage. L'enfant peut se remettre peu à peu si l'hémorragie cesse; les selles restent encore sanglantes un à deux jours. Mortalité : 50 à 60 %.

ANATOMIE PATHOLOGIQUE. — A l'autopsie, canal digestif plein de sang noirâtre; petites érosions et ulcérations arrondies dans le duodénum et l'estomac; parfois hypérémie diffuse de la muqueuse sans ulcération (hémorragie diapédétique); thromboses vasculaires, embolies bactériennes, anémie des autres organes.

DIAGNOSTIC. — Avec le rejet de sang dégluti (crevasse saignante du mamelon maternel, hémorragie nasale ou buccale de l'enfant). Absence dans ce cas d'anémie et de collapsus.

TRAITEMENT. — Compresses glacées sur l'abdomen, chaudes sur le reste du corps, [administration d'une cuillerée à café toutes les heures de solution de chlorure de calcium à 1 pour 250, ou d'une goutte de solution d'adrénaline à 1 pour 1000 diluée dans une cuillerée à café d'eau.]

CHAPITRE VII

OPHTALMIE BLENNORRAGIQUE DES NOUVEAU-NÉS

Inflammation purulente de la conjonctive par l'apport direct du gonocoque de Neisser dans les yeux de l'enfant lorsqu'ils sont souillés par l'écoulement blennorragique de la mère au moment du passage de la tête fœtale à travers le vagin maternel. Plus rarement elle est tardive et due alors au transport du virus blennorragique par les mains ou les objets.

Elle débute, dès la première semaine après l'infection, par du gonflement et de la rougeur des paupières, qui laissent sourdre un liquide séro-sanguinolent. La tuméfaction prend en un ou deux jours une grande extension (pl. V), surtout à la paupière supérieure, et la sécrétion devient franchement purulente et parfois si abondante, qu'elle jaillit quand on écarte les paupières; la conjonctive palpébrale est rouge vif; en retournant les paupières, on fait apparaître les culs-de-sac conjonctivaux sous forme de bourrelets œdémateux, gonflés, tendus et rouges. Le pus, s'il n'est pas entraîné par les lavages, peut corroder la cornée; la corrosion s'annonce par une vésicule qui grossit rapidement, jaunit et s'ouvre; l'ulcère qui en résulte a tendance à s'étendre et à perforer la cornée. Les conséquences de ces lésions cornéennes peuvent être le leucome central, le prolapsus irien, le staphylome, la panophtalmie. Intérieurement le gonflement diminue, la sécrétion se tarit, la conjonctive devient granuleuse; en deux ou trois semaines la conjonctivite se guérit, et finalement il persiste encore un peu de sécrétion purulente dans la fente palpébrale; la maladie dure en tout trois à cinq semaines et plus.

Le pronostic est d'autant plus grave que l'enfant est plus jeune, plus faible, plus débile. Les enfants robustes bien soignés doivent guérir sans lésions persistantes.

[DIAGNOSTIC. — La conjonctivite blennorragique n'est pas la seule conjonctivite purulente qui puisse être observée chez l'enfant. Morax, qui a fait une étude toute particulière de la bactériologie des conjonctives purulentes, a isolé des types bactério-cliniques très nets, qui sont :

1° La *conjonctivite contagieuse aiguë*, le plus souvent bilatérale, qui s'observe épidémiquement dans les crèches, les écoles, les pensionnats, les familles, et atteint aussi les adultes; elle dure de quelques jours à trois semaines, est contagieuse à un haut degré et a pour agent un très fin bacille, le *bacille de Weeks*, dont la transplantation sur une conjonctive saine reproduit la maladie.

2° La *conjonctivite diplobacillaire*, habituellement catarrhale, plus rarement purulente, plus fréquente chez l'adulte, mais s'observant aussi chez le nourrisson, contagieuse, mais beaucoup moins que la précédente; son agent est le *diplobacille de Morax*.

3° La *conjonctivite à pneumocoques*, assez fréquente chez les nouveau-nés, à évolution aiguë (six à huit jours), et ne laissant pas de traces.

Enfin des conjonctivites légères et passagères où l'on trouve les hôtes habituels de la conjonctive normale : staphylocoque, bacille en massue de Morax, bacille pseudo-diphtérique.

Les particularités cliniques ne peuvent que faire soupçonner la nature de la maladie. Il faut l'examen bactériologique pour affirmer le diagnostic différentiel. Il est important au point de vue du traitement et du pronostic. Tandis que les conjonctives blennorragiques sont rebelles et ne guérissent que par un traitement prolongé, les conjonctives non blennorragiques guérissent rapidement, en quelques jours, par les instillations journalières de deux à trois gouttes de collyre au sulfate de zinc à 1 pour 50, et ce n'est que tout à fait exceptionnellement qu'elles causent les infections cornéennes graves que nous avons signalées ci-dessus.

PROPHYLAXIE. — La méthode de Crédé a eu une grande vogue; elle consiste à injecter dans l'œil du nouveau-né deux gouttes de solution de nitrate d'argent à 2 %. Elle n'est pas complètement inoffensive et produit souvent un suintement séreux et une légère cautérisation du bord palpébral; les couches épithéliales superficielles de la cornée sont légèrement escharifiées. Il vaut beaucoup mieux laver les paupières à l'eau bouillie tiède dès la naissance, avant même de couper le cordon ; puis au moment de la première toilette de l'enfant faire un second lavage des paupières, méticuleux celui-là, et suivi de lotions abondantes d'eau bouillie tiède sur le globe de l'œil, en écartant légèrement les paupières (Pechin).]

TRAITEMENT. — Si un seul œil est malade, ce qui est exceptionnel chez le nouveau-né, protéger l'autre avec un pansement permanent. Lavages toutes les demi-heures avec une solution de chlorure de sodium à 6 pour 1 000, ou de borate de soude à 10 pour 1 000, ou de permanganate de chaux à 0,50 pour 1 000 ; dans l'intervalle, pansement humide avec un tampon d'ouate imbibé des mêmes solutions. Une fois par jour cautérisation des conjonctives palpébrales avec un pinceau imbibé de nitrate d'argent à 3 $^0/_0$; pour cela retourner la paupière, ce qui est facile vu son état de tuméfaction, et passer rapidement le pinceau sur sa face intérieure, puis immédiatement neutraliser en passant aux mêmes endroits un pinceau imbibé de la solution salée à 6 pour 1 000.

<h2 style="text-align:center">CHAPITRE VIII</h2>

<h3 style="text-align:center">MAMMITE DES NOUVEAU-NÉS</h3>

La congestion physiologique des mamelles des nouveau-nés avec sécrétion de colostrum facilite l'infection de ces glandes, surtout si elles ont subi d'intempestives expressions avec des doigts sales, comme c'est l'usage dans certaines contrées pour expulser « le lait de sorcière ». L'inflammation peut aboutir à la formation d'abcès. En général, la résolution s'obtient par la simple application de pansements humides ; s'il se forme un abcès bien collecté, il faut l'inciser.

CHAPITRE IX

CÉPHALHÉMATOME

Epanchement sanguin èntre le crâne et le périoste, tantôt à la face extérieure sous l'épicrane, tantôt à la face intérieure entre la dure-mère et l'os, tantôt occupant les deux faces de l'os; causé par la rupture d'un vaisseau et le décollement du périoste au cours de l'accouchement.

Le céphalhématome externe fait sous les téguments craniens une saillie du volume d'une noisette à une pomme, fluctuante, élastique, dont les limites ne dépassent pas celles de l'os atteint (le plus souvent un pariétal). Le périoste ne se laisse pas traverser par le sang, et la peau n'est qu'exceptionnellement un peu bleutée. Après quelques jours, une circonvallation d'abord molle, puis dure, s'accuse à la périphérie; elle est due à l'ossification qui continue dans le périoste soulevé. La tuméfaction est à son maximum le quatrième jour, reste ensuite stationnaire, puis diminue à partir de la deuxième semaine. La formation osseuse périostique s'affaisse sous le doigt en donnant la sensation de crépitation parcheminée; guérison complète au troisième mois.

Diagnostic. — La bosse séro-sanguine n'intéresse que les téguments craniens, elle a son maximum dès la naissance, elle n'est pas en rapport avec les limites des os craniens; les abcès sous-craniens se distinguent par l'inflammation périphérique, les hernies encéphaliques par leur situation au niveau des sutures et leur augmentation par les cris et par la toux.

Traitement. — L'expectative.

TROISIÈME PARTIE

MALFORMATIONS CONGÉNITALES

[Certaines malformations sont héréditaires et tiennent à une particularité dans la constitution primordiale de la substance d'une des cellules sexuelles dont la conjugaison produit le nouvel être; ces malformations héréditaires sont analogues aux variations qu'étudient et qu'exploitent les zootechnistes pour former de nouvelles races animales; elles pourraient aboutir à de nouvelles races humaines si les croisements continuels d'une part, l'infériorité que crée la malformation d'autre part, n'y mettaient en général obstacle. Dans ce groupe rentrent le sexdigitisme, l'achondroplasie, la dysostose cléido-cranienne, certaines formes de bec-de-lièvre, d'hypospadias, etc.

D'autres malformations sont accidentelles et tiennent aux conditions anormales de développement d'un germe primitivement normal, soit que l'une ou l'autre des cellules sexuelles ait été intoxiquée dans l'organisme dont elle est issue (dystrophie hérédo-alcoolique, hérédo-tuberculeuse, hérédo-syphilitique), soit que l'embryon ait subi au cours de sa vie intra-utérine des influences perturbatrices, actions mécaniques, infection, intoxication. Parfois on retrouve facilement cette influence perturbatrice (adhérences amniotiques, circulaires du cordon, oligamnios), ou on trouve une explication suffisante dans l'état de santé de la mère pendant la grossesse. Dans un certain nombre de cas, la cause reste insaisissable; elle n'en existe pas moins, et on doit admettre que toute malformation relève d'une cause matérielle définie.]

Il nous est impossible de passer en revue toutes les malformations, leur variété est infinie; nous laissons complètement de côté les malformations doubles et ne mentionnerons que les types les plus importants des malformations simples.

CHAPITRE PREMIER

MALFORMATIONS CRANIO-RACHIDIENNES.

§ 1. — *Fontanelles supplémentaires.*

Les plus fréquentes se voient aux environs de la glabelle et au milieu de la suture sagittale échancrant le bord interne du pariétal.

§ 2. — *Pertes de substances fibreuses.*

Elles siègent en pleine substance d'un os cranien, le plus souvent le pariétal; pronostic bénin.

Protéger la tête avec une calotte de cuir ou d'aluminium quand l'enfant commence à se dresser sur les jambes et à marcher.

§ 3. — *Fissures cranio-rachidiennes.*

Persistance anormale de la gouttière dorsale primitive sur tout ou partie de son trajet. Elle reconnaît pour cause une altération du tissu neural primitif survenue dès les premières semaines de la vie fœtale.

[A. Fissures totales. — Elles coïncident avec l'absence complète d'encéphale et de moelle (*anencéphalie* de Geoffroy Saint-Hilaire); les ganglions rachidiens existent; les racines antérieures et postérieures se perdent en s'amincissant dans la fine membrane qui tapisse la gouttière restée ouverte. La malformation entraîne la mort dès la naissance par absence du réflexe respiratoire (fig. 27 et 28).]

B. Fissures craniennes. — Absence totale ou partielle de la voûte du crâne. L'absence totale coïncide avec des

altérations graves des téguments craniens et souvent de
l'encéphale. Elle est incompatible avec la prolongation de
la vie extra-utérine (*hyperencéphalie* de Geoffroy Saint-

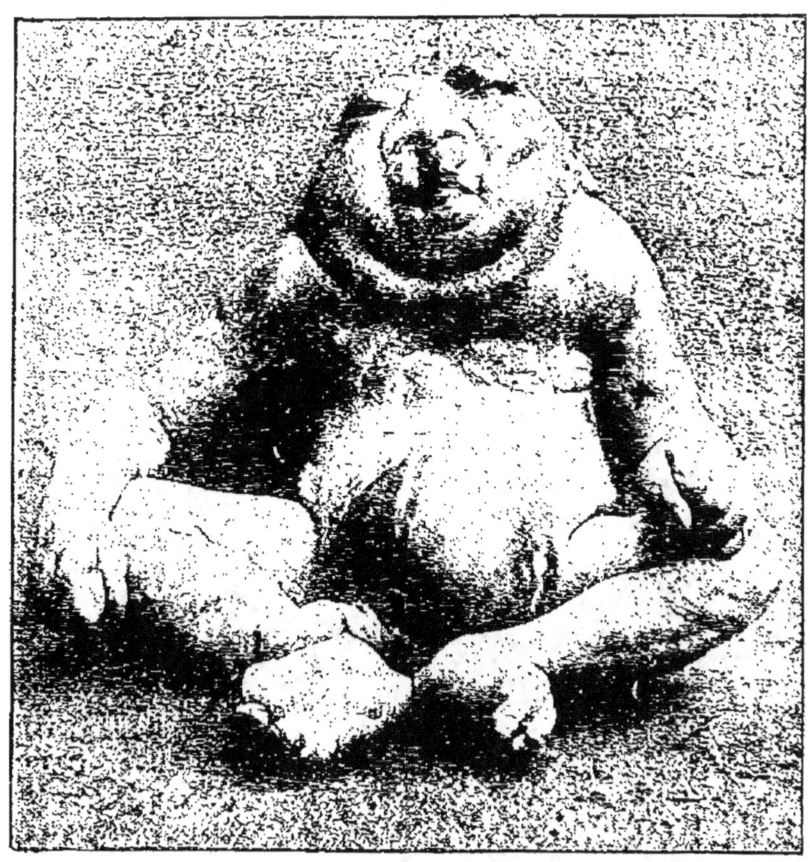

[Fig. 27. — Anencéphale vu de face.
Sujet présenté à la Société d'obstétrique de Paris, décembre 1891, Apert.]

Hilaire) (fig. 29). L'absence partielle crée une ouverture
par laquelle le contenu cranien fait hernie sous des téguments intacts ou plus ou moins modifiés ; la poche méningée
ainsi formée contient, soit uniquement du liquide céphalo-
lo-rachidien (méningocèle), soit une portion de l'encéphale (encéphalocèle). Le siège est variable : base du
crâne, front (proencéphale), sommet du crâne (poden-
céphale), région occipitale (notencéphale) (fig. 30).
Le volume de la tumeur est des plus variables ; elle

peut être assez petite pour n'être découverte que par
une exploration attentive. Elle est élastique, réductible,

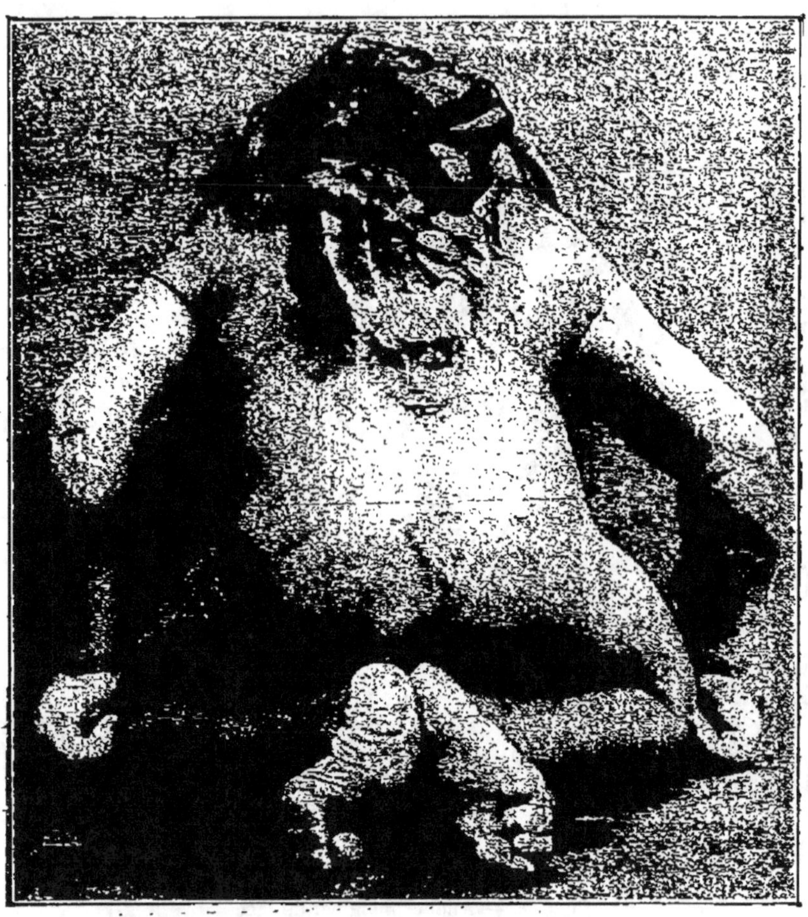

[Fig. 28. — Anencéphale, vu de dos; même sujet que fig. 27.

La voûte cranienne et les lames rachidiennes sont absentes ainsi que le cerveau et la moelle; la colonne cervicale n'étant plus soutenue par ses lames rachidiennes s'est incurvée en S, et la face s'est par suite affaissée sur le cou. L'absence de front entraine une saillie des globes oculaires semblable à celle des yeux du crapaud (d'où le nom de *krotenkopf* = tête de crapaud, donné par les Allemands à ces sujets). Le sujet représenté est atteint en outre de hernie ombilicale.]

et siège dans l'intervalle des os craniens, tandis que le
céphalhématome ne dépasse pas les limites de l'os; assurer le diagnostic par une ponction. Les cas les plus

légers ne troublent pas l'existence et guérissent spontanément; les formes plus graves causent des symptômes
nerveux divers, des douleurs et des convulsions, que l'on
peut provoquer par la pression sur la tumeur.

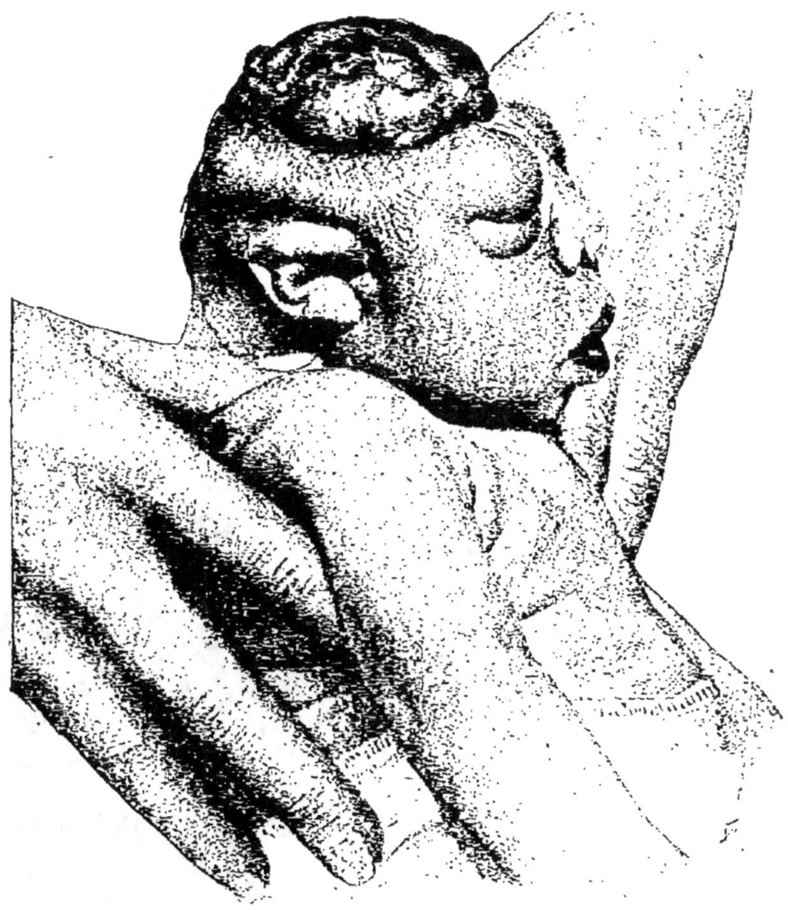

Fig. 29. — Hyperencéphalie.

[La calotte cranienne fait défaut, les téguments sont réduits à une mince
membrane recouvrant le cerveau atrophié.

(C. **Fissures rachidiennes** (*Spina bifida*). — Ouverture du
canal rachidien sur la ligne médiane, recouverte de téguments normaux ou plus ou moins altérés. Les fissures
limitées offrent seules un intérêt pratique; on en distingue trois formes :

1. *Méningocèle spinal*. — Tumeur uniquement formée d'une poche pie-mérienne pleine de liquide céphalo-rachidien.

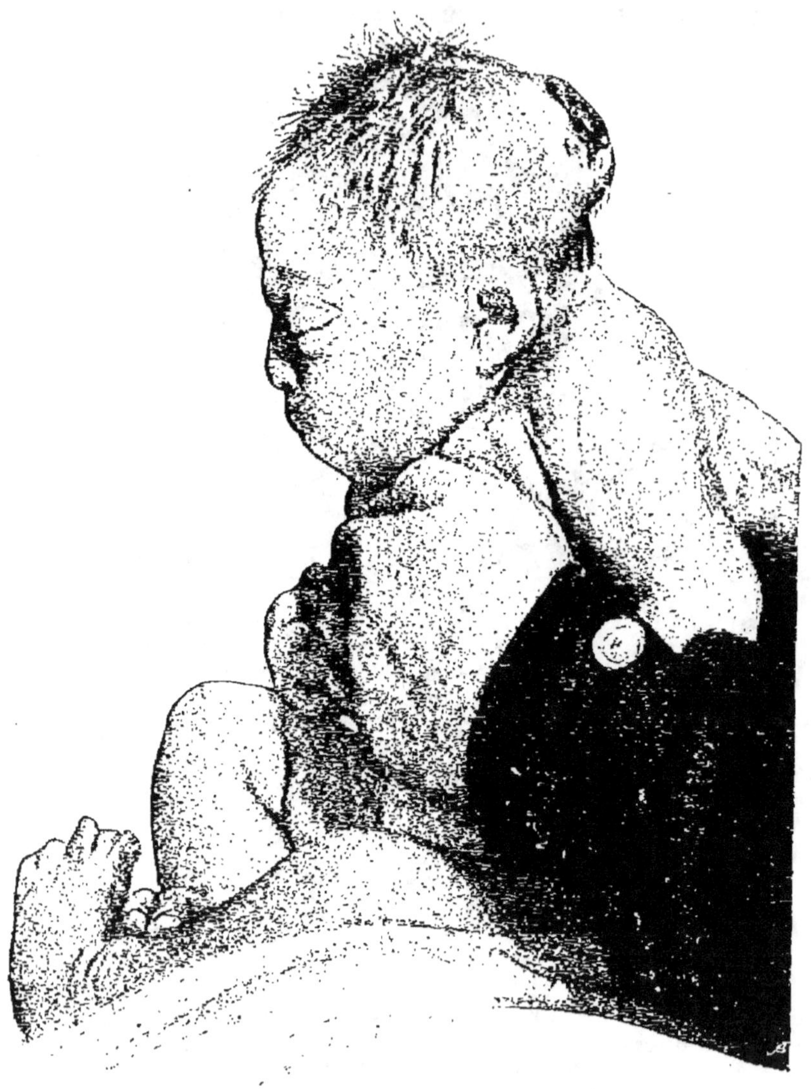

Fig. 30. — Notencéphalie.
Fissure cranienne de la région occipitale ; léger encéphalocèle ;
double pied bot varus.

2. *Myéloméningocèle*. — La poche contient en outre des racines rachidiennes et une portion de moelle.

3. *Myélocystocèle*. — La portion de moelle contenue dans la poche présente une dilatation kystique de son canal central.

Le spina bifida se présente sous forme d'une tumeur

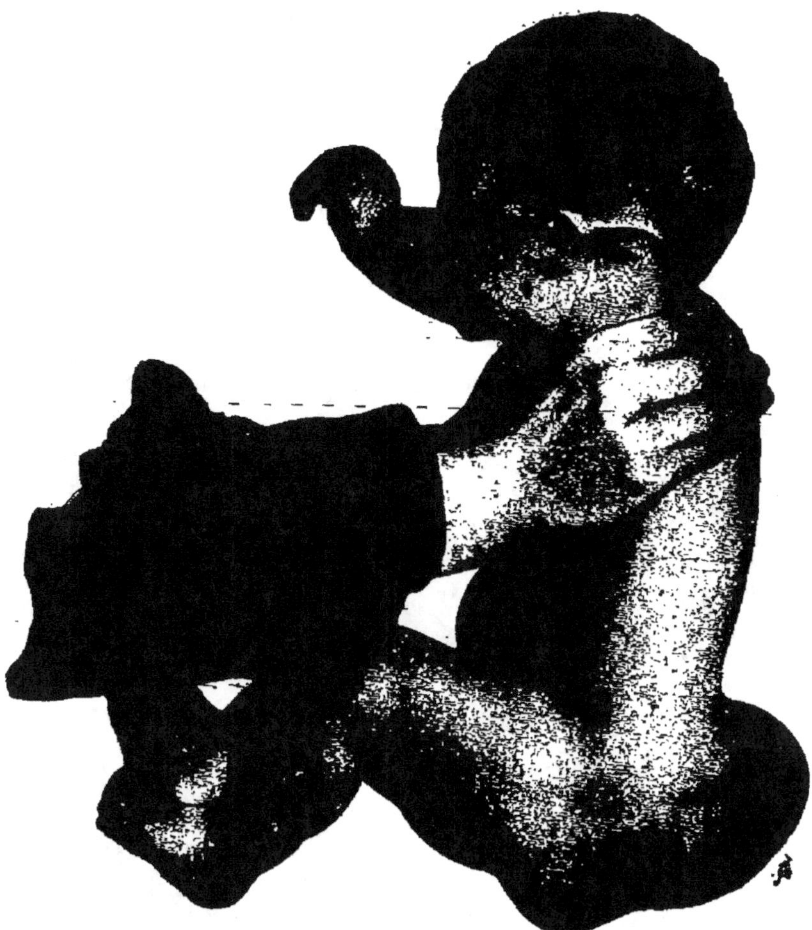

Fig. 31. — Spina bifida sacré (Clinique Ranke, Munich).

hémisphérique élastique, fluctuante, dans la portion lombaire, sacrée (fig. 31), ou plus rarement cervicale (fig. 32), de la colonne vertébrale; elle peut atteindre le volume d'une tête d'enfant; elle est réductible par la pression (distension des fontanelles, convulsions éventuelles). La peau à la surface de la tumeur est normale, ou amincie et bleuâtre. Dans les formes 2 et 3, on observe fréquemment un état paralytique du territoire nerveux correspondant.

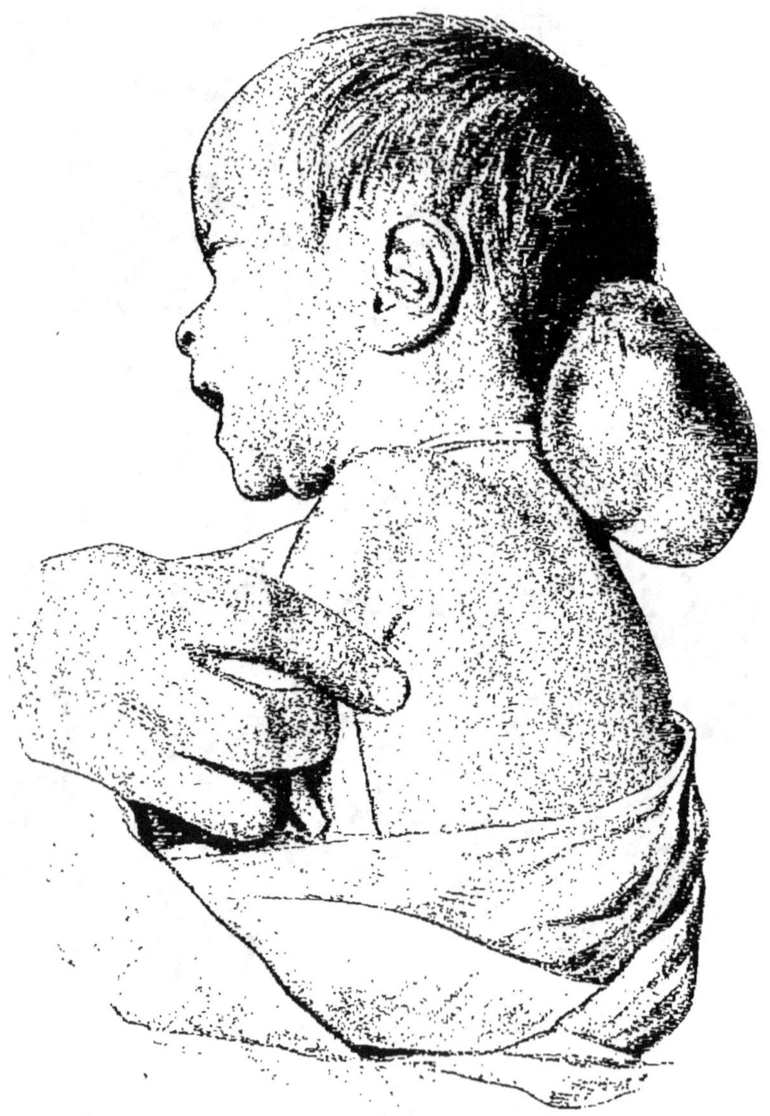

Fig. 32. — Spina bifida cervical (Clinique d'Escherich, Vienne).

Les spina bifida de tout petit volume guérissent parfois spontanément. Le pronostic est beaucoup plus douteux pour les grosses tumeurs, surtout dans les formes 2 et 3;

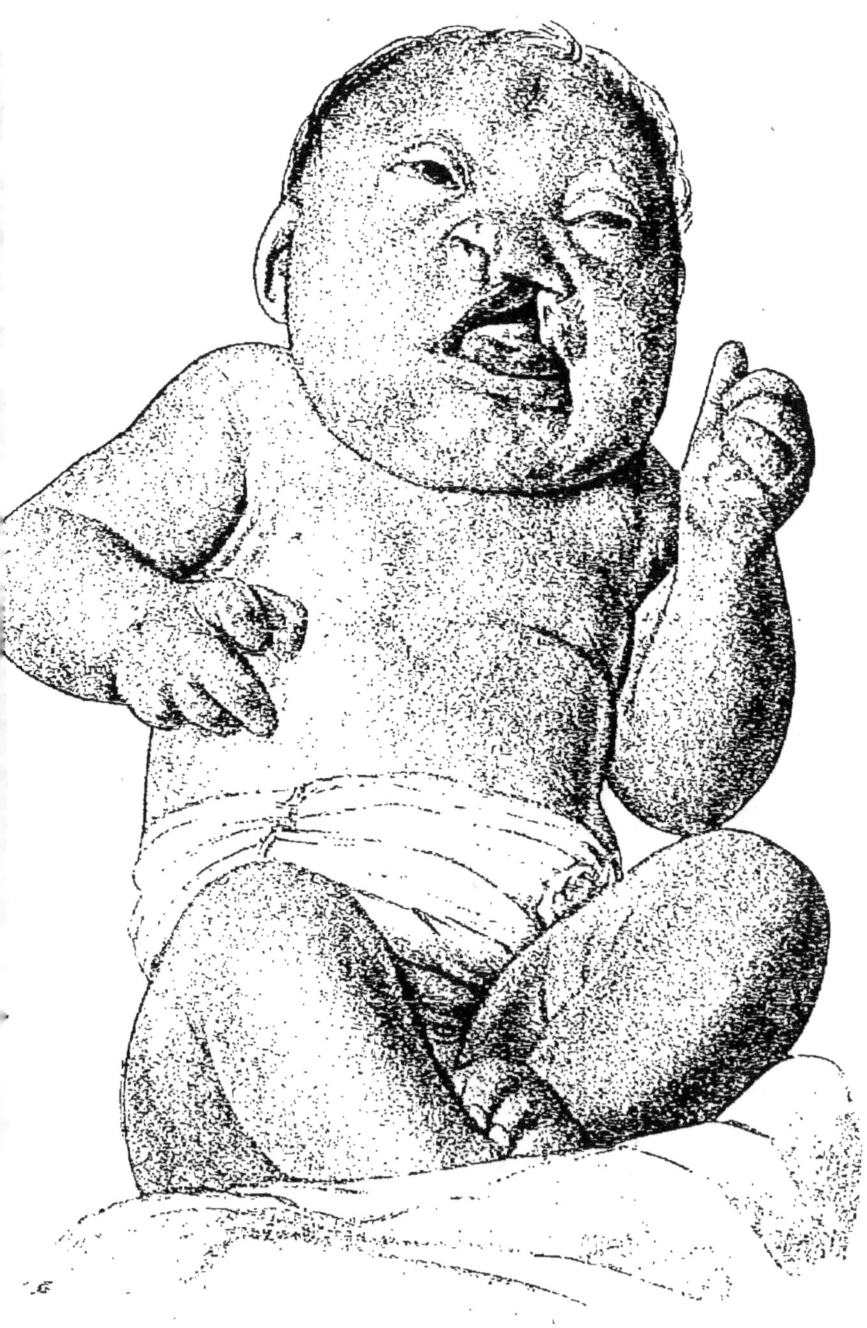

Fig. 33. — Bec-de-lièvre.
Cœxistence d'encéphalocèle, de pérodactylie gauche, de pieds bots.
Enfant de 5 jours, mort le 8ᵉ jour.

la ponction est inutile, et la fermeture de la poche par opération sanglante, si elle assure la guérison locale, est dans bon nombre de cas suivie d'une hydrocéphalie progressive mortelle.

CHAPITRE II

MALFORMATIONS DE LA FACE ET DU COU.

§ 1. — *Fissures faciales (bec-de-lièvre, gueule-de-loup, colobome).*

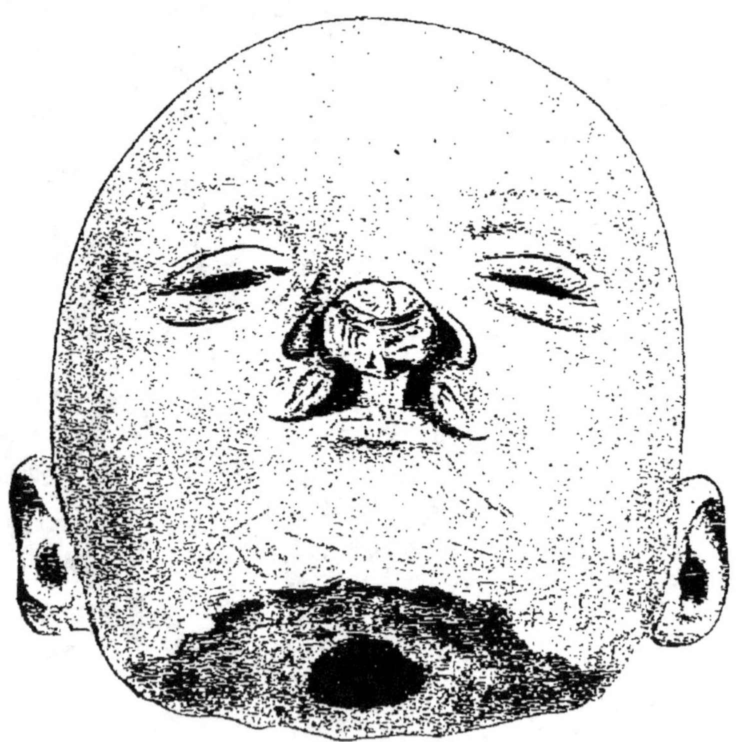

Fig. 34. — Bec-de-lièvre double.
Fissure bilatérale de la lèvre, de la gencive et de la voûte palatine; saillie du bourgeon intermaxillaire.

La face se forme par la coalescence de bourgeons pairs, les bourgeons maxillaires supérieur et inférieur, et d'un bourgeon impair, le bourgeon frontal ou intermaxillaire;

toute perturbation de ce processus peut aboutir à la formation d'une fissure faciale plus ou moins prononcée. Le premier degré de la malformation consiste en une simple incisure du bord libre de la lèvre, ou en une duplicité de l'extrémité libre de la luette. Un degré plus avancé est le « bec-de-lièvre », fissure de la lèvre supérieure fréquemment combinée avec la fissure du bord alvéolaire (fig. 33). Puis la « gueule-de-loup », fissure de la voûte palatine habituellement coexistante avec le bec-de-lièvre. Quand ces malformations sont bilatérales (fig. 34 et 35),

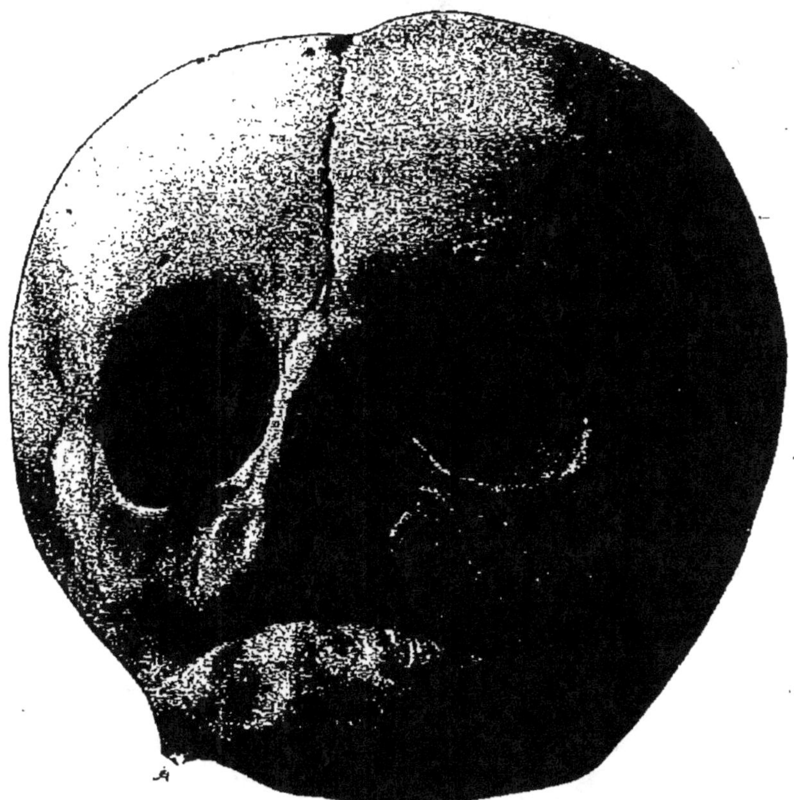

Fig. 35. — Tête osseuse du sujet précédent.

Fissure bilabiale du maxillaire supérieur se prolongeant sur la voûte du palais (pièce de l'Institut pathologique de Munich).

le bourgeon inter-maxillaire indépendant fait saillie en avant sur la ligne médiane. Les conséquences de ces fissures sont la difficulté de la succion proportionnelle à l'intensité de la malformation ; l'alimentation à la cuiller est la seule possible en cas de fissure du bord alvéolaire se continuant sur la voûte palatine.

Traitement uniquement opératoire.

§ 2. — *Fistules congénitales du cou.*

Fermeture incomplète d'une fente branchiale ; traitement : extirpation chirurgicale.

Fig. 36. — Grenouillette congénitale.
Tuméfaction médiane paraissant double parce qu'elle est bridée par le frein de la langue (fig. extraite de Grünwald, *Maladies de la bouche*).

§ 3. — *Adénomes branchiaux.*

Tissus développés aux dépens d'inclusions branchiales ; tumeurs polykystiques siégeant sur le maxillaire ou sur la clavicule, pénétrant dans la profondeur du cou ou du médiastin. Traitement : extirpation.

§ 4. — *Grenouillette congénitale* (fig. 36).

Tumeur kystique du plancher de la bouche, développée aux dépens de la glande sublinguale ou de son canal excréteur ; paroi mince transparente, contenu fluide ; la gêne des mouvements de la langue nuit à la déglutition.

TRAITEMENT. — Excision de la paroi antérieure et cautérisation de la poche.

§ 5. — *Brièveté du frein de la langue.*

Quoi qu'en disent les mères et les nourrices, il est bien rare que cette brièveté soit assez accentuée pour gêner la succion ou la parole, et pour exiger la section de la partie libre du frein, avec les ciseaux tenus de la main droite tandis que la langue est relevée par la main gauche au moyen de la palette en forme de lyre de la sonde cannelée.

CHAPITRE III

MALFORMATIONS THORACO-ABDOMINALES

§ 1. — *Extrophie vésicale.*

Absence de la paroi vésicale antérieure. La paroi vésicale postérieure existe seule ; repoussée en avant par la pression intra-abdominale, elle fait une saillie charnue, molle, de la grosseur d'une noix ; les uretères s'y abouchent, et on voit l'urine sourdre goutte à goutte de leurs orifices. Traitement chirurgical, réunion des bords libres cutanés, reconstitution d'une vessie.

§ 2. — *Diverticule de Meckel* (fig. 37).

Persistance du conduit omphalo-intestinal, qui chez l'embryon joint l'intestin moyen à la vésicule ombilicale. Tantôt elle est partielle, et le diverticule se présente comme un doigt de gant fixé sur la paroi intestinale et de même constitution qu'elle (diverticule vrai) ; tantôt elle est complète, le diverticule s'ouvre à l'ombilic au sommet d'une tumeur proéminente, constituant une fistule intestino-ombilicale.

§ 3. — *Atrésie de l'anus.*

Absence de jonction des deux bourgeons anaux, rectal et cutané (atrésie simple); le bourgeon rectal a pu suivre une autre voie et s'ouvrir dans la vessie, les voies urinaires ou le vagin (atrésie vésicale, urétrale, vaginale). A l'exception de cette dernière forme, qui permet l'expulsion des selles, la prolongation de la vie ne peut se faire que par l'opération immédiate.

Hernies funiculaires et ombilicales (voir p. 54).

Epispadias, hypospadias, cryptorchidie (voir MALADIES DES ORGANES GÉNITO - URINAIRES).

CHAPITRE IV

MALFORMATIONS DES MEMBRES

§ 1. — *Syndactylie.*

Fusion totale ou partielle de deux ou de plusieurs doigts; limitée aux parties molles, elle peut être opérée dès les premières années de la vie.

§ 2. — *Polydactylie.*

Les doigts supplémentaires sont latéraux ou intercalés entre les autres doigts; parfois ils ont leur métacarpien propre, et parfois même un os carpien supplémentaire correspondant; parfois ils s'insèrent sur le squelette du doigt voisin. Cette malformation est très héréditaire; c'est le type de la variation au sens des zootechnistes. Si le doigt supplémentaire est gênant, traitement opératoire.

§ 3. — *Pied bol varus congénital.*

Déviation congénitale du pied en dedans, avec abaissement du bord externe et élévation du bord interne. La

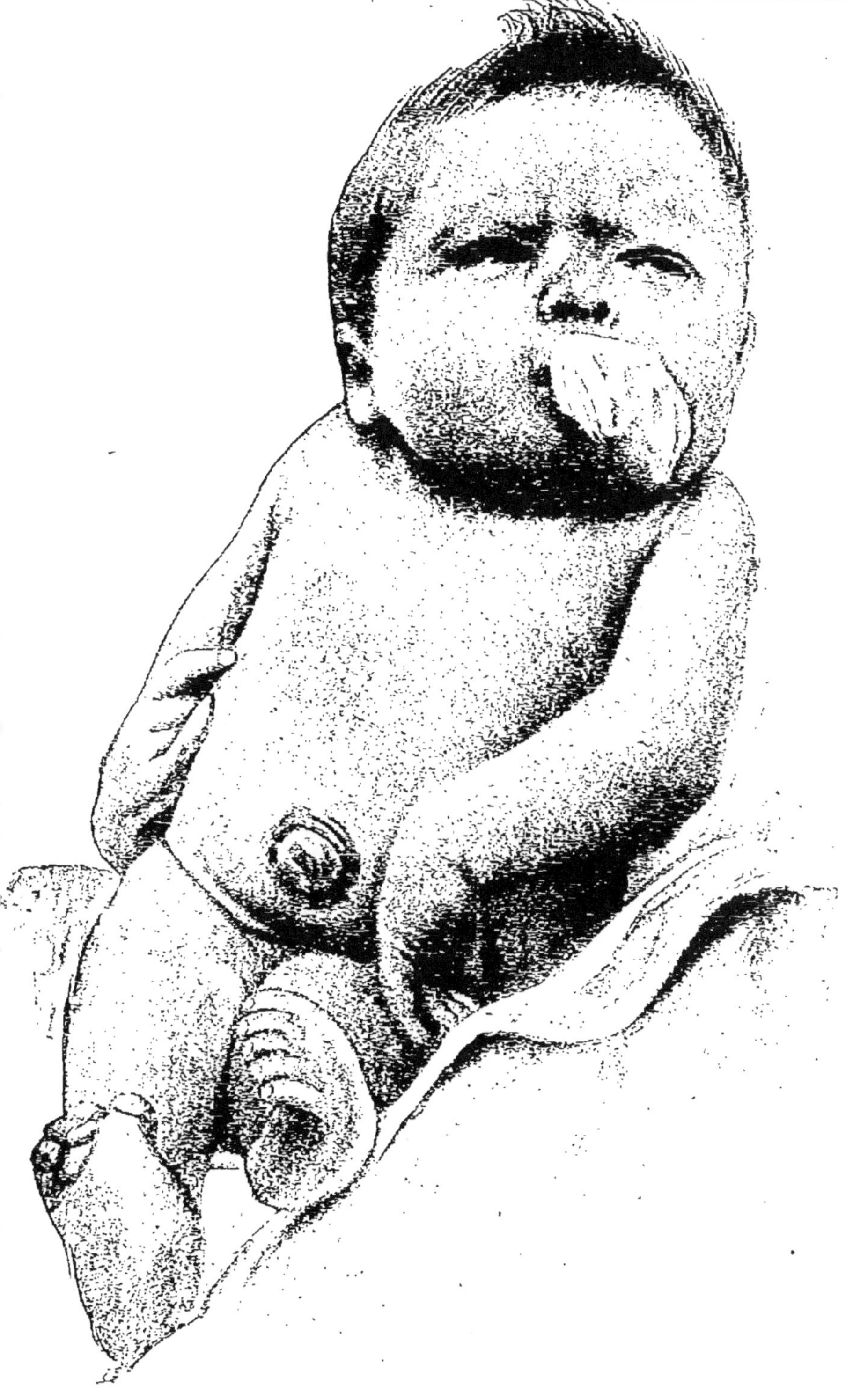

Fig. 37. — Diverticule de Meckel.

On voit à l'ombilic la saillie de l'extrémité du canal omphalo-intestinal, avec l'ouverture de ce canal au sommet (fistule intestino-ombilicale). Malformation concomitante de la main droite (Clinique d'Escherich, à Vienne).

plante regarde en dedans; il existe presque toujours une flexion plantaire exagérée avec adduction de la pointe en dedans (pied varus-équin). La cause de cette malformation doit être recherchée, partie dans une position vicieuse de l'embryon, partie dans une compression intra-utérine par insuffisance de liquide amniotique (Cruveilhier). Un traitement orthopédique bien conduit peut amener la restitution *ad integrum*.

§ 4. — *Main bote vara congénitale.*

Déviation de la main sur la face palmaire et le bord cubital. Il faut distinguer cette main bote par compression, analogue au pied bot ci-dessus décrit, de la main bote par *absence congénitale du radius;* cette absence entraîne la flexion de la main du côté radial. L'axe de la main forme un angle aigu avec celui de l'avant-bras, le bord radial de la main est contigu au bord radial de l'avant-bras, la main est tendue sur son grand axe (fig. 38).
Traitement orthopédique.

§ 5. — *Amputations intra-utérines.*

Dues à la section d'un bourgeon embryonnaire par un circulaire du cordon ou une bride amniotique (fig. 39).
[On observe parfois sur le moignon cinq petits bourgeons répondant à un début de régénération des doigts.]

§ 6. — *Luxation congénitale de la hanche.*

[C'est la plus fréquente des difformités congénitales. Elle s'observe le plus souvent dans le sexe féminin; elle est bilatérale dans la moitié des cas; il n'est pas rare d'en rencontrer plusieurs dans la même famille. Le Damany (de Rennes) a donné la raison de ces particularités et expliqué parfaitement la production de cette luxation. Il se produit toujours chez le fœtus humain, dans les derniers mois de la grossesse, une torsion du fémur combinée avec une obliquité en avant de la cavité cotyloïde, dispositions qui permettent l'adaptation du fœtus à la cavité utérine; à

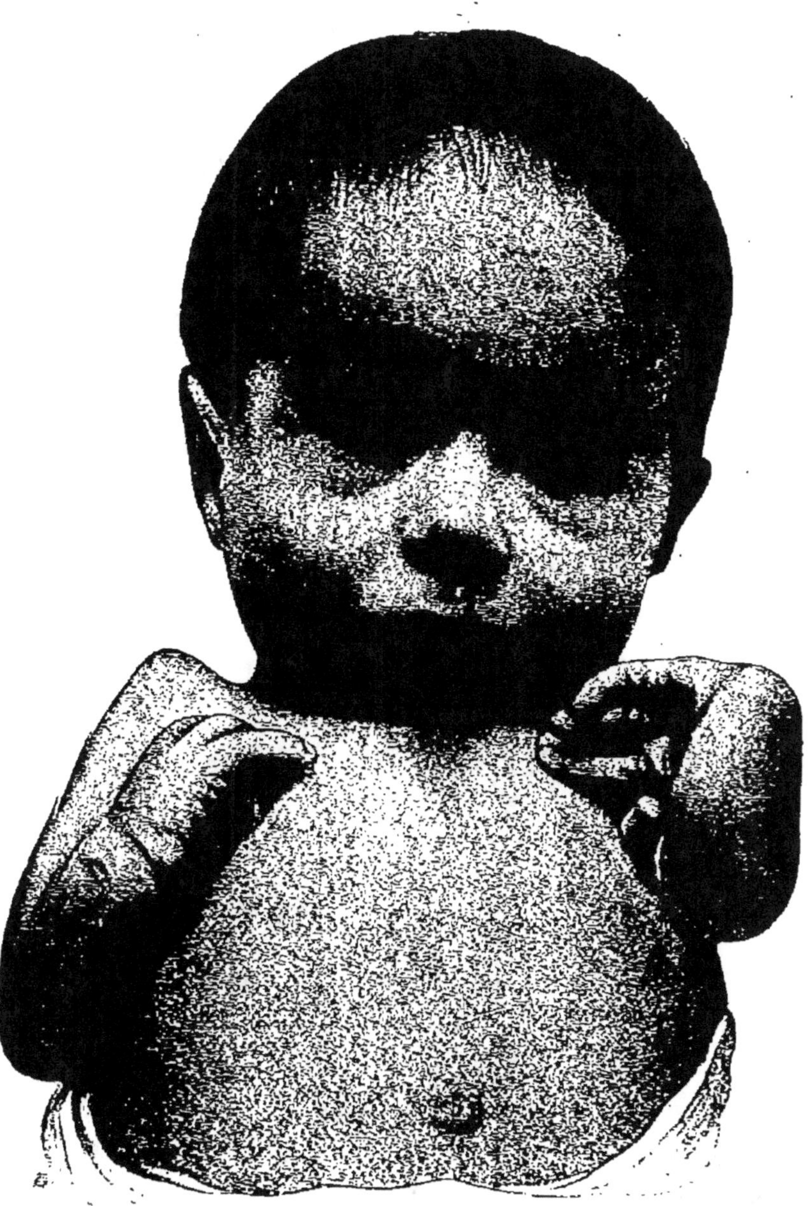

Fig. 38. — Absence congénitale du radius gauche.
Main bote par flexion de la main sur son côté radial et torsion autour
de son grand axe.

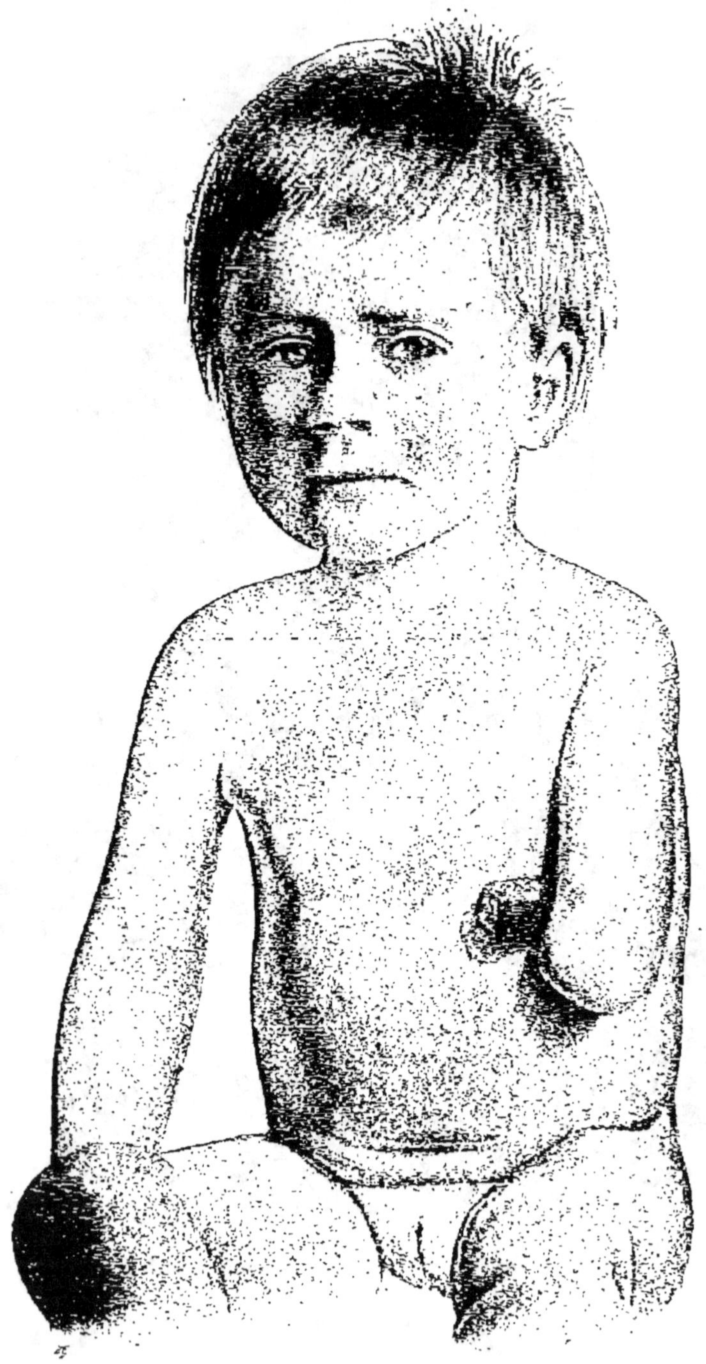

Fig. 39. — Amputation intra-utérine de l'avant-bras gauche par bride amniotique.

partir de la naissance, ces dispositions rétrocèdent progressivement. Mais si elles ont dépassé une limite dépendant de la disposition des ligaments articulaires, la tête ne reprend plus sa position et la cavité cotyloïde se comble plus ou moins. Au moment où l'enfant commen-

Fig. 40. — Luxation congénitale gauche de la hanche.

Radiogramme pris dans le décubitus dorsal: fille de deux ans et demi ; la tête fémorale est remontée au niveau du bord supérieur de la cavité cotyloïde complètement comblée.

cera à se dresser sur les jambes, le bassin glissera sur la tête fémorale, et la luxation sera constituée. *Symptômes de la luxation unilatérale :* raccourcissement du membre, démarche hanchée, tête fémorale atrophiée, moins facile à sentir déplacée que dans la luxation acquise, mais dont la radiographie révèle la position vicieuse (fig. 40). *Symptômes de la luxation bilatérale :* démarche de canard, raccourcissement des cuisses, ventre proéminent, lordose compensatrice.

TRAITEMENT. — Réduction facile par l'abduction et l'extension, mais difficile à maintenir ; appareils plâtrés ou silicatés nécessaires pour cela ; vérification fréquente par la radiographie du maintien de la réduction. Ne pas tenter la réduction avant quatre ans. Jusqu'à cet âge, empêcher l'enfant de marcher beaucoup, mais maintenir l'état de la musculature par du massage, des mouvements provoqués, des mouvements au lit. L'opération sanglante peut être évitée quand l'enfant est traité à temps et convenablement.]

CHAPITRE V

AFFECTIONS CONGÉNITALES DES OS

§ 1er. — *Achondroplasie.*

Parrot a décrit sous ce nom un curieux état congénital caractérisé par un raccourcissement évident des quatre membres, avec état normal du tronc et souvent volume exagéré du crâne (fig. 41). Les os sont durs, épaissis, avec des saillies exagérées (fig. 42 et 43). Les coupes microscopiques montrent l'ossification enchondrale entravée par l'arrêt de la prolifération du cartilage ; on ne voit pas de sériation colomnaire des capsules cartilagineuses. Une lame de tissu conjonctif émanée du périchondre s'insinue entre l'os et le cartilage (Pl. VIII, fig. 1). [Dans cette disposition vicieuse du périchondre est sans doute le *primum movens* de l'affection. Elle est du reste héréditaire et familiale. Il existe des familles achondroplasiques. Le professeur Poncet admet que les achondroplases sont le reliquat d'une race ancienne en voie d'extinction (origine ethnique de l'achondroplasie). Nous croyons que nous sommes au contraire en présence d'une variation qui serait susceptible de fournir les éléments d'une race en formation, si les déformations du bassin de la femme achondroplase n'y mettaient obstacle.]

DIAGNOSTIC AVEC LE RACHITISME, voir ce chapitre.

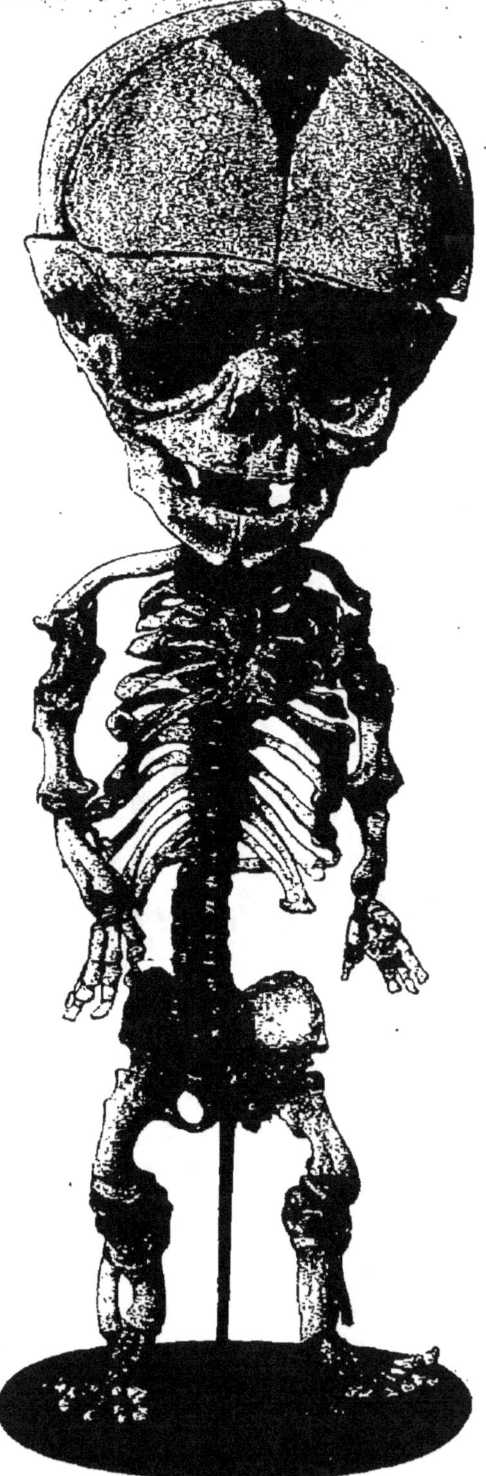

Fig. 41.. — Squelette d'un fœtus achondroplase ; raccourcissement et gonflement des os longs des membres. (Les épiphyses cartilagineuses très renflées à l'état frais ne le paraissent pas sur ce squelette, à cause du racornissement du cartillage du fait de la dessiccation.)

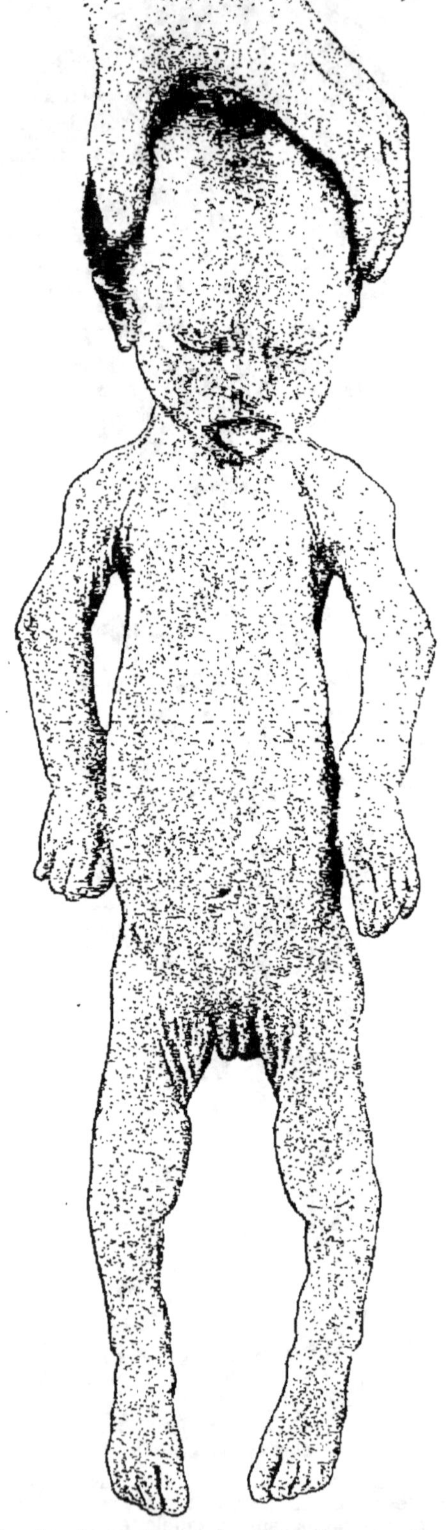

Fig. 42. — Achondroplasie, forme pure. Membres simplement raccourcis
sans déformations.

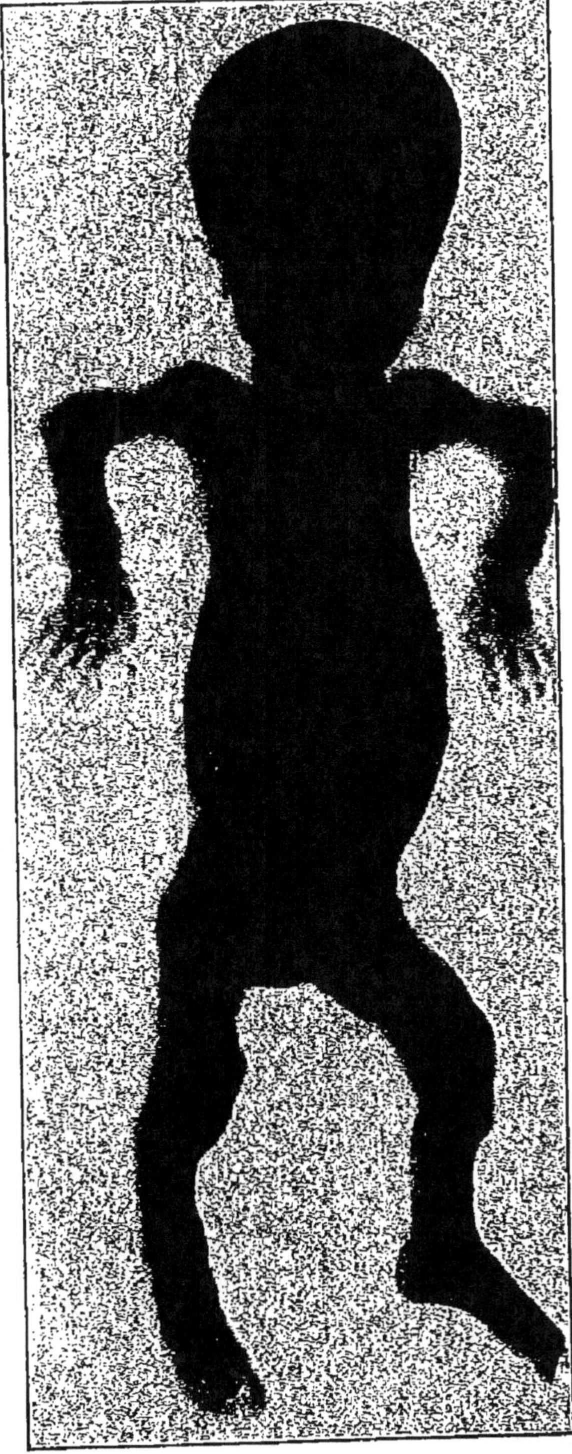

Fig. 43.. — Radiographie de l'enfant achondroplase de la figure 42. Raccour-
cisssement des os longs des membres, sans déformation ni fracture; épiphyses élargis; l'intensité des silhouettes osseuses montre l'induration certaine des os.

[§ 2. — *Dysostose cléido-cranienne héréditaire.*

Pierre Marie a décrit sous ce nom un état congénital inverse de l'achondroplasie, en ce sens que, dans cette dernière, l'ossification enchondrale est entravée, tandis que, dans la maladie de Marie, seuls les os à ébauche membraneuse, le crâne, la clavicule et certains os de la face sont atteints. Le crâne reste en partie membraneux ; la clavicule manque, sauf dans son extrémité interne, qui est enchondrale ; le palais est rétréci, les dents mal plantées. L'affection est familiale et héréditaire comme l'achondroplasie.]

§ 3. — *Ostéopsathyrosis, fractures multiples congénitales.*
(Osteogenesis imperfecta des Allemands.)

Les enfants viennent au monde avec des membres courts, épaissis, notablement déformés et fracturés en nombreux endroits (fig. 44). Les os plats du crâne, les maxillaires, le bassin, etc., crépitent manifestement au contact. Le reste du corps ne présente en général rien de particulier. Les enfants peuvent survivre, surtout dans les cas peu accentués ; ils sont alors exposés à des fractures nombreuses sous l'influence des chocs les plus légers : on en a vu se faire, en deux ou trois ans, 10, 20, 30 fractures. La cause de l'affection est inconnue ; plusieurs enfants de la même famille sont parfois atteints successivement.

ANATOMIE PATHOLOGIQUE. — Les os longs sont courts et épais ; la cavité médullaire centrale est élargie et la virole osseuse amincie, la substance spongieuse raréfiée. Au microscope, les zones de prolifération cartilagineuse, de calcification provisoire et de colomnisation médullaire primitive sont développées tout à fait normalement ; au contraire, l'irrégularité la plus grande se constate dans le processus formateur du tissu osseux lui-même : travées osseuses diminuées de nombre et de volume, sans ordonnance lamelleuse ; formation et fonctionnement insuffisants des ostéoblastes, résorption osseuse exagérée. L'ossification enchondrale est plus touchée que l'ossification périostale. Moelle pauvre en cellules, gélatineuse,

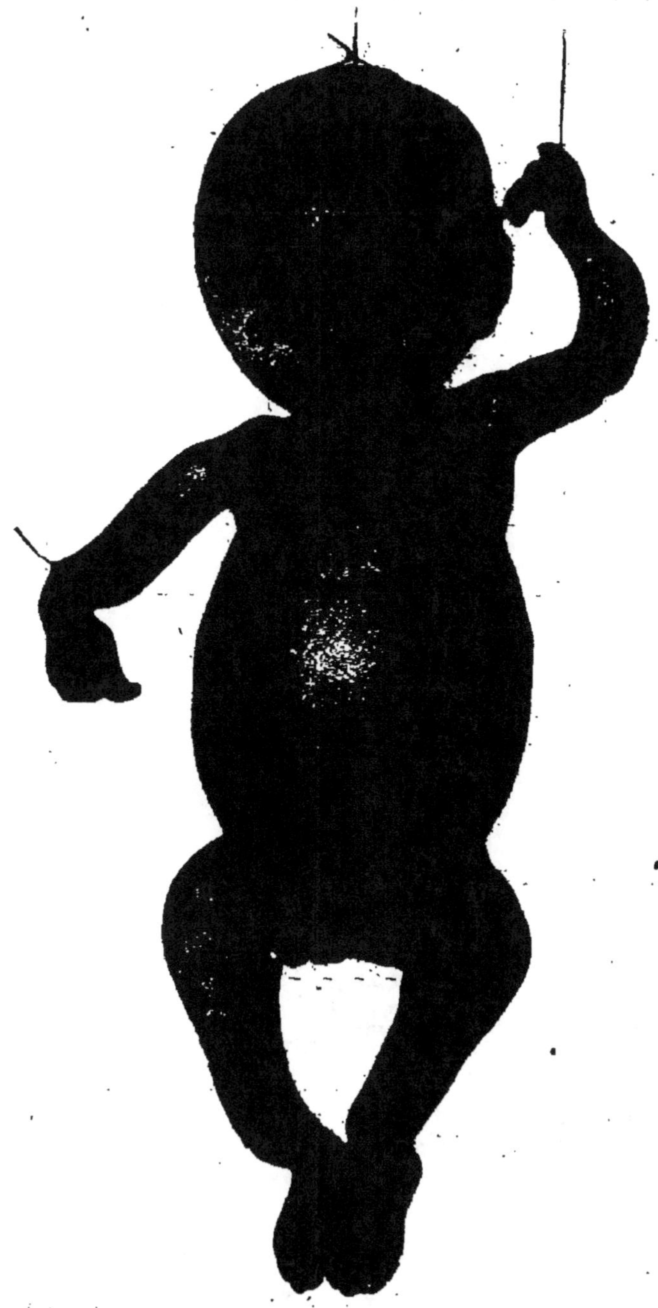

Fig. 44. — Ostéopsathyrosis (Osteogenesis imperfecta).

Fille de huit mois. Les membres sont raccourcis par des incurvations et des fractures multiples. Légère macroglossie, tête de forme un peu hydrocéphallique. Mort par bronchite. (Cas d'Escherich, *Mitteilungen des Vereins den Aærtze in Steiermark*, 1901, n° 5:)

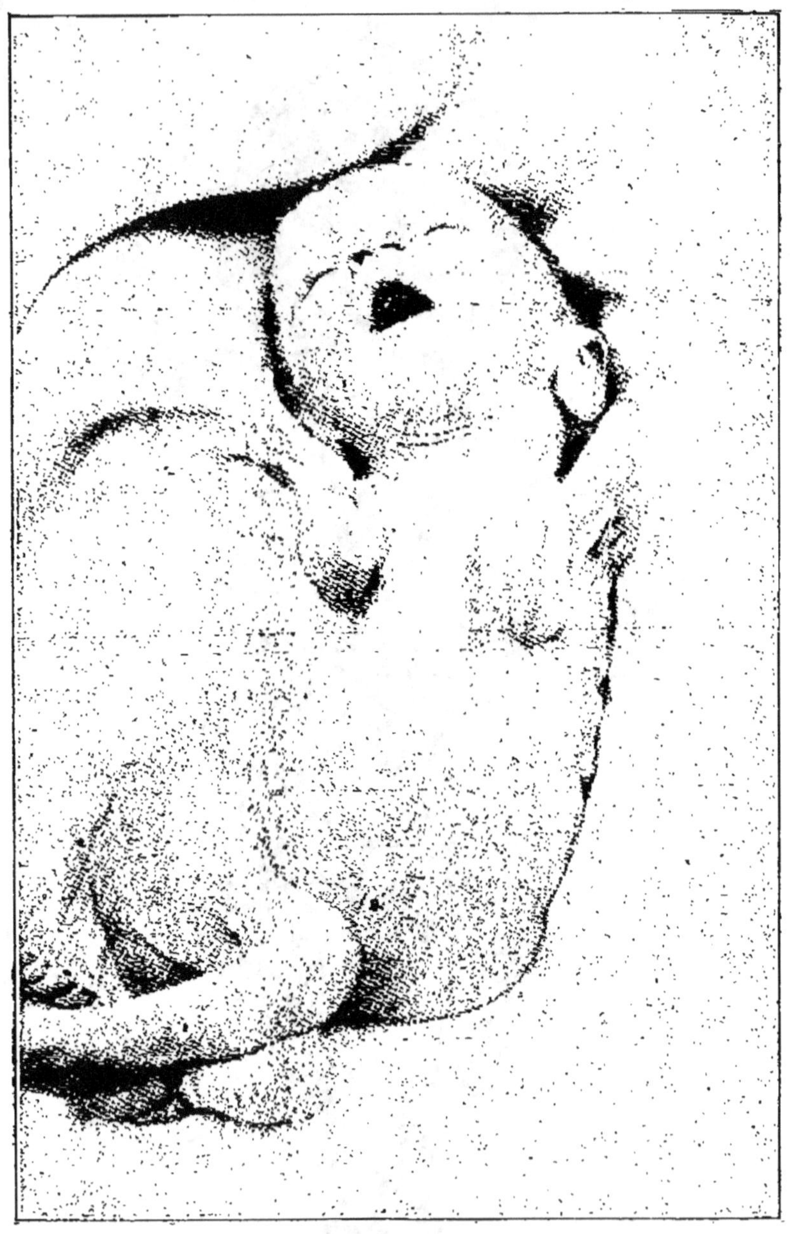

[Fig. 45. — Malformations plastiques. Mains botes, pieds bots, contournement des membres inférieurs, incurvation de l'humérus gauche, hernie abdominale latérale gauche, sternum en gouttière, oligamnios de la mère. (Apert. Soc. méd. des hôpitaux, 26 mai 1899.)]

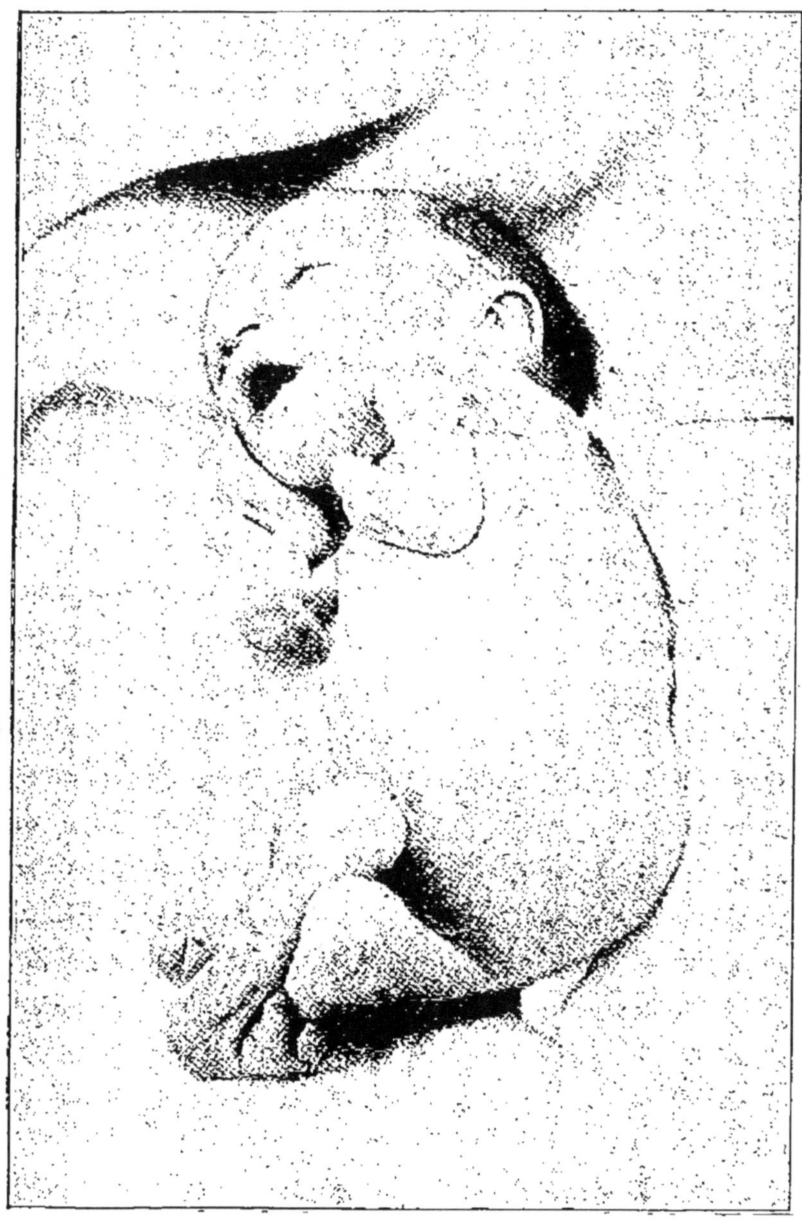

[Fig. 46. — Malformations plastiques. Mains botes, pieds bots, contournement des membres inférieurs, incurvation de l'humérus gauche, hernie
abdominale latérale gauche, sternum en gouttière, oligamnios de la mère.
(Apert. Soc. méd. des hôpitaux, 26 mai 1899.)]

inactive. Au niveau des fractures, ossification non troublée et formation de cals. Corps thyroïde normal (Harbitz).

[§ 4. — *Malformations plastiques.*

Les enfants naissent avec des malformations qui peuvent être des plus variées (pieds bots, mains botes, dépressions craniennes, enfoncements thoraciques, incurvation des segments des membres, etc.), mais qui ont ce caractère commun de permettre l'emboîtement réciproque des parties fœtales atteintes. Dans les cas extrêmes, comme celui que j'ai publié (fig. 45 et 46), l'ensemble du corps du nouveau-né peut affecter la forme d'une boule reproduisant le moule du globe utérin, sauf une place où se logeait le placenta. Les dépressions de la surface cutanée peuvent coïncider avec des malformations des organes profonds sous-jacents (absence du rein, rétrécissement pulmonaire congénital, synostoses costales, etc.).

Les malformations plastiques relèvent de la compression intra-utérine et de l'insuffisance du liquide amniotique, soit du fait d'une amniotite résorbante, soit du fait de fissures incomplètes de l'amnios laissant continuellement suinter le liquide amniotique au fur et à mesure qu'il se reforme.

Elles n'empêchent pas la prolongation de la vie et peuvent s'atténuer au fur et à mesure du développement de l'enfant, surtout si un traitement orthopédique ou gymnastique approprié intervient.]

QUATRIÈME PARTIE

MALADIES GÉNÉRALES

CHAPITRE I

RACHITISME

Syn. — *All. :* Rachitis, englische Krankheit, Geknüpft-sein. — *Angl. :* Rickets.

Le rachitisme est un état caractérisé par une calcification défectueuse du tissu osseux. Il a pour conséquences directes un ramollissement anormal, un épaississement exagéré et un retard d'accroissement en longueur des os. Les pressions subies par le squelette, les tractions qu'il supporte, déterminent le sens des déformations des os ramollis et flexibles.

La maladie débute habituellement de six à vingt-quatre mois; elle survient parfois chez des nourrissons très jeunes; il est tout à fait exceptionnel de la constater chez les nouveau-nés (voir plus loin : *Etiologie*). C'est surtout le rachitisme cranien que l'on observe dans la première année.

§ 1. — *Symptômes.*

Crâne. — La grande fontanelle reste ouverte tardivement; au lieu de se fermer à douze ou quatorze mois, elle subsiste encore à deux ou trois ans. Ses bords sont mousses et épaissis, souvent soulevant la peau. La petite fontanelle qui disparaît normalement peu après la naissance est encore ouverte, ses bords sont également mousses (fig. 47). Les parties voisines des pariétaux et de l'occipital sont amincies, cédant sous le doigt, crépitant parfois à la pression comme du parchemin (craniotabès); on recherche ce signe en appliquant de chaque côté la paume de la main sur le pariétal et en promenant sur la

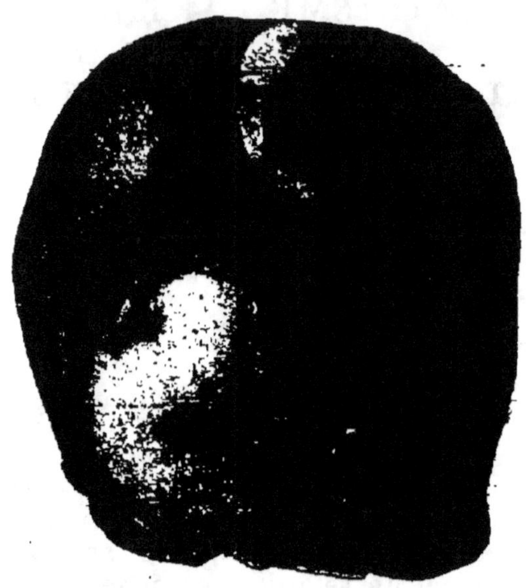

Fig. 47. — Craniotabès rachitique.

Enfant d'un an; sutures sagittale et lambdoïde ouvertes; lacune osseuse rachitique dans le pariétal droit. (Pièce de l'Institut pathologique de Munich.)

région occipitale la pulpe des doigts en appuyant légèment. Les sutures sont béantes.

Les bosses frontales, pariétales et occipitale, sont saillantes par épaississement de l'os à ce niveau; le crâne prend par suite la forme cubique (tête carrée), elle est grossie dans son ensemble et peut simuler l'hydrocéphalie.

Face. — Les dimensions du maxillaire supérieur sont augmentées dans le sens antéro-postérieur; d'où exagération du prognathisme de cet os. Le maxillaire inférieur est transversal dans sa région incisive, puis coudé brusquement à la limite externe de cette région; par suite, il paraît plan vu de face, les incisives sont presque dans un plan frontal, les canines dans un plan sagittal. Les dents apparaissent tardivement et dans un ordre irrégulier ; leur situation est souvent défectueuse. Le bord alvéolaire est, par suite, en ligne brisée ; les surfaces de mas-

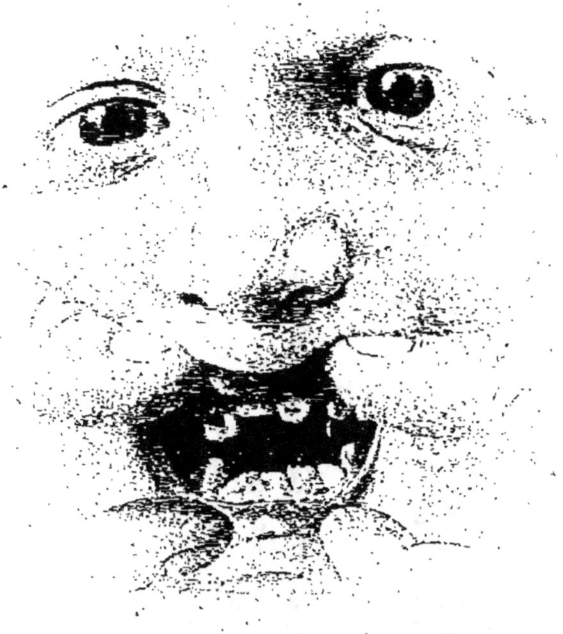

Fig. 48. — Dents rachitiques [1].

Enfant de neuf ans et demi. Les dents sont mal développées, fréquemment érodées, à bords cannelés, situées très irrégulièrement : les incisives inférieures sont situées dans un plan frontal ; leur direction générale forme une ligne droite transversale et non une courbe arquée : le maxillaire inférieur se coude brusquement à angle au niveau des canines.

tication ne concordent pas. Les dents prennent habituellement de bonne heure une teinte jaune sale, se creusent au voisinage de la gencive de stries, de sillons, de cannelures, de dentelures, et s'émiettent par écailles (fig. 48).

Thorax. — Les articulations chondro-costales, toutes ou seulement quelques-unes, sont tuméfiées, et parfois même nettement coudées (chapelet rachitique) ; les

---

[1] [Même enfant hydrocéphale que figure 101 ; cette coïncidence d'hydrocéphalie et la conformation même des dents oblige à se demander si l'hérédosyphilis n'est pas en cause plus que le rachitisme.]

côtes ramollies cèdent à la poussée du bras, à la traction

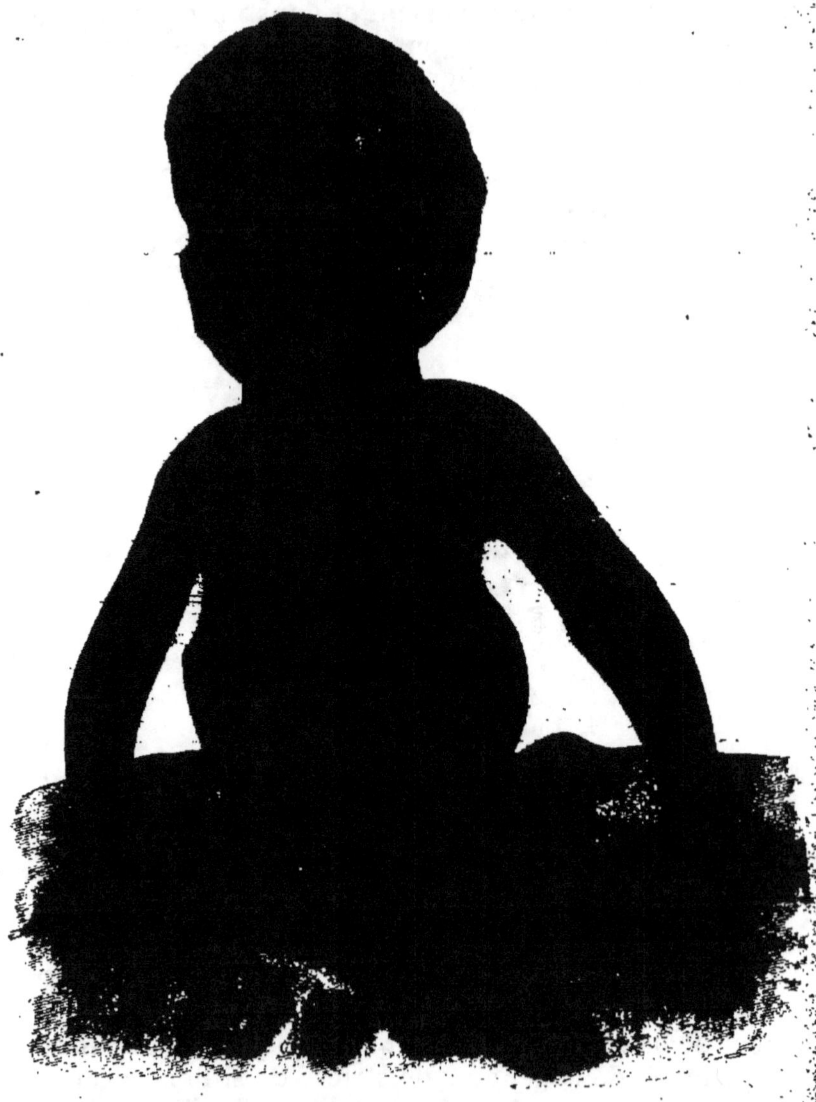

Fig. 49. — Enfant rachitique ; garçon de 3 ans.

Grosse tête, un peu carrée ; il se maintient sur son séant en prenant appui sur les bras, attitude typique du rachitisme. Par suite de la déformation de la clavicule et du dos, le cou paraît raccourci (voyez fig. 50) ; enfoncement des parties latérales du thorax ; abdomen proéminent ; déformation des os des avant-bras.

du diaphragme, à la pression atmosphérique. Il en résulte un affaissement et un enfoncement latéral du thorax avec diminution du diamètre transverse et augmentation du diamètre antéro-postérieur (thorax en carène, thorax d'oiseau). Les parties inférieures du thorax sont, au contraire, soulevées par le foie, la rate et l'estomac (fig. 49 et 50).

Colonne vertébrale. — La déformation la plus fréquente

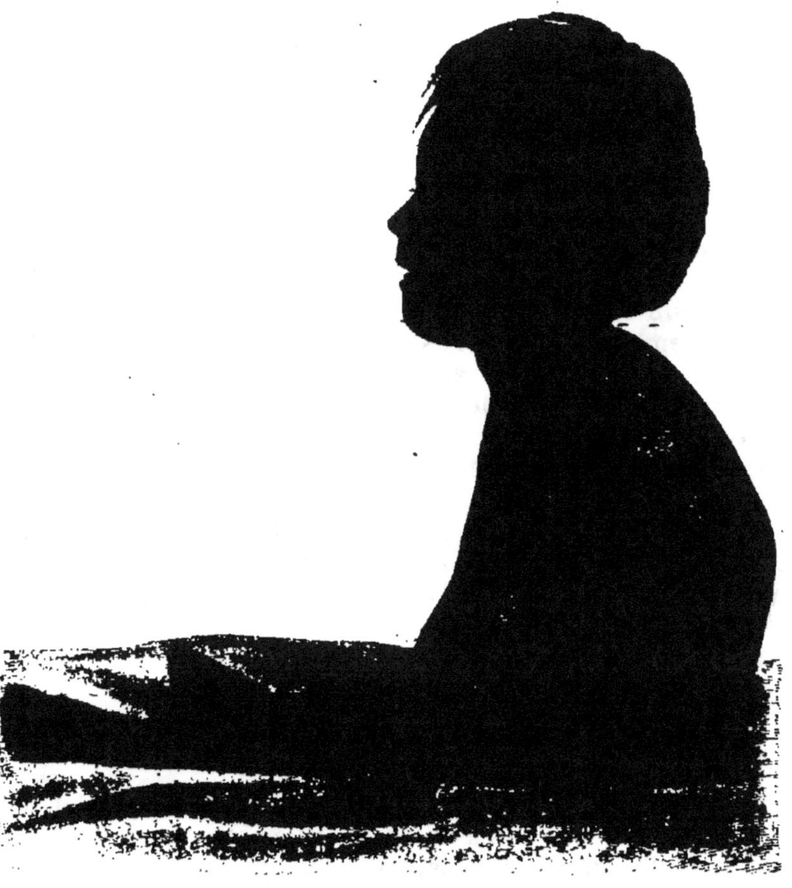

Fig. 50. — Enfant rachitique (le même vu de profil).
Cyphose arrondie ; déformation des épiphyses inférieures de l'avant-bras et des articulations chondro-costales.

est la saillie en arrière de la partie inférieure de la colomne dorsale. Cette *cyphose* rachitique, contrairement à la déformation angulaire due aux caries vertébrales (mal de Pott), est réductible (au moins au début) par la pression dans le décubitus ventral, et non douloureuse. On constate souvent une *lordose* lombaire vicariante.

Quant aux diverses variétés de *scolioses*, elles se produisent en général tardivement, et sous l'influence d'autres causes.

Bassin. — Sous la pesée du corps, les os iliaques sont déjetés en dehors, le sacrum et le promontoire repoussés en avant, les pubis basculés en haut, d'où raccourcissements des diamètres conjugués vrais et allongement du diamètre transverse.

Membres. — Tandis que les altérations du crâne sont surtout marquées dans le rachitisme des tout jeunes sujets, celles des membres sont prédominantes quand le rachitisme apparaît un peu plus tardivement. Elles consistent en tuméfactions noueuses des épiphyses inférieures du radius, du cubitus, du tibia et du péroné, plus rarement de l'humérus et du fémur, plus tard en malformations dues aux tractions musculaires et au poids du corps, telles qu'inflexions du corps des mêmes os; la convexité de cette inflexion siège du côté de l'extension par le radius et le cubitus; elle est antérieure pour l'humérus, externe pour le tibia et le péroné. Les déformations articulaires sont fréquentes, surtout au genou : *genu valgum* (jambes en X), *genu varum* (jambes en O); elles ont leur cause dans l'épaississement rachitique des épiphyses, le relâchement des ligaments articulaires et les variations qui en résultent dans la direction des tractions musculaires et de la pesée corporelle (fig. 51).

Ces malformations coexistent plus ou moins marquées, mais parfois l'une d'entre elles peut exister isolément.

Troubles relevant directement des lésions du squelette. — Le *craniotabès* se traduit par l'affaissement de la tête sur l'oreiller, les sueurs céphaliques profuses, la sensibilité du crâne au contact; les *altérations dentaires* entraînent des troubles de la mastication et de l'insalivation et contribuent ainsi à entretenir la dyspepsie des rachitiques. Les *altérations costales* causent des douleurs lorsqu'on soulève l'enfant et amènent une diminution de capacité thoracique; le ramollissement de la cage thoracique exige un travail plus intense des muscles inspirateurs; dépression inspiratoire au voisinage des insertions diaphragmatiques.

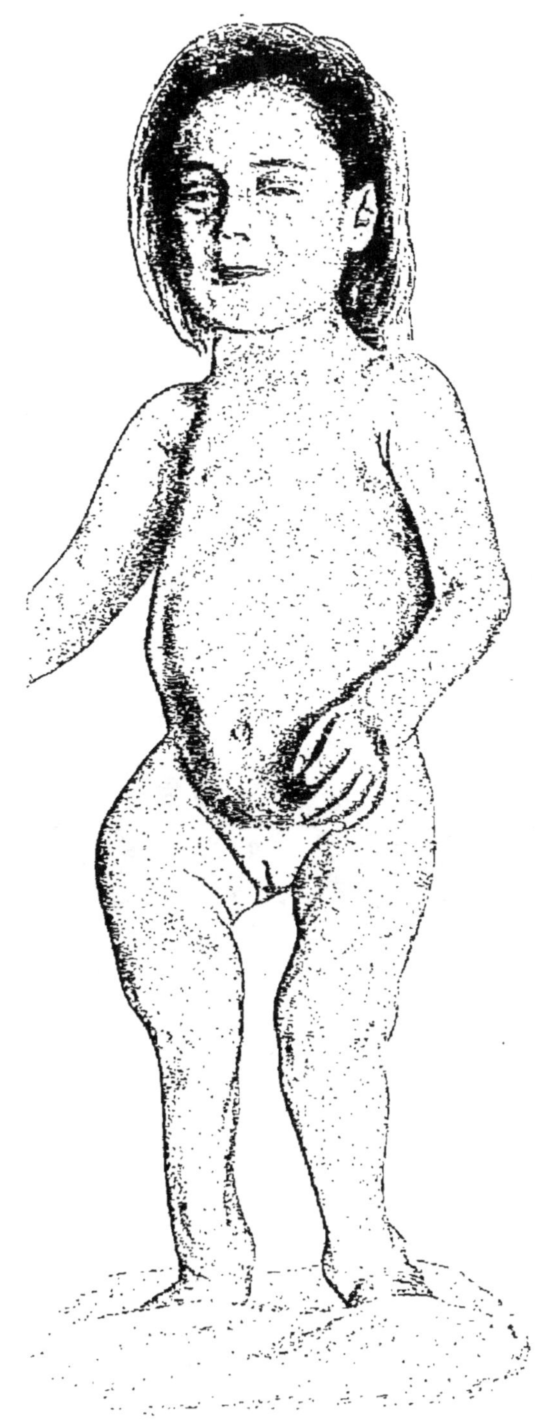

Fig. 51. — Fille de six ans; rachitisme extrême; déformation considérable
des os à présent durcis.

Ces troubles expliquent la grande disposition des rachitiques aux bronchites et aux broncho-pneumonies. Les altérations de la colonne vertébrale rendent impossible la marche, la station debout, la position assise (fig. 52); il arrive que des enfants se tenant et marchant déjà cessent de pouvoir marcher et se tenir droits.

Troubles ne relevant pas directement des lésions du squelette. — Les troubles digestifs sont tout particulièrement très fréquents chez les rachitiques; la dyspepsie se manifeste par des alternatives de diarrhée et de constipation et la décoloration des selles, l'augmentation de volume du ventre et le météorisme intestinal qui, refoulant le diaphragme, diminue encore la capacité thoracique. Il est rare qu'on n'ait pas à constater un certain degré d'anémie; dans les cas prononcés, les globules rouges tombent à deux ou trois millions, tandis que les blancs sont augmentés; la peau, le tissu cellulaire sous-

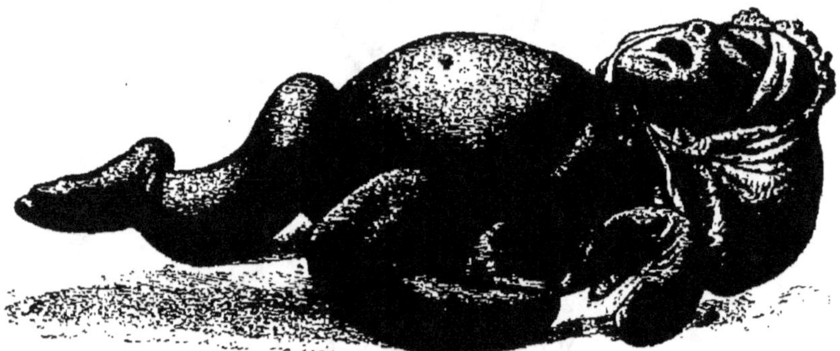

Fig. 52. — Rachitisme grave; forme ostéomalacique. Déformation énorme des quatre membres. (Clinique d'Escherich, Vienne.)

cutané et les membres sont plus ou moins atrophiés, et deviennent avec le temps mous et flasques. La tuméfaction de la rate est un symptôme très fréquent, mais non constant; celle du foie manque plus souvent encore. Dans bon nombre de cas, le système nerveux est en état d'excitabilité particulière : agitation, humeur capricieuse, cris; parfois même accidents plus graves : spasmes de la glotte, tétanie, convulsions.

La *durée* de la maladie est longue; elle se poursuit des mois et des années avec des alternatives d'améliorations temporaires et d'aggravation. Tandis que ses manifestations apparaissent souvent en l'espace de quelques semaines, il faut souvent un temps très prolongé pour leur rétrocession et le retour à l'ossification normale. Du fait de la fixation surabondante de chaux par le tissu ostéoïde exubérant, les os deviennent plus compacts et plus durs (éburnation); la mollesse osseuse du début fait place à un certain moment à une dureté anormale. Un certain nombre de déformations, même des plus accentuées, disparaissent du fait du redressement produit par le jeu des muscles, à condition toutefois que la dureté des os ne soit pas par trop grande; d'autres fois, les déformations s'immobilisent, et le thorax en carène, les jambes en O, les épaississements craniens, les viciations du bassin persistent toute la vie. Le craniotabès, symptôme précoce, guérit parfois avant que les autres manifestations aient apparu.

Le *pronostic* est bon, sauf complications pulmonaires ou intestinales.

§ 2. — *Etiologie.*

Nous ne connaissons pas la cause immédiate du rachitisme; on a souvent affirmé sa nature infectieuse sans en donner aucune preuve; l'influence de l'hérédité est tout aussi discutable et n'est nullement prouvée par ce fait que l'on voit, dans les mêmes conditions sociales défavorables, des familles, les unes frappées, les autres épargnées par le rachitisme. Deux facteurs surtout sont importants : la vie dans des espaces confinés (chambres petites et obscures, plafonds bas, rez-de-chaussée, soussols), et l'alimentation défectueuse; il ne faut pas incriminer tel aliment spécialement, mais les troubles généraux de la digestion variant selon l'individu. Les enfants élevés au biberon et aux bouillies sont plus atteints que les enfants au sein; ceux-ci cependant ne doivent aucunement être considérés comme toujours indemnes de rachitisme.

Le rachitisme congénital légitime semble excessivement rare; les états morbides décrits sous ce nom relèvent tantôt de l'achondroplasie, tantôt du myxœdème congénital, tantôt des états décrits sous le nom d'*ostéopsathyrosis, osteogenesis imperfecta, fractures intra-utérines multiples,* tantôt de déformations multiples par compressions intra-utérines (voir pages 88 à 96).

§ 3. — *Anatomie pathologique.*

Pour comprendre l'anatomie pathologique du rachitisme, il est nécessaire d'avoir présents à l'esprit les principaux caractères de l'ossification normale (planche VI).

Ossification normale. — Il faut distinguer l'os formé au sein d'une ébauche cartilagineuse préexistante, et l'os formé au sein d'une ébauche fibreuse.

A. *Os à ébauche cartilagineuse.* — On y observe trois processus formateurs distincts :

1º Histolyse du cartilage et remplacement par du tissu osseux (ossification enchondrale).

2º Formation de couches osseuses de nouvelle formation au pourtour de l'ébauche cartilagineuse (ossification périostale).

3º Remaniement de l'os primitif avec transformation de sa texture et perfectionnement de son type nutritif.

Tous les os sont le siège de processus formateurs à leur périphérie, et d'un processus destructeur à leur intérieur; il y a donc des échanges nutritifs très actifs dans les os pendant toute la période de croissance.

Dans les os longs, les épiphyses sont d'ossification enchondrale; l'ossification enchondrale se poursuit tant que dure la croissance et assure le développement de l'os en longueur. La diaphyse est d'abord le siège d'un processus enchondral ; mais le centre enchondral se détruit ultérieurement et l'ossification périostale se poursuit seule, assurant le développement de l'os en épaisseur. Le passage du cartilage à l'os se fait par l'intermédiaire de deux minces couches : une couche plus épaisse, bleuâtre, légèrement renflée, la zone du cartilage sérié; puis une ligne sombre, blanchâtre, la zone de calcification provisoire. Dans la première zone, les capsules cartilagineuses augmentent de dimension, s'allongent, se fusionnent les unes dans les autres et s'ordonnent ainsi en séries colomnaires; la substance cartilagineuse fondamentale intermédiaire commence alors à s'imprégner de sels de chaux. Dans le cartilage ainsi transformé pénètrent ensuite des vaisseaux sanguins; ils viennent primitivement de la couche vasculaire sous-périostée, ultérieurement des espaces médullaires de l'os diaphysaire déjà constitué; ils sont accompagnés de cellules rondes (ostéoblastes) qui dissolvent la substance cartilagineuse calcifiée, effondrent les cavités colomnaires du cartilage calcifié et constituent ainsi les espaces médullaires. Chaque série colomnaire devient donc un espace médullaire. Les espaces sont séparés les uns des autres par des cloisons de substance cartilagineuse calcifiée persistante; les ostéoblastes s'accolent de toutes parts à la surface des cloisons de séparation et sécrètent la substance fondamentale osseuse primitive, qui ne contient pas encore

de sels calcaires, c'est le tissu ostéoïde ; mais cette sécrétion continuant, certains ostéoblastes se trouvent entourés de toutes parts de
substance fondamentale osseuse et deviennent ainsi les cellules
osseuses. En même temps la substance ostéoïde molle s'incruste de
sels calcaires et se transforme en tissu osseux solide. Tandis que
les espaces médullaires s'emplissent de tissu osseux, des groupes
de grosses cellules (ostéoclastes) d'origine médullaire rongent le
tissu osseux néoformé et procèdent à son remaniement. Ainsi se
forment les espaces médullaires définitifs de la substance spongieuse. Dans l'os enchondral persistent toujours des restes inclus
de substance cartilagineuse fondamentale calcifiée.

L'ossification périostale (apposition osseuse) se fait d'abord à la
diaphyse seule, ultérieurement également aux épiphyses. La couche
ostéoblastique sous-périchondrale sécrète de la substance fondamentale osseuse primitive (tissu ostéoïde), qui se transforme ensuite
en tissu osseux. Des vaisseaux sanguins garnis d'ostéoblastes restent inclus dans la substance osseuse, d'où formation des canaux
de Havers. Dans l'os périostal, la substance spongieuse se forme
comme dans l'os enchondral par un remaniement de la substance
osseuse du fait des ostéoclastes.

B. *Os de membrane.* — Simple calcification du tissu fibreux qui
forme la membrane ; contre ce tissu calcifié des cellules embryonnaires s'accumulent, jouant le rôle des ostéoblastes et se comportant
vis-à-vis de la membrane calcifiée comme ceux-ci vis-à-vis du cartilage calcifié.

Lésions macroscopiques de l'os rachitique. — Il est bou-
diné, flexible, ramolli ; le périoste est épaissi et hyperémié ;
la teneur en chaux est diminuée de 30 à 50 °/₀. A la
coupe longitudinale d'un os long, on voit l'épiphyse
tuméfiée, la paroi de la diaphyse épaissie, le canal rétréci,
la moelle du canal et la substance spongieuse vasculari-
sée. Le cartilage conjugal est épaissi et fait un bourrelet
saillant au dehors ; la zone de prolifération cartilagineuse est plus sombre, plus envahissante, plus épaisse ;
la ligne de démarcation entre l'os et le cartilage est irrégulière, vallonnée.

Lésions microscopiques. — A). *Os enchondral* (Pl. VII).
— Au lieu de se succéder régulièrement, les différentes
couches de cartilage sérié, de calcification provisoire et
d'ossification sont irrégulièrement conformées et em-
piètent les unes sur les autres. On trouve dans le cartilage
sérié et jusque dans le cartilage non sérié des plaques cal-
cifiées et même des formations médullaires et du tissu
ostéoïde, et inversement dans la substance osseuse des

îlots et des traînées de cartilage calcifié ou non ; la calcification provisoire est peu marquée, et le tissu ostéoïde (c'est-à-dire la substance osseuse non encore incrustée de sels calcaires) est surabondant ; le tissu osseux lui-même est insuffisamment calcifié.

B). *Os périostal et os de membrane* (Pl. VIII, fig. 2). La couche cellulaire sous-périostée est en prolifération, la substance ostéoïde est épaissie et la calcification insuffisante ; par suite, la formation est peu puissante ; les travées osseuses s'ossifient dans la profondeur, tandis que les parties superficielles demeurent molles ; de là un amincissement de l'os (craniotabès).

La moelle osseuse est rouge et chargée de globules sanguins.

D'après Paner, le trouble primitif est l'insuffisance du dépôt calcaire dans la substance cartilagineuse (calcification provisoire) et dans la substance ostéoïde (calcification définitive). Les autres altérations n'en sont que les conséquences.

Les nombreuses théories sur la pathogénie du rachitisme sont toutes encore trop incertaines pour être rapportées ici.

§ 4. — *Diagnostic.*

Tête rachitique.

Tête carrée ; bords des fontanelles souvent surélevés ; craniotabès ; aucun symptôme de compression cérébrale.

Hydrocéphalie.

Tête arrondie avec saillie des frontaux et des pariétaux ; fontanelles élargies et bombées ; disproportion entre la face petite et le crâne énorme ; regard dirigé en bas ; signes de compression cérébrale ; infériorité psychique.

Cyphose rachitique.

Déformation arrondie, indolore, disparaissant, au moins dans les premiers temps, dans le décubitus abdominal.

Cyphose par carie vertébrale.

Déformation angulaire, douloureuse, ne disparaissant pas par la pression dans le décubitus abdominal.

Rachitisme.   **Scorbut infantile**
                                   (maladie de Barlow).

Différences cliniques :

Sensibilité à la pression au niveau du thorax.

Sensibilité à la pression au niveau des membres inférieurs.

Gonflement à peu près indolore des épiphyses des membres supérieurs et inférieurs.

Tuméfaction douloureuse des épiphyses, surtout aux membres inférieurs.

Gencives intactes.

Gencives saignantes.
Guérison rapide par l'usage d'aliments frais.

Différences anatomiques :

Ossification incomplète ; désordres dans le processus ossificateur.

Hémorragies médullaires et sous-périostées ; dégénérescence particulière du tissu médullaire.

**Tuméfaction rachitique
des épiphyses.**

**Ostéoarthropathie
syphilitique
(maladie de Parrot).**

Différences cliniques :

Ne survenant guère avant six mois.

Survenant dès les premières semaines de l'existence.

Presque indolore.

Douloureuse.

Tuméfactions multiples aux quatre membres.

Se localisant surtout aux épiphyses humérale et fémorale inférieure.
Dans les cas graves, décollement des épiphyses et pseudo-paralysie.

Différences anatomiques :

Ligne d'union de l'os et du cartilage, irrégulière avec

Ligne d'union de l'os et du cartilage, irrégulière avec

saillies arrondies, molles au toucher.	saillies rudes et dures au toucher.
Elargissement de la zone de prolifération cartilagineuse.	Amincissement de la zone de prolifération cartilagineuse.
Zone de calcification provisoire manquant partiellement ou totalement.	Zone de calcification provisoire élargie.
Dépôt insuffisant de substance calcaire par trouble de la formation du tissu osseux jeune.	Retard dans l'organisation du tissu osseux par anomalie et irrégularité du dépôt de substance calcaire.
Rachitisme.	**Achondroplasie.**
La croissance en largeur des os est diminuée du fait de la calcification insuffisante et des troubles consécutifs qui en résultent.	Croissance en longueur des os longs, empêchée par un arrêt de la prolifération cartilagineuse due à du tissu conjonctif interposé.
Survenant dans la première enfance.	Congénitale.
Curable.	Définitive.
[Rachitisme.	**Hypothyroïdie** (Hertoghe) et **Atrophie infantile** (Variot).
Croissance ralentie par le fait de troubles pathologiques dans l'ossification.	Croissance retardée dans son ensemble; évolution osseuse simplement ralentie et retardée, mais non altérée.
Déformation des diaphyses; gonflement des épiphyses.	Ni gonflement, ni déformation des os.
Curable par retour à une hygiène alimentaire convenable.	Curable seulement par le traitement thyroïdien.

Les deux processus peuvent coïncider sur le même sujet.]

§ 5. — *Traitement.*

Traitement diététique. — Grand air; séjour à l'air libre prolongé, même par les temps médiocres; campagne; bord de la mer, soleil.

Alimentation au sein et soigneusement réglementée comme quantité et intervalle des tétées, et, après le sevrage, comme choix des aliments (voir p. 23 et suiv.).

Bains salés à 32-35°, deux ou trois fois par semaine; massages légers; frictions à l'eau de Cologne; en plein été, bains de soleil de courte durée.

Éviter la station debout ou la marche prolongées; gymnastique rationnelle pour le redressement des déformations; appareils orthopédiques et, au besoin, ostéoclasie ou ostéotomie, mais seulement dans les déformations graves définitives.

Traitement médicamenteux. — Huile de foie de morue, une ou deux cuillerées à café par jour; préparations phosphatées (sirop de phosphate de chaux, une ou deux cuillerées à café; solution de glycéro-phosphate de soude à 1 $^0/_0$, même dose; glycéro-phosphate de chaux granulé, lécithine granulée, même dose). Huile d'amandes douces ou huile de foie de morue phosphorées à 1 centigr. de phosphore pour 100 grammes d'huile, une cuillerée à café; tous ces médicaments ont une bonne influence sur l'état général et les symptômes nerveux et convulsifs. Contre l'anémie, sirop de protoiodure de fer; contre la perte d'appétit, préparations de quinquina; contre les sueurs, lotions vinaigrées à 10 $^0/_0$.

CHAPITRE II

SCORBUT INFANTILE

Syn. — Maladie de Barlow, maladie de Moller.

[Tandis que le scorbut de l'adulte ne s'observe plus en France que dans des périodes exceptionnelles de misère générale, avec privation d'aliments frais (siège de Paris en 1871), on y rencontre parfois, depuis quelques années, des cas de scorbut infantile. Ils sont beaucoup plus fréquents en Allemagne, où Moller les a décrits (1859) d'une façon erronée comme du *rachitisme aigu*, et dans les pays anglo-saxons, où Barlow a bien décrit la maladie en en comprenant la nature (1883), sous le nom de *scorbut infantile*. Bien avant lui, notre compatriote Portal avait déjà décrit, dès 1779, le *rachitisme scorbutique*, mais chez l'adulte.

SYMPTÔMES. — Enfants de cinq à dix-huit mois, pâles, souvent bouffis. Le premier signe de la maladie est une douleur à la pression dans les membres inférieurs; impossibilité de la station debout et de la marche; puis tuméfaction en un ou plusieurs points le long du fémur, du tibia, du péroné, plus rarement des côtes et des os des membres supérieurs. La moindre pression en ces points est douloureuse, et on peut avoir une sensation de crépitation sanguine. On observe parfois des pétéchies sous-cutanées ou une ecchymose palpébrale. Les gencives ne sont malades que si l'enfant a déjà des dents; elles peuvent être alors le siège de fongosités saignantes. Augmentation progressive de la faiblesse et de la pâleur, issue fatale habituelle en l'absence de traitement.

ÉTIOLOGIE. — Il n'existe aucune observation légitime de scorbut chez un enfant élevé au sein. La maladie est exceptionnelle également chez les enfants élevés au lait de vache frais, ou simplement stérilisé au bain-marie. Elle est très rare encore chez les enfants élevés au lait industriellement stérilisé à 108-110° sans aucune adjonction, et relativement fréquente, au contraire, chez les enfants élevés avec des laits modifiés (oxygénés, pulvérisés, maternisés, humanisés, concentrés, zymotiques, etc.) et des farines torréfiées ou additionnées de ferments. Le peu de succès de ces préparations, en France, explique la rareté du scorbut infantile dans notre pays.

DIAGNOSTIC. — Diagnostic avec le rachitisme, voir p. 109.

ANATOMIE PATHOLOGIQUE. — Hémorragies sous-périostées et médullaires (Pl. IX et fig. 53).

Fig. 53. — Maladie de Barlow. Coupe longitudinale de l'épiphyse distale du fémur, d'après une préparation de Schmorl (service de Heubner). Grossissement 5 : 1.

On voit (*en rouge*) les hémorragies sous le périoste et dans les parties spongieuses de l'os, surtout au voisinage du cartilage conjugal. La zone de prolifération, particulièrement au niveau de la colomnisation, du cartilage est élargie. La zone de calcification provisoire qui fait suite du côté de la diaphyse est étroite et de tracé irrégulier. Les jeunes travées osseuses (*en bleu*) en voie de formation sont bien développées, mais peu avancées; elles se terminent du côté de la diaphyse par un réseau très dru de très petites travées enserrant dans ses mailles le tissu médullaire, d'où un aspect bariolé. La virole de tissu compact n'est plus reconnaissable et se confond insensiblement avec les parties spongieuses.

TRAITEMENT. — Usage d'aliments frais : lait cru, purée de pomme de terre peu cuite, une ou deux cuillerées à café de jus d'oranges ou de cresson. Le traitement produit une transformation immédiate; les tuméfactions douloureuses disparaissent en quelques jours, et l'enfant revient rapidement à la santé parfaite.]

CHAPITRE III

AFFECTIONS HÉMORRAGIQUES, HÉMOPHILIE, PURPURA

[On trouve tous les intermédiaires entre la simple éruption de petites taches purpuriques sur les membres inférieurs et les infections hémorragiques graves avec fièvre, délire, état péritonéal, gangrènes, hémorragies profuses cutanées, sous-cutanées et viscérales, ainsi qu'entre les purpuras passagers non récidivants et l'état hémophilique qui met un individu constamment, dans tout le cours de son existence, en imminence d'hémorragie. Ces différentes affections hémorragiques se classent néanmoins facilement en un certain nombre de types.

§ 1er. — *Purpura exanthématique.*

Éruption de petites taches hémorragiques aux extrémités, surtout aux extrémités inférieures, survenant soit sans autre symptôme morbide qu'une courbature légère et un léger embarras gastrique, avec ou sans fièvre (*purpura simplex*), soit avec des douleurs dans la continuité des membres, semblables à celles de la grippe (*purpura rhumatoïde, péliose rhumatismale*), soit avec des vomissements verdâtres et des douleurs abdominales (*purpura abdominal de Hénoch*) (Pl. X).

L'attaque dure quelques jours, mais l'affection est sujette à rechutes, et les rechutes successives, dès que le sujet commence à se lever, peuvent faire durer la maladie des semaines et des mois. Elles coïncident ou alternent parfois avec des états analogues : érythème polymorphe, érythème noueux, œdème péliosique, urticaire (*érythèmes purpuriques, œdèmes pourprés, purpura urticans*).

L'affection se développe de préférence au printemps ou à l'automne, parfois par petites épidémies, et souvent à la suite de fatigues, excès digestifs, infections légères.

Traitement : repos au lait, demi-diète, chlorure de calcium.

§ 2. — *Purpura hémorragique.*

Les hémorragies cutanées ne sont dans cette forme que la participation de la peau à une tendance hémorragique généralisée aux muqueuses et aux organes internes ; elles varient des dimensions d'une lentille à celles de la paume de la main et sont distribuées irrégulièrement. La tête n'est pas épargnée ; les conjonctives, le nez, la bouche sont également le siège d'hémorragies. On peut observer du melena, des hématémèses, des hémoptysies, des hématuries, parfois des hémorragies rétiniennes ou méningées. Tantôt cet état hémorragique se développe avec les allures des états infectieux graves (*purpura infectieux*), fièvre vive, stupeur, délire : on trouve alors parfois des microbes dans le sang et dans les taches purpuriques, et il peut se joindre à la maladie des complications septicémiques, pyohémiques, gangréneuses ; tantôt la fièvre manque totalement, la maladie n'est grave que par l'abondance et la répétition des hémorragies (*morbus maculosus Werlhofii*). Dans les cas suraigus, c'est en vingt-quatre à quarante-huit heures que la maladie amène la mort (*purpura fulminans*).

Traitement : bains, limonades acides, citron, cresson, chlorure de calcium.

§ 3. — *Hémophilie.*

La persistance des années durant de la tendance hémorragipare caractérise l'état hémophilique. Il y a des hémophilies acquises et des hémophilies transitoires. Mais la véritable hémophilie est une maladie congénitale et familiale. Dans les familles atteintes, les mâles seuls sont frappés ; les filles sont indemnes, mais transmettent à leurs descendants mâles la maladie du grand-père et des oncles plus sûrement encore que ceux-ci ne le font à leurs descendants mâles directs ; on a suivi des familles d'hémo-

philiques pendant cinq et six générations. Il suffit de la
moindre écorchure pour qu'une hémorragie profuse se
produise; elle n'a aucune tendance à se tarir d'elle-
même, et les moyens hémostatiques mis en œuvre ne l'arrêtent qu'imparfaitement ou momentanément, et la mort
peut survenir par perte de sang. Le moindre traumatisme
peut produire des épanchements internes, surtout des
hémarthroses récidivants dont le genou est le siège de
prédilection.

Il faut chez ces sujets redouter la moindre intervention; leur arracher une dent peut les tuer. Nous ne connaissons ni le substratum anatomique de l'hémophilie
familiale, ni sa cause première, ni le moyen de la guérir.
J'ai observé chez un jeune enfant un cas d'hémophilie,
acquise durant depuis plusieurs années où l'usage du
chlorure de calcium a coïncidé avec la cessation définitive des hémorragies.]

CHAPITRE IV

CHLOROSE

[Affection frappant les jeunes filles au moment de l'établissement de la puberté. Les règles s'établissent mal,
l'enfant pâlit, le teint devient verdâtre, les chairs transparentes comme de la cire; la malade s'affaiblit, s'essouffle
facilement, est sujette à des palpitations, à de l'enflure des
jambes le soir, même quand les urines ne contiennent
pas d'albumine. On trouve souvent les petits signes du
brightisme, crampes, engourdissements, doigt mort, sensations de froid local, bourdonnements, éblouissements
(Dieulafoy). L'examen du sang montre une diminution
des globules rouges avec altération de leur forme et de
leur volume, diminution et altérabilité exagérée de l'hémoglobine. Pas d'altération des globules blancs. Souffle
liquidien à l'artère pulmonaire; bruit de rouet dans les
vaisseaux du cou.

Il faut distinguer de cette affection les anémies symptomatiques de tuberculose, de syphilis, de dyspepsie grave,
de néphrite, et l'anémie pernicieuse progressive avec

présence dans le sang de mégalocytes et de mégalo-blastes.

TRAITEMENT. — Le lit et le lait; ce traitement prolongé quinze jours et rigoureusement suivi (3 litres de lait par jour, pas d'autre nourriture, pas d'autre boisson) m'a toujours donné des résultats merveilleux, même en l'absence de tout signe de brightisme; le quinquina (trente gouttes de teinture dans un peu d'eau au début de chaque repas), le fer (une pilule de 0 gr. 10 de protoxalate de fer à chaque repas), l'arsenic (trois gouttes de liqueur de Fowler à chaque repas) en alternant, joints aux frictions alcooliques, aux bains chauds, aux douches froides, aux inhalations d'oxygène, pourront ensuite parachever la guérison.]

CHAPITRE V

ANÉMIE INFANTILE PSEUDOLEUCÉMIQUE

Maladie spéciale aux enfants du premier âge, caractérisée par une pâleur intense, une rate énorme descendant vers l'hypogastre, dure et indolore, et à l'examen du sang une diminution des globules rouges et de l'hémoglobine, et la présence habituelle d'un nombre exagéré de globules rouges à noyau, quelquefois en kariokinèse. Les globules blancs sont parfois normaux; d'autres fois leur nombre est augmenté, leurs proportions modifiées, et des formes anormales apparaissent (cas intermédiaires avec la leucémie). Habituellement, marche progressive, cachexie, œdème, purpura, mort. On a pourtant eu des cas de guérison.

TRAITEMENT. — Sirop de protoiodure de fer (deux à trois cuillerées à café par jour), liqueur de Fowler (trois gouttes), méthylarsinate de soude (une cuillerée à café de solution à 1 pour 200). [Il faudra désormais essayer la radiothérapie sur la région splénique, qui a donné dans la leucémie splénique de l'adulte des résultats inespérés.]

CHAPITRE VI

DYSTROPHIES D'ORIGINE THYROÏDIENNE

[Le goitre simple et le goitre exophtalmique sont rares dans l'enfance. Au contraire, les dystrophies par insuffisance thyroïdienne méritent une étude spéciale. Le corps thyroïde fait congénitalement défaut (athyroïdie), ou est rudimentaire et sclérosé, ou est atteint congénitalement et héréditairement d'insuffisance fonctionnelle. Il y a tous les degrés entre l'athyroïdie totale et l'insuffisance légère (dysthyroïdie bénigne de Hertoghe). Intense ou légère, l'insuffisance thyroïdienne se traduit toujours par un retard plus ou moins marqué du développement et par des altérations de la peau et des phanères.

§ 1er. — *Athyroïdie totale.*
Idiotie myxœdémateuse de Bourneville.

Le retard du développement est tel que le sujet garde toute sa vie l'apparence fœtale : tête énorme, membres courts, ventre volumineux. La croissance est lente ; jusqu'à un âge avancé, le sujet garde les caractères d'un jeune enfant : taille petite, 1 mètre, 1 m. 20 au plus, dentition de lait persistante, absence de poils aux pubis et aux aisselles, verge et testicules rudimentaires chez l'homme, absence de menstruation et de développement des seins chez la femme. Le testicule a conservé la structure fœtale. Les épiphyses ne sont pas soudées aux diaphyses. En outre la peau est infiltrée de substance muqueuse (myxœdème) ; les lèvres sont épaisses, l'épiderme rude et sec, les cheveux rares, secs et cassants, l'intelligence est celle d'un jeune enfant, le langage rudimentaire (fig. 54, 55 et 56).

§ 2. — *Infantilisme type Brissaud.*

L'aspect n'est plus celui d'un fœtus, mais celui d'un enfant. Même à l'âge adulte les proportions sont infan-

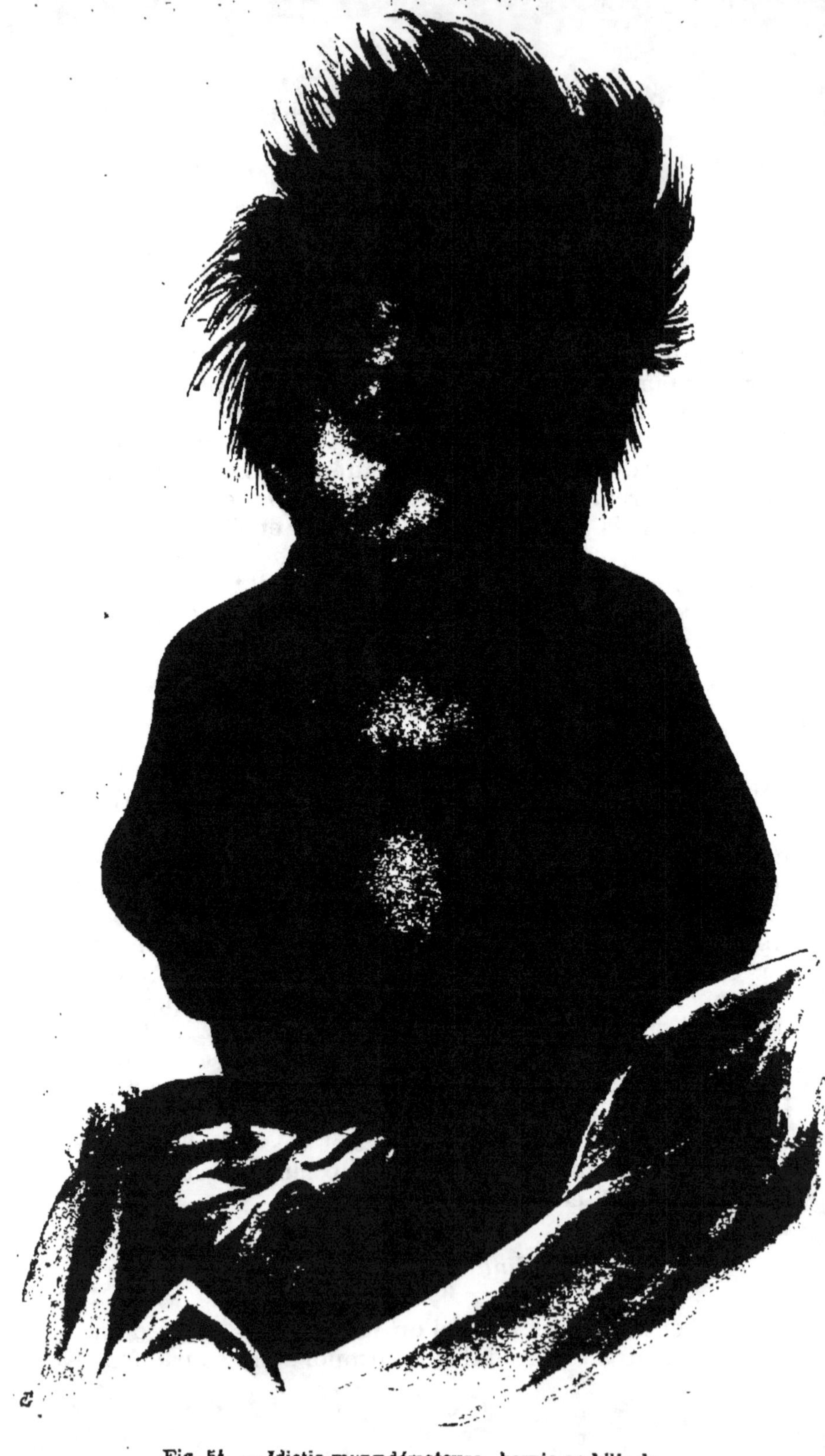

Fig. 54. — Idiotie myxœdémateuse, hernie ombilicale.

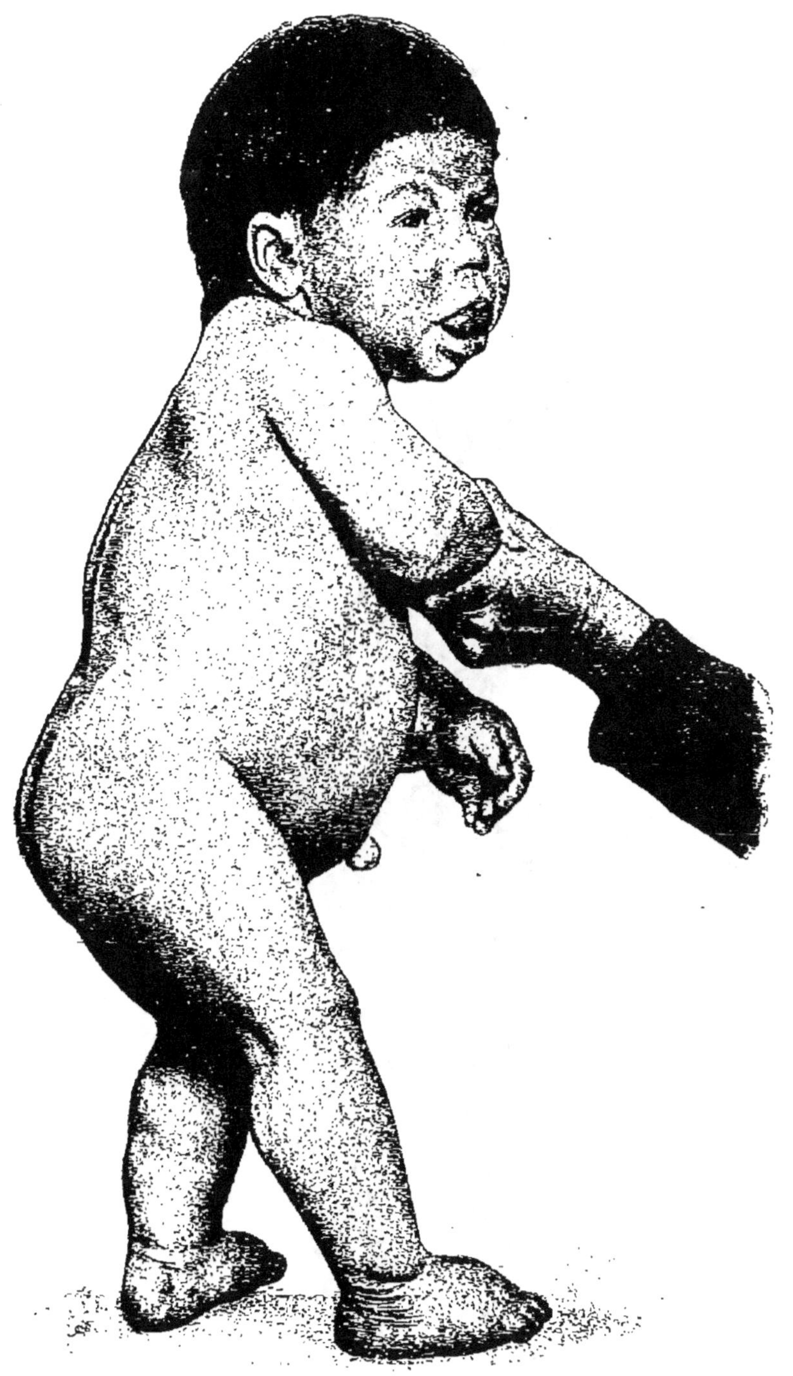

Fig. 55. — Idiotie myxœdémateuse, hernie ombilicale. Fille de six ans ; taille 78 cm. (taille normale 1 m. 02), absence de corps thyroïde ; traitement thyroïdien refusé par la mère.

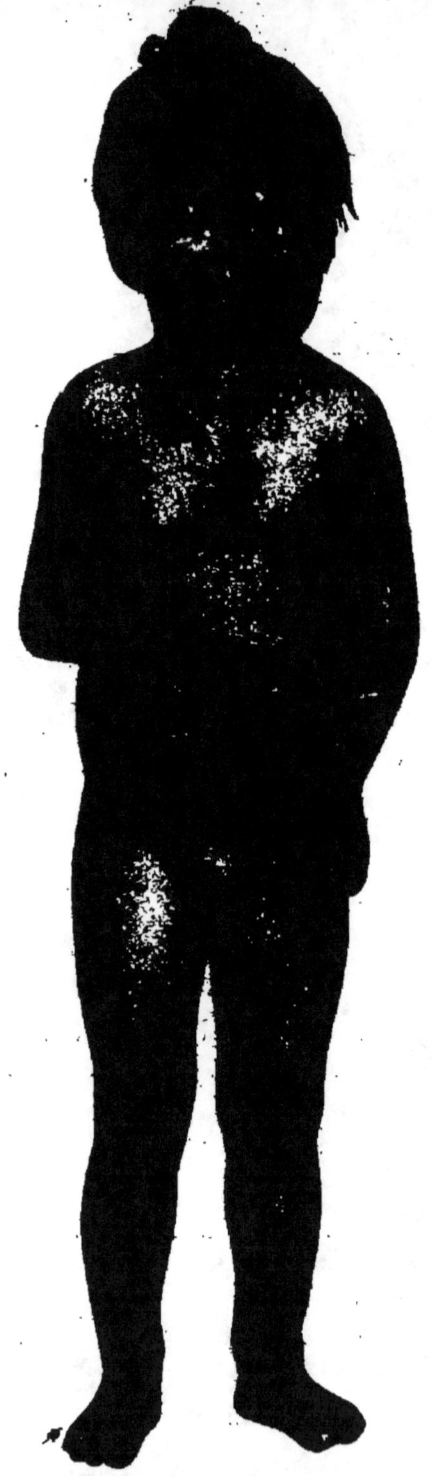

Fig. 56. — Myxœdème fruste avec imbécillité légère. Fille de cinq ans.

Stupidité de la physionomie, infiltration de la région sous-maxillaire, double menton, brièveté du cou, épaississement du tronc; peau ferme, sèche, indurée. Le corps thyroïde ne peut être senti; tous les mouvements de l'enfant sont maladroits.

tiles : tête grosse et ronde (en pleine lune), formes arrondies, membres courts, ventre gros; dentition retardée, caractère, intelligence, goûts, jeux d'un enfant. Il s'y joint ou non des signes de myxœdème fruste.

§ 3. — *Infantilisme type Lorain.*

La dysthyroïdie est encore moins accusée que dans le cas précédent; la croissance s'arrête non plus au stade enfant, mais au stade adolescent : tête petite et fine, membres allongés et grêles, thorax étroit, simple duvet à peine marqué au pubis, organes génitaux peu développés; timidité, impressionnabilité; épiphyses non soudées.

§ 4. — *Dysthyroïdie bénigne type Hertoghe.*

Ici l'insuffisance thyroïdienne est assez peu marquée pour n'avoir pas gêné la croissance et s'être seulement manifestée à l'âge adulte par des troubles tels que céphalalgies, douleurs vagues, hémorragies faciles, cheveux secs et cassants, tendance aux varices, taches rouges permanentes aux pommettes, fatigue facile, somnolence. Cet état assez banal est très souvent constaté chez les mère, père, sœurs, frères, des dysthyroïdiens typiques. Sa pierre de touche est la disparition de tous les malaises par le traitement thyroïdien.

Nous n'avons eu en vue jusqu'à présent que les dysthyroïdies congénitales. Il existe en outre des dysthyroïdies acquises par lésions du corps thyroïde (abcès, sclérose, etc.,) survenues après la naissance (Marfan, Guinon). L'individu est plus ou moins immobilisé dans sa croissance en l'état où l'affection l'a surpris, et à cet arrêt de croissance s'ajoutent les mêmes signes qui chez l'adulte caractérisent le myxœdème acquis (épaississement du tissu sous-cutané, état caoutchouté de la peau, lenteur du mouvement et de l'intelligence, ralentissement des sécrétions, abaissement de la température.)

TRAITEMENT. — Le traitement thyroïdien est souverain. Corps thyroïde frais de mouton, 1 gr. Poudre de corps thyroïde desséché de Yvon ou de Carrion, 0,10 centigr. Thyréoïdine de Merck ou de Borrough's et Welcome,

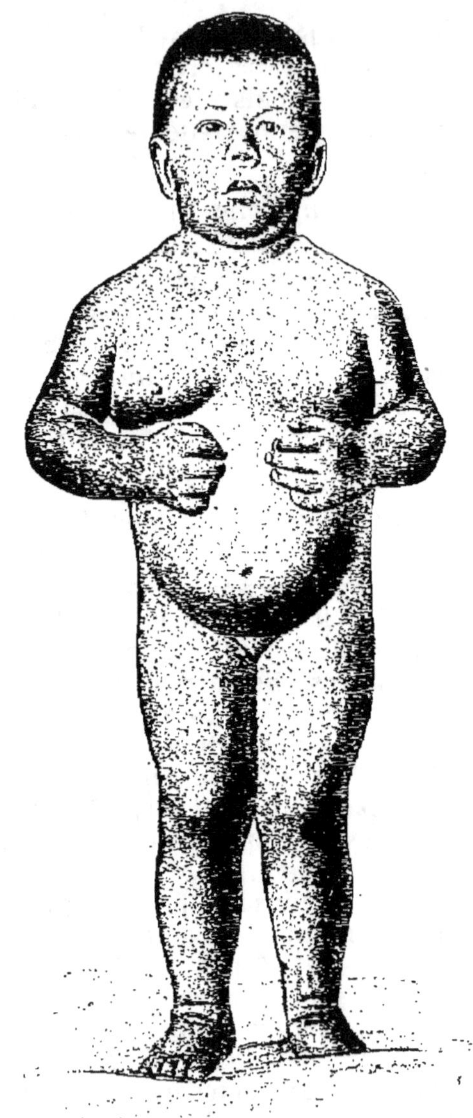

Fig. 57. — Fille de six ans et demi atteinte de myxœdème.

Gonflement et induration uniforme de la peau; expression du visage stupide, petits yeux enfoncés, nez un peu camus, lèvres épaisses, cou court et large, double menton, seins saillants, mains et bras épaissis; léger *genu valgum*. Début de l'infiltration à l'âge de deux ans, arrêt de la croissance depuis l'âge de quatre ans. Poids 20 kg. 8 (normale 19 kg. 5), taille 92 cm. 7 (normale 1 m. 05).

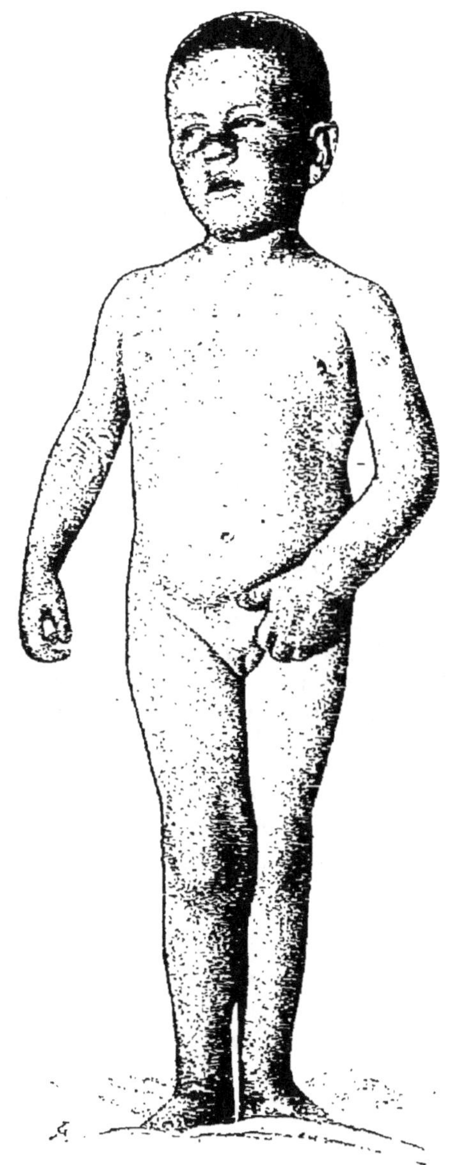

Fig. 58. — Même enfant après trois mois de traitement par l'ingestion de corps thyroïde frais. Taille 95 cm. 5, poids 16 kg. 7. Remarquez les transformations de la physionomie, des yeux, du nez, de la bouche, du cou, de la poitrine, de la taille, des membres.

0,05 à 0,30 centigr. Iodothyrine, 0,05 centigr. par jour. Commencer par des doses minimes pour tâter la susceptibilité; cesser s'il survient des palpitations, de la tachychardie, de l'agitation, de la fièvre, de l'albuminurie.

Le traitement doit être continué avec interruptions pendant toute l'existence. Sous son influence la croissance reprend sa marche interrompue, le myxœdème disparaît, l'intelligence revient, le retour à l'état normal est complet (fig. 57 et 58).]

CHAPITRE VII

OBÉSITÉ

Congénitale, ou acquise à la suite de maladie, troubles dyspeptiques, etc.

Type anémique avec pâleur du visage et des muqueuses, perte d'appétit, faiblesse du pouls, fatigue facile.

Type pléthorique avec coloration du visage, pouls plein, musculature puissante, tempérament flegmatique, appétit exagéré (fig. 59).

TRAITEMENT. — Modification du régime alimentaire et des habitudes, mouvements actifs et passifs, massage.

Dans le type pléthorique régime sec et réduit, suppression des aliments gras et des hydrates de carbone.

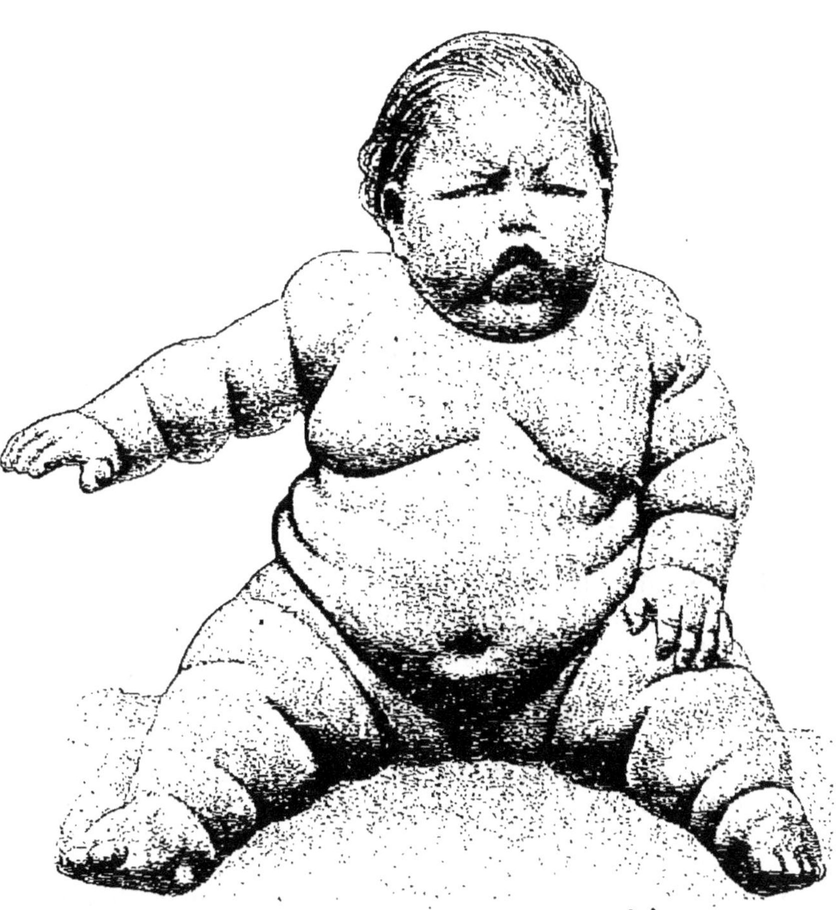

Fig. 59. — Obésité infantile. (Clinique d'Escherich, à Vienne.)

CINQUIÈME PARTIE

MALADIES INFECTIEUSES

CHAPITRE PREMIER

SYPHILIS

Syn. — *All.* : Lues; *Angl.* : Syphilis.

§ 1. — *Etiologie.*

[La syphilis de l'enfant est presque constamment une hérédo-infection; cependant on observe également chez l'enfant de tout âge la syphilis acquise, en dehors de tout attentat criminel, par promiscuité de linge, d'objets de toilette, de verre, de cuiller, etc., avec père ou mère, frère ou sœur aînés, bonne contaminés; le chancre siège le plus souvent aux lèvres, à la face, au cou. Le mode d'infection héréditaire ou acquis ne change pas la nature des lésions ultérieures; les particularités soi-disant propres à l'hérédo-syphilis lui sont imprimées par l'âge du sujet sur lequel elle évolue, et les dystrophies de l'hérédo-syphilis peuvent être réalisées également par la syphilis acquise dès le début de la vie extra-utérine.

L'hérédo-infection provient du père, de la mère, ou des deux.

Le père syphilitique peut transmettre l'infection à son enfant sans avoir forcément contaminé la mère; celle-ci, enceinte d'un enfant syphilitique, ou bien prendra la syphilis de son enfant par l'intermédiaire du placenta (syphilis dite conceptionnelle), ou bien restera saine, du moins en apparence ; en réalité, elle a une syphilis latente, car elle est désormais immunisée contre la syphilis (lois de Baumès-Colles) et peut parfois avoir d'un autre père sain un second enfant syphilitique (syphilis héréditaire par imprégnation maternelle).

La mère syphilitique transmet soit directement une syphilis prise avant la conception, soit par l'intermédiaire du placenta une syphilis acquise pendant la grossesse. Une mère syphilisée du premier au cinquième mois de la grossesse donne constamment un produit syphilitique ; du cinquième au septième mois le plus souvent, mais non toujours, un enfant syphilitique, et parfois un enfant en apparence sain, mais en réalité syphilitique, car il a l'immunité pour la maladie (loi de Profeta, inverse de la loi de Colles). Au delà du septième mois, l'enfant échappe le plus souvent au virus syphilitique et peut prendre la syphilis de sa mère (nécessité de l'élever au biberon).]

§ 2. — *Symptomatologie.*

Symptômes précoces. — L'enfant naît porteur de lésions syphilitiques, ou bien ces lésions n'apparaissent qu'après une période latente de plusieurs jours ou plusieurs mois. Les manifestations les plus précoces sont :

Le *coryza :* inflammation de la muqueuse nasale, d'abord sèche, puis aboutissant à un écoulement primitivement séreux, puis muco-purulent ; ronflement nasal inspiratoire, reniflement. Les sécrétions se concrètent en croûtes brunes sur lesquelles les narines s'excorient ; l'ulcération de la muqueuse peut aller jusqu'au cartilage et aux os, dont l'effondrement produit le nez en lorgnette. Le coryza est le symptôme le plus constant, le plus précoce et le plus durable de l'hérédo-syphilis ; il peut exister déjà à la naissance et persiste, en général, après toutes les autres manifestations.

Le *pemphigus :* syphilide bulleuse de la peau (voir pl. XLII) ; vésicules flasques de la grosseur d'une lentille à une cerise sur toutes les parties du corps, même à la paume des mains et à la plante des pieds. Il existe déjà à la naissance ou apparaît dans les trois ou quatre premiers jours.

A distinguer du pemphigus épidémique (voir MALA-DIES DE LA PEAU).

La *tuméfaction du foie et de la rate.*

La *petitesse anormale de l'enfant à la naissance.*

Habituellement, mais non constamment, un certain *facies anémique* et *souffreteux.*

Parmi les symptômes qui n'apparaissent en règle qu'a-près plusieurs semaines, il faut citer :

Du côté de la peau. — Les *syphilides maculeuses et papulo-squameuses :* taches rosées, rouges ou brunâtres de la dimension d'une lentille à une pièce de dix sous, le plus souvent aux sourcils, au menton, aux plis naso-labiaux, à la plante des pieds, à la paume des mains, avec tendance au suintement et à la formation de croûtes; efflorescences papuleuses fessières (pl. XI); sillons et exco-riations péri-buccales et péri-anales. A cet exanthème spécifique s'ajoutent parfois des lésions eczémateuses et psoriasiformes.

L'*infiltration cutanée diffuse syphilitique* (Hochsinger) : la peau est, à la paume des mains, à la plante des pieds, aux fesses, aux organes génitaux, aux plis articulaires, rouge vif, épaissie, reluisante, comme laquée; au visage elle est livide, tannée, d'où une apparence de masque. La peau fissurée forme des rhagades radiées allant des lèvres au nez et au menton, lardacées et croûteuses, per-sistant ultérieurement et visibles durant des années.

Le *paronyxis syphilitique :* il résulte de l'infiltration de la matrice ungéale.

L'*alopécie :* elle a un siège caractéristique au sommet du crâne et aux sourcils et résulte également de l'infiltra-tion diffuse des parties correspondantes de la peau.

La *coloration générale de la peau :* sombre, jaune sale, mate.

Les *hémorragies de la peau et des muqueuses* dues à une infection septique à point de départ ordinairement om-bilical.

Foie. — Vers le deuxième ou troisième mois, surtout chez les enfants sans manifestations bien explicites de syphilis, ictère avec urines foncées et selles décolorées, avec foie gros et dur, rate volumineuse, ascite.

Rein. — Néphrite aiguë terminale ordinaire avec albumine et cylindres granuleux, ou néphrite hémorragique.

Ganglions. — Leur tuméfaction manque rarement, surtout au cou, aux aisselles, aux aines, aux coudes.

Os. — *Pseudo-paralysie de Parrot :* tuméfaction doulou-

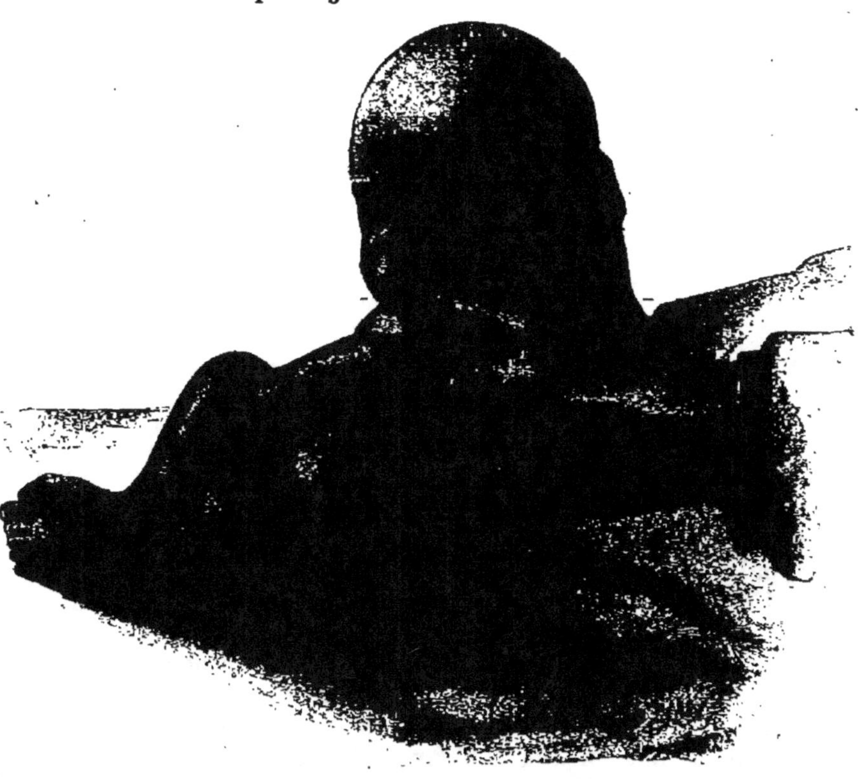

Fig. 60. — Pseudo-paralysie de Parrot.

Ostéo-épiphysite syphilitique du poignet gauche; alopécie du crâne, des sourcils et des cils. Enfant de quatre mois guéri d'un exanthème maculopapuleux, mais ayant encore de l'hypertrophie de la rate et du coryza. (Clinique de von Ranke, à Munich.)

reuse, uniforme, de l'épiphyse fémorale ou humérale inférieure; immobilité du membre par suite de la douleur, sans paralysie réelle (fig. 60).

Phalangite syphilitique (Hochsinger) : tuméfaction indolore, d'abord de la phalange, puis de la phalangine et de la phalangette d'un doigt ou d'un orteil, en forme de bouteille ou de quille à jouer; aucune participation des parties molles, aucune tendance à gagner vers l'extérieur.

Ces deux affections sont causées par une inflammation osseuse ayant son point de départ dans le cartilage conjugal.

Centres nerveux. — *Maladie de Little, polioencéphalite, idiotie, hydrocéphalie congénitale, méningites séreuses,* dues à des gommes ou à des endartérites cérébrales. [Les prétendues paralysies du plexus brachial des nouveau-nés syphilitiques (de Peters) sont des pseudo-paralysies de Parrot méconnues (Broca).]

On trouve aussi assez souvent des infiltrations syphilitiques et des ulcérations au larynx, à l'intestin, aux testicules et à divers autres viscères.

Enfin, certaines anémies graves avec diminution des globules rouges, poikilocytose, érythrocytes nucléés, et une disposition spéciale aux affections pulmonaires et intestinales, aux furoncles, aux abcès, sans être directement le fruit de la syphilis, en sont la conséquence fréquente (parasyphilis).

Symptômes tardifs. — A partir de la cinquième année peuvent apparaître des manifestations semblables aux manifestations tertiaires de la syphilis acquise. Les principales sont :

Les *périostites* (fig. 61), qui, aux os longs, et particulièrement au tibia, produisent un gonflement hyperplastique fusiforme de la diaphyse osseuse (tibia en lame de sabre).

Les *arthrites,* beaucoup plus rares que dans la tuberculose (la syphilis aime les os, la tuberculose les articulations), mais qui peuvent produire la tuméfaction ankylosante bilatérale des genoux.

Les *gommes de la peau* au visage et aux jambes, souvent disposées en groupes, et longues à se cicatriser; les *gommes des muqueuses,* surtout dans la cavité buccale, à cicatrisation rapide; les *perforations palatines,* les *sténoses laryngées,* les *tuméfactions ganglionnaires,* les *cirrhoses hypertrophiques hépato-spléniques,* les *néphrites atrophiques.*

Du côté du *système nerveux :* céphalalgies, paralysies variées, tabès infantile, paralysie générale juvénile, idiotie, relevant d'endartérite avec ramollissement cérébral localisé, de méningite chronique, de gommes intracraniennes.

La *triade d'Hutchinson* se compose de trois symptômes : kératite interstitielle, surdité d'origine centrale et déformation caractéristique des dents; mais seul le premier est

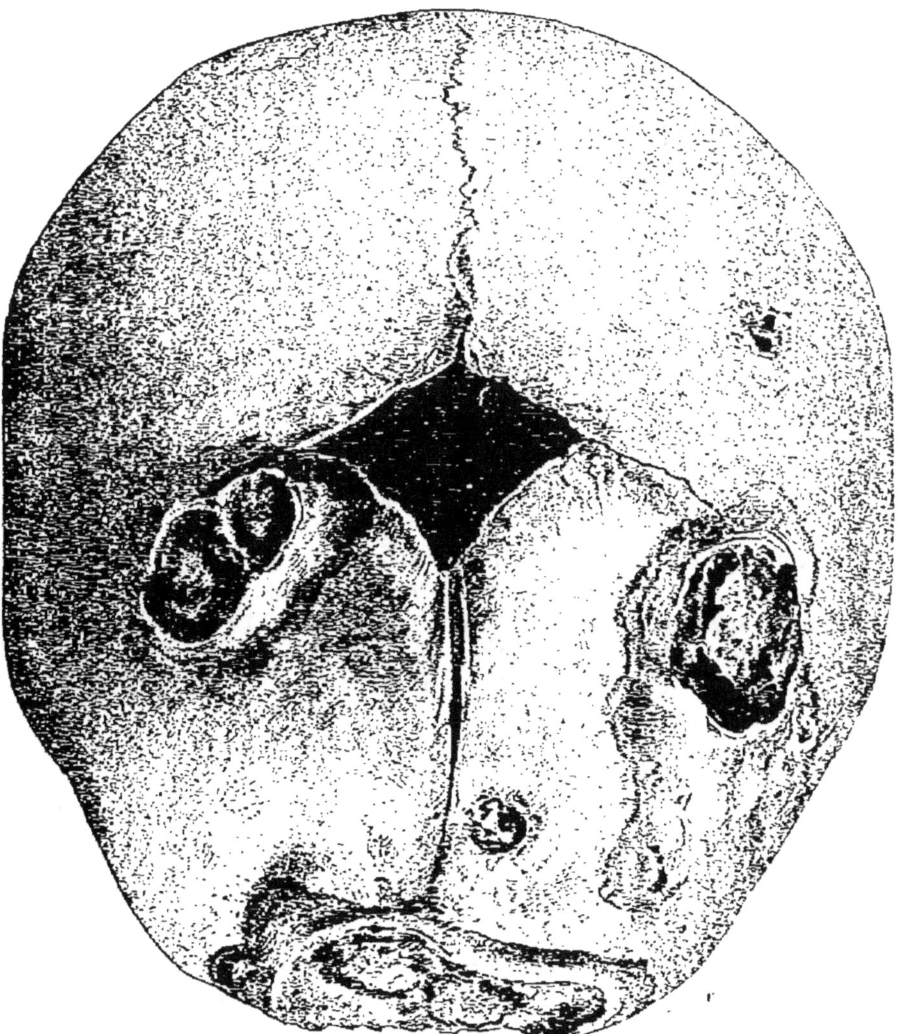

Fig. 61. — Ostéites craniennes cratériformes hérédosyphilitiques.
Enfant de dix-huit mois.

pathognomonique. La surdité est rare et se trouve dans d'autres affections; il en est de même des altérations dentaires, dont la plus caractéristique est l'incisure en segment de cercle du bord inférieur des incisives.

§ 3. — *Anatomie pathologique.*

Altérations macroscopiques. — Les plus précoces ne se voient pas avant le quatrième mois de la vie fœtale ; ce sont surtout du quatrième au sixième mois de l'ostéochondrite et de l'hypertrophie splénique. Plus tard, on trouve toute la série des lésions correspondant aux manifestations cliniques ci-dessus décrites. Il n'est pas rare de ne rien trouver de caractéristique à l'autopsie. La macération fœtale n'est nullement spéciale à la syphilis ; chez les enfants plus âgés, morts avec des signes douteux de syphilis, tout symptôme positif peut manquer à l'autopsie.

Les principales lésions anatomiques sont les suivantes :

Hypertrophie, induration, augmentation de poids du foie, de la rate et des reins ; la rate pèse 1/200 à 1/50 du poids du corps au lieu de 1/360 ; le foie, 1/16 au lieu de 1/21 ; les reins, 1/86 au lieu de 1/123. Cette augmentation de poids se voit seulement dans la syphilis du fœtus et du nourrisson ; plus tard, elle fait place à l'atrophie. Le *foie* présente, en outre, une élasticité exagérée ; un fragment pris entre les doigts peut être expulsé par pression comme un noyau de cerise sans s'écraser. La coupe présente des parties sombres et mates, et varie de couleur du brun violet au jaune (foie silex) ; la capsule est épaissie et blanchâtre. Des gommes variant en dimension de celle d'un grain de mil à celle d'un noyau de cerise, et de la prolifération du tissu conjonctif pouvant aboutir à la cirrhose se voient dans le foie, la rate, les poumons (pneumonie interstitielle), le pancréas, le thymus, ainsi que dans le placenta, qui présente une coloration rose-rouge.

Le *thymus* fait exception à l'hypertrophie habituelle des glandes ; il pèse, chez le fœtus, 1/510 du poids du corps au lieu de 1/235. Il contient parfois les abcès décrits par Dubois, de la grosseur d'un noyau de cerise, faciles à distinguer du ramollissement normal du thymus fœtal.

Altérations histologiques. — Elles se ramènent, quel que soit l'organe, à quelques types primordiaux : 1º infiltration circonscrite de petites cellules, surtout au voisinage des vaisseaux, avec tendance à la nécrose centrale. Ce syphilome miliaire doit être considéré comme le stade de début des gommes (pl. XII, fig. 2, 1). — 2° Infiltration cellulaire diffuse, cellules rondes envahissant irrégulièrement les parenchymes (pl. XIV, fig. 1). — 3° Prolifération diffuse ou circonscrite de tissu conjonctif, début de cirrhose (pl. XII, fig. 2, 3 et fig. 62). — 4° Prolifération épithéliale anormale; amas de cellules épithéliales dans le foie (pl. XII, fig. 2, 2), bouchons épithéliaux dans les reins et les poumons (rare).

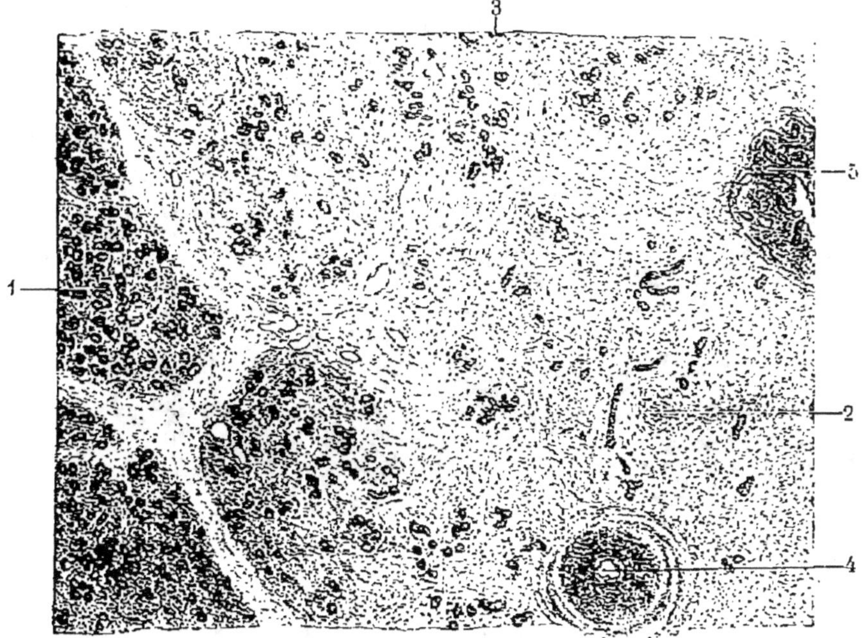

Fig. 62. — *Pancréatite interstitielle syphilitique*, mort-né de sept à huit mois. Énorme prolifération interstitielle de tissu conjonctif; épaississement, inflammation des parois des vaisseaux et des canaux excréteurs. (Grossi 25 fois.)

1, tissu glandulaire avec début de prolifération du tissu interstitiel; 2, tissu interstitiel proliféré; 3, restes de substance glandulaire; 4, canal excréteur épaissi.

Certains organes ont des lésions un peu particulières :

Aux *reins* (voir pl. XIII), chez le fœtus, infiltration des parois et des alentours des petites artères corticales, hypertrophie de la zone corticale, atrophie des glomérules; chez le nourrisson, néphrite aiguë dégénérative;

A la *rate*, infiltration des cloisons vasculaires de premier et de deuxième ordre;

Au *thymus* (fig. 63 et 64), épaississement des cloisons interlobulaires, compression et atrophie des lobules ;

Aux *poumons* atteints de pneumonie blanche, alvéoles emplies de cellules épithéliales desquamées et en dégénérescence graisseuse ;

Au *cordon ombilical* (fig. 65, 66, 67), infiltration et

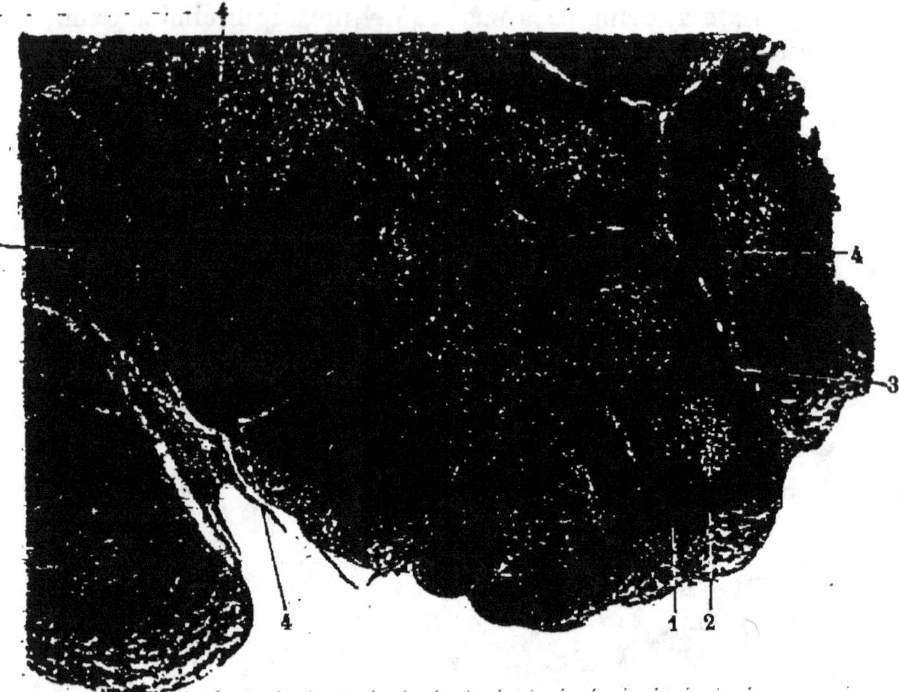

Fig. 63. — *Thymus normal.* Enfant à terme, sain, mort pendant l'accouchement. Organe composé presque uniquement de cellules avec des travées conjonctives rares et étroites. (Grossi 52 fois.)

1, substance corticale ; 2, substance médullaire ; 3, travée conjonctive ; 4, corpuscule de Hassal.

épaississement des parois vasculaires veineuses et artérielles pouvant aller jusqu'à l'oblitération ;

Aux *os* (pl. XIV, fig. 1 et 2), ostéochondrite, surtout visible aux cartilages conjugaux des os longs (voir p. 109-110 les différences avec les lésions rachitiques des os).

§ 4. — *Diagnostic.*

On peut confondre avec certaines manifestations syphilitiques les affections suivantes :

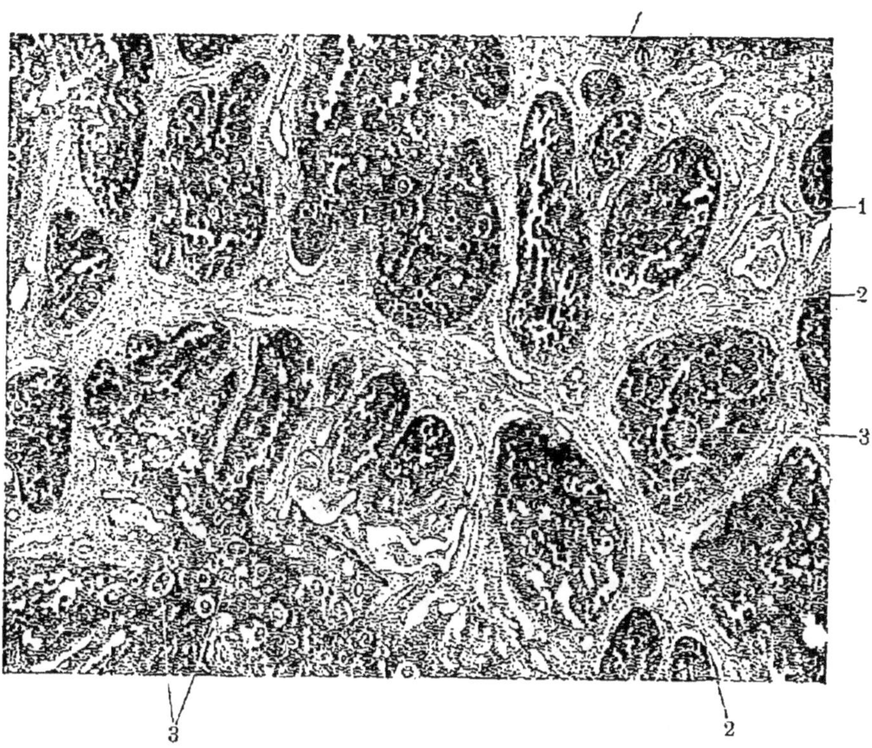

Fig. 64. — *Thymus hérédosyphilitique.* Enfant mort-né presque à terme.
Travées conjonctives multipliées et épaissies, tissu glandulaire ratatiné,
sain seulement en quelques rares points; corpuscules de Hassal rapprochés
les uns des autres et étonnamment gros.

1, substance glandulaire; 2, travées conjonctives ; 3, corpuscules de Hassal.

Pemphigus simple (pl. XLI et XLII), grosses vésicules
flasques survenant après la première semaine de la
vie et n'atteignant ni la paume des mains ni la plante
des pieds. — *Desquamation physiologique* des doigts et
des orteils avec inflammation unguéale arrivant dans la
deuxième et la troisième semaine sans être accompagnée
d'aucun autre symptôme. — *Coryza simple*, sécrétion
claire et abondante. — *Rétrécissement congénital des*

fosses nasales, végétations adénoïdes, absence d'autres symptômes syphilitiques. — *Rougeur brillante de la plante des
pieds* des enfants athrepsiques, absence de l'induration
et de la desquamation dues à l'infiltration syphilitique
diffuse de la peau. — *Eczéma papuleux périanal :* inté-
grité palmaire et plantaire, concomitance d'eczéma
simple dans le voisinage, absence d'autres signes de
syphilis. — *Spina ventosa,* âge plus avancé de l'enfant,

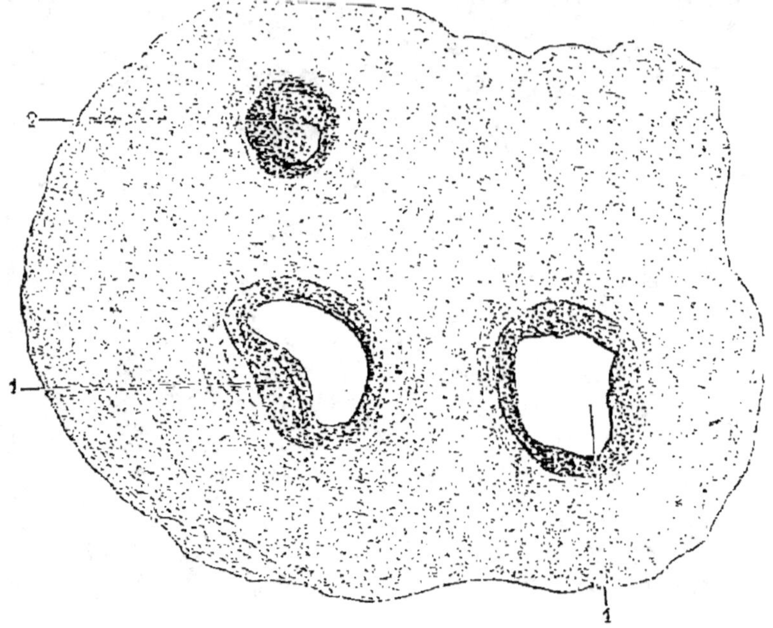

Fig. 65. — *Cordon ombilical d'un nouveau-né sain.* Épaisseur inégale
des parois vasculaires.

1, artères; 2, veine tuberculosée. (Grossi 11 fois.)

un seul doigt pris en général, absence de prédominance
sur la phalange basale; participation de la peau, tendance aux abcès, doigt en forme de boulet ou de fuseau.

[Le diagnostic peut être certifié par la constatation du
spirochète de Schaudin. Le rechercher de préférence dans
les bulles de pemphigus au début, dans les lésions cutanées congestives ou suintantes, plutôt que dans les
lésions des muqueuses, le spirille normal de la bouche
pouvant jusqu'à certain point prêter à confusion. Faire
un frottis de la lésion sur lame. Fixer par l'alcool absolu
pendant trente minutes. Colorer en laissant vingt heures

la lame plongée dans 30 cmc d'eau distillée additionnée de cinquante gouttes de réactif de Giemsa qui se trouve tout préparé dans le commerce. Laver à l'eau. Sécher. Monter au baume. Examiner avec le plus fort grossissement. Les spirochètes apparaissent comme des fils spiralés de la longueur de trois globules rouges environ.

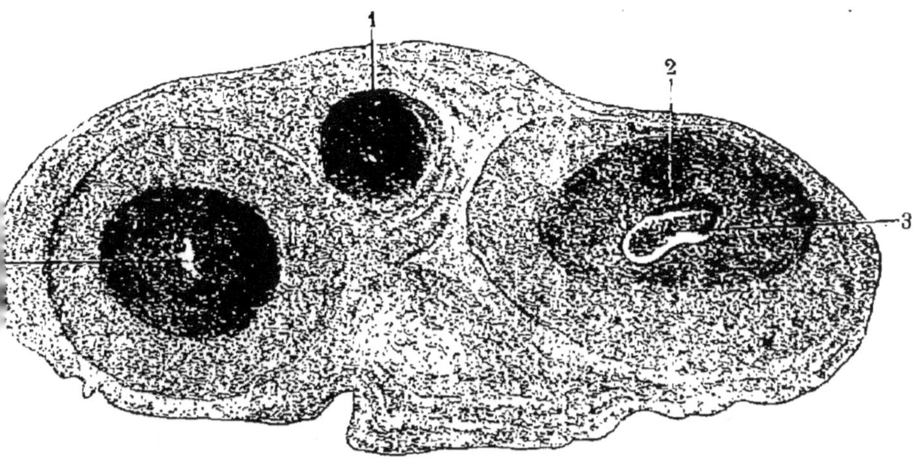

Fig. 66. — *Cordon ombilical d'un enfant syphilitique* à terme mort cinq jours après sa naissance. Artérite et phlébite oblitérante ; parois des vaisseaux veineux très épaissies ; tunique interne proliférée ; lumière de la veine réduite au minimum ; pus dans l'artère de droite.

1, veine ; 2, artères ; 3, pus. (Grossi 11 fois.)

On trouve les spirochètes, non seulement dans les lésions cutanées, mais à l'autopsie dans le foie et la rate des hérédosyphilitiques. Leur présence est la preuve certaine de la nature syphilitique du mal. Leur absence n'est pas la preuve absolue du contraire ; on ne les a pas jusqu'à présent trouvés dans les syphilomes tertiaires.]

§ 5. — *Pronostic.*

Il est d'autant meilleur que les premiers symptômes ont été plus tardifs et que les manifestations ultérieures se sont succédé à intervalles plus grands. Par suite, le pemphigus et les lésions viscérales antérieures à la naissance comportent un pronostic grave. Récidive dans 30 % des cas, presque toujours dans la première année de la vie. L'état de la constitution générale est surtout à considérer. La mort survient par marasme, septicémie, entérite, néphrite, bronchopneumonie. La syphilis tardive évolue, en général, plus favorablement. Le pronostic est amélioré par l'allaitement au sein; il n'est néanmoins nullement fatal avec un allaitement artificiel bien conduit.

§ 6. — *Traitement.*

Prophylaxie. — Mariage seulement au moins quatre ans après l'infection et deux ans après la dernière manifestation, sous réserve d'un traitement sérieux et prolongé.

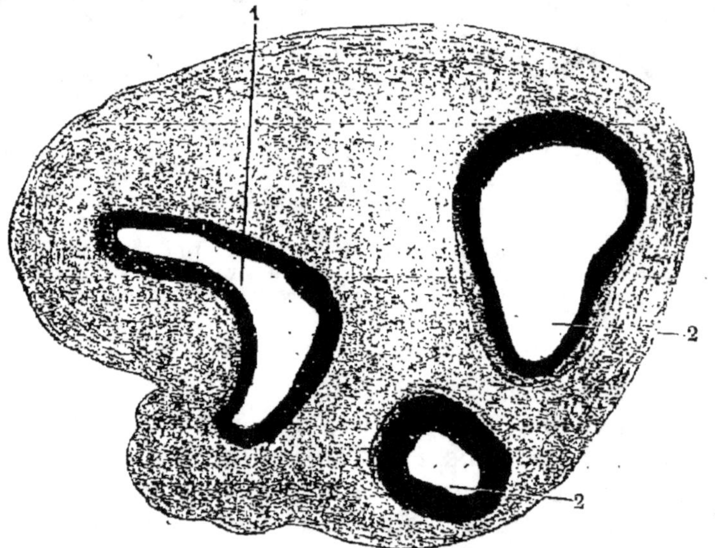

Fig. 67. — *Cordon ombilical d'un nouveau-né syphilitique.* Infiltration de petites cellules dans la tunique moyenne des deux artères.
1, veine; 2, artères. (Grossi 8 fois.)

En cas de manifestations syphilitiques dans la suite, traitement rapide et énergique; en cas de grossesse même tardive, traitement général de la mère combiné à un traitement local par les ovules vaginaux hydrargyriques.

Alimentation. — Le sein maternel s'impose au moins jusqu'à la fin du stade aigu. S'il fait défaut, se garder, même en cas de diagnostic douteux, de mettre l'enfant au sein d'une nourrice; tirer plutôt le lait au tire-lait, et dès que l'enfant est suffisamment fort, alimentation artificielle.

Traitement médicamenteux. — Friction quotidienne de cinq minutes, alternativement dans l'une ou l'autre aisselle, avec 1 à 2 grammes d'onguent napolitain; bains de sublimé, 1 gramme additionné de 0 gr. 25 d'acide tartrique pour un bain de 10 à 20 litres d'eau (baignoire émaillée); ces méthodes valent mieux que le traitement par ingestion, dix gouttes de liqueur de Van Swieten dans une cuiller de lait trois fois par jour. Localement, sur les lésions cutanées, rondelles d'emplâtre de Vigo, ou d'emplâtre rouge de Vidal ; pommade au calomel (au trentième) ou au précipité rouge (au quinzième). Continuer le traitement au moins six semaines, et encore quinze jours après la disparition des dernières manifestations.

CHAPITRE II

TUBERCULOSE

Après les affections du tube digestif, la tuberculose est la cause de mort la plus fréquente dans l'enfance (13 à 20 $^0/_0$). La tuberculose latente se rencontre trente fois sur cent autopsies d'enfants. Les enfants participent à la mortalité tuberculeuse générale pour 30 $^0/_0$.

Modes d'infection. — 1º *Tuberculose congénitale* (pl. XV). — Exceptionnelle même si la mère est profondément infectée de tuberculose; elle survient en règle par l'intermédiaire de lésions tuberculeuses du placenta.

2º *Tuberculose acquise.* — On voit rarement des lésions caséeuses avant le troisième ou le quatrième mois. L'infection est due aux produits tuberculeux provenant des parents ou de l'entourage de l'enfant; ils pénètrent : 1º *par inhalation* dans les voies respiratoires (crachats desséchés dont la poudre se mélange aux poussières, particules de salive contaminée projetées dans l'air par la toux). Les bacilles pénètrent dans les poumons et s'y fixent, surtout en cas de bronchite et de bronchopneumonie préexistante, ou traversent l'épithélium des alvéoles pulmonaires sans le léser et sont entraînés par le courant lymphatique dans les ganglions bronchiques ; 2° *par ingestion* dans les voies digestives, soit par absorption de viande ou de lait d'animaux tuberculeux, soit parce que l'enfant a porté à sa bouche ses doigts ou des objets souillés. Le plus souvent les bacilles traversent la paroi sans la léser et atteignent d'emblée les ganglions mesentériques ou le péritoine. Ces organes peuvent également être atteints secondairement par les communications lymphatiques avec les ganglions bronchiques, ou par déglutition de produits de sécrétion des bronches ; 3° *par greffe* sur les muqueuses de la bouche (dents cariées), du gosier (et tout spécialement amygdales), des fosses nasales, des organes génitaux, et même sur le tégument externe pour peu qu'il offre une solution de continuité.

Du point primitivement atteint, le bacille tuberculeux gagne les tissus voisins par contiguïté ou bien envahit l'organisme, soit par les voies lymphatiques, soit par ouverture d'un tubercule dans un vaisseau sanguin. Dans le premier cas, manifestations à distance (ganglions, os, articulations); dans le second, tuberculose miliaire aiguë.

Influences prédisposantes. — Prédisposition congénitale par faiblesse de constitution héréditaire, consistant sans doute en quelque particularité anatomique de la peau, des muqueuses et des ganglions lymphatiques ; prédisposition acquise par défectuosités d'habitation, d'alimentation, d'hygiène ; prédisposition temporaire au cours et à la suite de certaines maladies aiguës fébriles, surtout rougeole, coqueluche, grippe, congestions pulmonaires.

§ 1er. — *Tuberculose généralisée.*

Tuberculose généralisée subaiguë ou chronique. — Elle se manifeste *anatomiquement* par des nodules d'inflammation tuberculeuse tendant à la caséification, de la dimension d'un grain de chènevis, d'un pois ou d'une noisette, dans les poumons, le foie, la rate, les reins, le cerveau (tubercules solitaires), avec foyers anciens dans les ganglions bronchiques ou mésentériques ; *cliniquement* par une diminution permanente de l'appétit et de la vivacité, par de la toux, des sueurs, des désordres intestinaux, de la -pâleur, une petite élévation permanente de température ou, au contraire, une fièvre hectique opiniâtre, de la micropolyadénopathie, de la bronchite chronique, des signes d'adénopathie trachéobronchique et d'infiltration pulmonaire torpide, de l'hypertrophie du foie et de la rate, des nodules cutanés de la grosseur d'une graine de pavot ou de chènevis, des taches gris brun sale surélevées, sèches et crevassées, et surtout un amaigrissement considérable.

On peut encore remarquer une carie dentaire en sillon circulaire autour du collet de la dent ; de petits nodules mous, de la grosseur d'un pois, au visage, semblables à des furoncles incomplètement développés, sans tendance ni à la suppuration, ni à la guérison ; un développement exagéré de duvet, surtout entre les omoplates.

Tuberculose aiguë généralisée (tuberculose miliaire). — Elle se caractérise *anatomiquement* par une infiltration de petits tubercules gris dans tous les organes de la poitrine et de l'abdomen, et éventuellement sur les méninges ; *cliniquement* par un état général grave, une fièvre élevée, de la diarrhée, du météorisme, de l'hypertrophie de la rate, une cyanose légère, de la dyspnée, des rhonchus dans les deux poumons sans signes explicites de lésions pulmonaires. Si les méninges sont atteintes, les signes méningitiques dominent du début à la fin la scène morbide.

DIAGNOSTIC. — Dans les cas de tuberculose généralisée chronique, le diagnostic est le plus souvent de simple probabilité ; la constatation de bacilles tuberculeux dans les crachats est difficile chez l'enfant, à cause de l'absence de processus ulcéreux. L'épreuve de la tuberculine est un procédé certain et sans danger. [Une injection de 1 décimilligramme suffit à provoquer un accès fébrile dont le maximum est atteint six à douze heures après l'injection et qui disparaît ordinairement en une journée.]

§ 2. — *Adénopathie bronchique tuberculeuse.*

L'hypertrophie exagérée des ganglions bronchiques tuberculeux donne à la maladie une allure spéciale.

Les ganglions hypertrophiés siègent aux bifurcations des bronches, aux hiles des poumons et derrière le sternum et peuvent atteindre la grosseur d'une noix ; ils forment des paquets à la coupe desquels on peut reconnaître les différents stades du processus tuberculeux : germination, infiltration, caséification, ramollissement, calcification, sclérose.

SYMPTOMATOLOGIE. — Pâleur, apathie, mauvaise humeur, arrêt prolongé de la croissance et même diminution du poids du corps sans trouble apparent de l'appétit et des fonctions digestives, modifications inconstantes de la température, légère dyspnée.

Hypertrophie et induration des ganglions du cou et de la nuque, spécialement des ganglions sus-claviculaires, qui peuvent former une chaîne de ganglions cohérents pénétrant derrière la clavicule dans la cavité thoracique.

Zone de matité au-devant du sternum et de l'extrémité sternale des deux premiers espaces intercostaux, et dans les cas intenses dans l'espace interscapulaire ; souffle bronchique au même niveau.

Symptômes de compression des nerfs et des voies respiratoires : toux coqueluchoïde, cependant sans reprise inspiratoire, voix bitonale, tachycardie (compression du récurrent et du pneumogastrique) ; engorgement des veines sous-cutanées au visage, au cou et au thorax (compression des gros troncs veineux) ; tirage inspiratoire avec souffle bronchique (compression de la trachée et des grosses bronches). La sensibilité douloureuse de quelques apophyses épineuses (2e à 7e dorsale) serait un signe caractéristique (Pétruschky).

§ 3. — *Scrofule.*

Syndrome caractérisé par des tuméfactions ganglionnaires chroniques jointes à une tendance aux inflammations de la peau et des muqueuses, remarquables par leur persistance , leur tendance aux récidives et leur

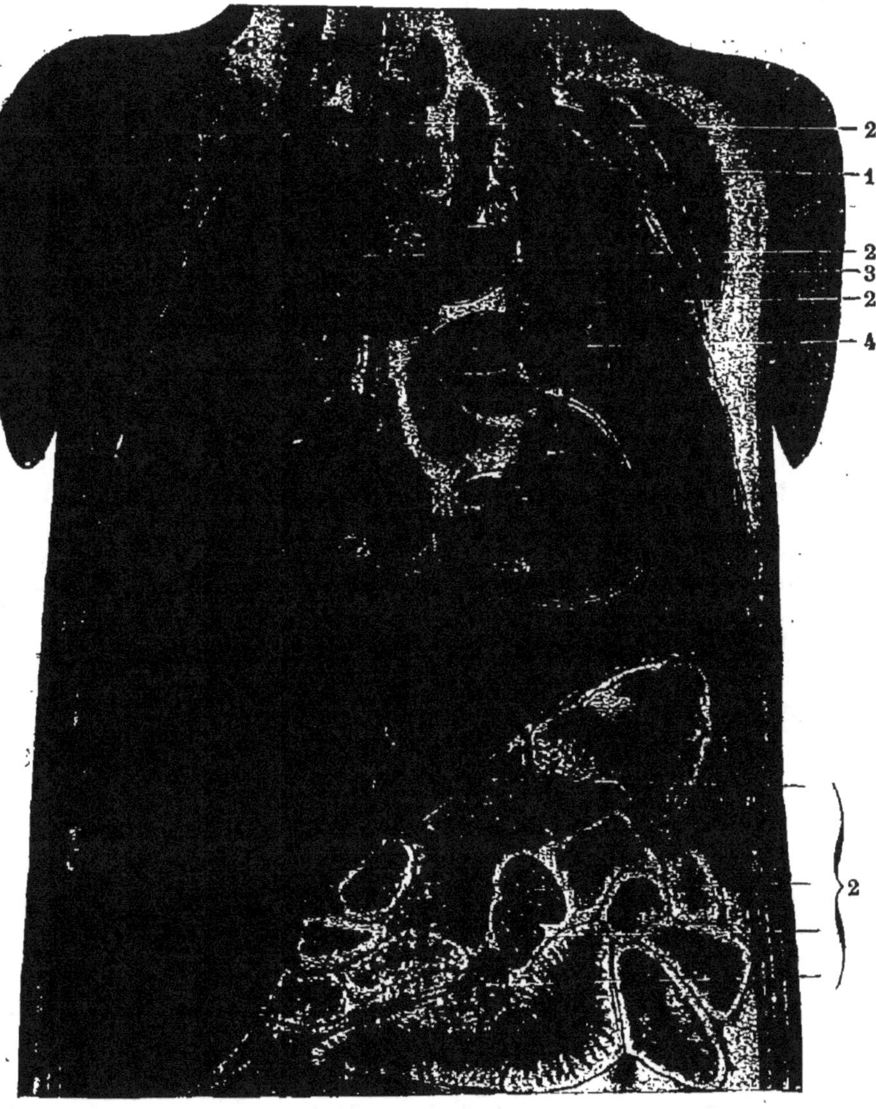

Fig. 68. — Tuberculose des ganglions thoraciques et abdominaux.
Coupe frontale d'un enfant de quatre ans et demi (d'après Symington).

1, trachée; 2, ganglions; 3, aorte; 4, artère pulmonaire.

multiplicité. Ce syndrome ne se voit guère que dans le
jeune âge.

La scrofule est intimement unie à la tuberculose chronique et en certain sens identique. Les preuves en sont :

La fréquence chez les enfants scrofuleux des manifestations nettement tuberculeuses, telles que lupus, spina ventosa, tumeurs blanches, mal de Pott.

La terminaison fréquente des adénites scrofuleuses par de la tuberculose ganglionnaire confirmée.

La constance de tuberculose des ganglions bronchiques à l'autopsie des enfants scrofuleux (Heubner).

L'épreuve de la tuberculine positive dans la très grande majorité des cas de scrofule, même en l'absence d'adénopathies volumineuses (Heubner).

Symptômes généraux. — Teint au début encore frais et floride, ultérieurement le plus souvent pâle ; en règle pas d'amaigrissement, plutôt une certaine exubérance du tissu graisseux (mauvaise graisse); fatigue facile tant intellectuelle que physique ; tempérament paresseux, parfois même irritable ; perte d'appétit, douleurs de tête, points de côté. Expression du visage caractéristique (pl. XVI) : narines épaissies, excoriées par l'abondance des sécrétions nasales; lèvre supérieure épaissie, saillante (lèvre de tapir); paupières rougies, épaissies et demi-fermées par crainte du grand jour.

Ganglions. — Les ganglions du cou surtout sont atteints : à la région sous-maxillaire, à la région angulo-maxillaire, à la nuque, le long du sternomastoïdien se forment des paquets ganglionnaires qui peuvent se réunir en volumineuses masses du fait de l'inflammation péri-ganglionnaire. Elles sont indolores et ont une grande tendance à se ramollir ; la peau sus-jacente, d'abord mobile à leur surface, devient adhérente, rougit, s'amincit, et finalement le ganglion ramolli s'ouvre à l'extérieur ; il en sort un pus grumeleux, et il se forme une fistule qui n'a pas tendance à se fermer et dont la persistance aboutit à la formation de sillons cutanés profonds.

Peau. — Infiltrations sous-cutanées se développant lentement, sans phénomènes inflammatoires ni douleurs en différents points du corps, qui finalement s'ulcèrent et donnent lieu à des ulcérations torpides, à bords irréguliers (*scrofulides*). *Eczéma* impétigineux au visage, au

cuir chevelu, à l'oreille externe et aux alentours. *Ecthyma*
de la moitié inférieure du corps avec ulcérations téré-
brantes. *Lichen scrofulosorum,* qui est vraisemblablement
la tuberculose miliaire de la peau.

Muqueuses. — *Yeux :* blépharo-conjonctivite, épaississement et dénudation du bord palpébral, phlyctènes du
cercle cornéen avec photophobie et blépharospasme,
kératite, iritis, persistance de leucomes cornéens plus
ou moins étendus.

Nez : Rhinite opiniâtre avec exsudat séro-purulent,
croûtes, ulcérations des narines; dans les cas graves,
ulcérations des fosses nasales, ozène.

Gorge : Inflammation chronique et hyperplasie des
amygdales buccales et pharyngée, tumeurs adénoïdes
avec toutes leurs conséquences.

Oreille : Otite moyenne suppurée, le plus souvent
bilatérale, quelquefois avec propagation de voisinage,
mastoïdite, etc.

Grande tendance aux catarrhes intestinaux et bronchiques.

L'évolution de l'affection est chronique et dépend de
la résistance individuelle, de l'intensité de l'infection et
surtout de la thérapeutique et de l'hygiène mises en
œuvre. Dans les cas favorables, la guérison est complète; dans les autres surviennent des complications de
carie osseuse, lupus, tuberculose pulmonaire, méningite.
Le pronostic est donc toujours réservé.

TRAITEMENT GÉNÉRAL DE LA TUBERCULOSE
ET DE LA SCROFULE

Prophylaxie. — Bonne hygiène alimentaire; habitations
saines; vie au grand air; soins particuliers pour les
enfants de complexion douteuse. Interdiction du mariage
aux tuberculeux.

Surveiller le lait; éloigner les enfants de leurs parents
tuberculeux (œuvre de préservation de l'enfance contre
la tuberculose du professeur Grancher); séjour au bord
de la mer, bains de soleil, bains salés (Berck). Nourriture riche en graisses, beurre, farineux, sardines à l'huile,

foie gras, viandes saignantes. Frictions journalières du tronc et des cuisses avec du savon noir dilué dans un peu d'eau chaude.

Traitement médicamenteux. — Sirop d'iodure de fer, sirop iodotannique, huile de foie de morue. Application locale de vaseline iodurée (à 1 p. 10) sur les gros ganglions; s'ils continuent à grossir, les extirper avant qu'ils ne s'ouvrent. Enlever de même les végétations adénoïdes et les amygdales hypertrophiées si elles ne cèdent pas au traitement général.

Traitement des autres manifestations locales : Voir les chapitres correspondants.

§ 4. — Tuberculose pulmonaire.

Après les ganglions bronchiques, les poumons sont chez l'enfant les organes les plus fréquemment atteints par la tuberculose.

ANATOMIE PATHOLOGIQUE. — On peut rencontrer isolées, ou plus fréquemment, associées les différentes modalités suivantes :

Tuberculose miliaire. — Elle est hématogène ou bronchogène et due à l'ouverture d'un nodule caséeux dans un rameau vasculaire ou une bronche. Lorsqu'elle n'atteint qu'une partie limitée du poumon, elle ne tue pas rapidement et aboutit à la formation de nodules plus gros de tuberculose disséminée subaiguë et chronique.

La tuberculose miliaire hématogène se manifeste par une éruption de très petits tubercules gris dans le poumon et la plèvre, sans participation des petites bronches, et avec hyperhémie et épaississement du tissu pulmonaire. La tuberculose miliaire bronchogène, notablement plus rare, est caractérisée par la localisation des tubercules sur la paroi des petites bronches, avec envahissement éventuel du tissu pulmonaire voisin. (Pl. XVII.)

Broncho-pneumonie caséeuse. — Elle est due à la dissémination par voie lymphatique péri-bronchique de bacilles issus d'un noyau ancien ; infiltration caséeuse des parois des petites bronches avec envahissement du tissu avoisinant.

Pneumonie caséeuse. — Tantôt due à l'envahissement direct du tissu pulmonaire au contact d'un ganglion caséeux (cela se voit surtout chez les nourrissons), tantôt due à l'extension et à la confluence de nodules péribronchiques. Les parties atteintes sont fermes, la coupe est jaune rosée ou jaune blanchâtre, et granuleuse à cause de l'exsudat emplissant les alvéoles.

Infection tuberculeuse secondaire. — Greffée sur une congestion pulmonaire ou une pneumonie fibrineuse préexistante. .

Toutes ces formes peuvent aboutir à la *phtisie chronique* avec caverne et sclérose ou calcification, cependant d'autant plus rare que l'âge de l'enfant est moins avancé.

SYMPTOMES. — Les signes généraux sont les mêmes que dans la tuberculose ganglionnaire (voir page 142), mais plus intenses encore et avec des particularités variant avec la forme anatomique.

Tuberculose miliaire aiguë. — Terminaison fréquente d'autres processus tuberculeux, elle débute habituellement de façon aiguë avec fièvre élevée continue ou hectique, accélération de la respiration (40 à 60) et du pouls, cyanose, anémie et amaigrissement intense et progressif dès le début; toux opiniâtre sans crachats (les tubercules étant le plus souvent extra-bronchiques). En somme, état général grave, typhique. A l'auscultation des poumons, rien ou signes de catarrhe banal des petites bronches; tuméfaction de la rate et souvent aussi du foie. Le plus souvent anciens tubercules dans les poumons ou ailleurs. Terminaison fatale avec diarrhée, convulsions, asystolie.

Tuberculoses subaiguës ou chroniques disséminées bronchogènes, hématogènes ou lymphogènes. — La fièvre hectique, l'anémie, l'amaigrissement, ont un développement moins brutal; dyspnée moins intense; zones de souffle difficilement limitables, râles sifflants, râles sous-crépitants à petites bulles.

Pneumonie caséeuse. — Tantôt début de pneumonie lobaire ou lobulaire à la suite de rougeole, coqueluche, grippe, persistance anormale des signes pulmonaires avec amaigrissement notable, perte d'appétit, recrudescence de la fièvre continue ou hectique; tantôt bronchopneumonie traînante avec souffle, râles, bruits bronchiques et altération de l'état général. Expectoration purulente contenant le bacille tuberculeux (chez le jeune enfant qui avale ses crachats, il faut recueillir avec un tampon monté les particules de crachats à leur sortie du larynx). Le souffle persiste sans modification pendant des mois.

MARCHE ET PRONOSTIC. — La tuberculose pulmonaire diffuse, aiguë ou subaiguë, comporte le pronostic le plus mauvais et amène la mort en quelques semaines; la pneumonie caséeuse guérit rarement et seulement dans les cas très limités. La tuberculose pulmonaire chronique comporte un meilleur pronostic chez l'enfant que chez l'adulte, et les guérisons durables sont relativement fréquentes.

DIAGNOSTIC. — La nature tuberculeuse de lésions pulmonaires peut être affirmée en se basant sur leur persistance, sur la discordance entre une lésion locale relativement légère et un état général profondément atteint, sur un habitus spécial, amaigrissement, anorexie, teint blafard, sur la coexistence d'autres affections tuberculeuses, en particulier la polymicroadénopathie et les adénopathies cervicales et surtout sus-claviculaires; enfin sur la constatation de bacilles tuberculeux et la réaction positive à la tuberculine.

TRAITEMENT. — Le repos au lit s'impose, ou mieux la cure de chaise longue au grand air à l'abri du vent. Le climat marin ne convient pas, du moins sur les bords de l'Océan; il faut un climat sec, un air pur (stations alpines et subalpines, stations pyrénéennes l'été, stations du littoral méditerranéen l'hiver). Ne donner la créosote et le gaïacol qu'en cas de parfaite tolérance stomacale; contre la toux, sirop de codéine (sauf chez les enfants au-dessous de trois à quatre ans), extrait de belladone (1 à 3 centigr. par jour); contre la fièvre, sulfate de quinine, 20 centigr. en deux fois, acide salicylique, 50 centigr. une ou deux heures avant l'élévation vespérale; contre les sueurs, lotions vinaigrées, belladone, poudre d'agaric; contre les hémoptysies, chlorure de calcium,

2 grammes en solution dans 100 grammes d'eau, pulvérisations de solutions d'adrénaline à 1 pour 1000, injection d'ergotine Yvon, 1 centim. cube. Traitement général, alimentation, voir page 145.

§ 5. — *Tuberculose pleurale.*

La pleurésie séreuse primitive telle que nous la décri-
rons plus loin (voir *Maladies des organes respiratoires*),
est le plus souvent tuberculeuse. Certaines pleurésies
purulentes (abcès froid pleural) sont parfois également
la première manifestation de la tuberculose. D'autres
fois la pleurésie survient au cours d'une tuberculose
confirmée par propagation à la plèvre d'un foyer tuberculeux et ensemencement de la séreuse, ou par ouverture dans la plèvre d'un tubercule ramolli; l'exsudat
est séreux, séro-hémorragique ou purulent.

MARCHE. — Elle est variable. La pleurésie séreuse tuberculeuse primitive guérit bien, sauf évolution ultérieure
d'une tuberculose pulmonaire chronique; l'abcès froid
pleural, relativement fréquent chez l'enfant, amène souvent la mort par cachexie, hecticité ou généralisation,
mais peut cependant guérir. La marche des pleurésies
secondaires est subordonnée à celle de la lésion pulmonaire sous-jacente.

DIAGNOSTIC. — Le diagnostic de la nature tuberculeuse
de la pleurésie séreuse primitive se fait aujourd'hui facilement par le cytodiagnostic; on trouve des lymphocytes
dans l'exsudat en cas de pleurésie tuberculeuse, des
polynucléaires en cas de pleurésie simple, des placards
endothéliaux dans les pleurésies mécaniques. Le diagnostic de la pleurésie purulente tuberculeuse se fait d'après
l'aspect du pus retiré par ponction exploratrice : il est mal
lié, grumeleux, grisâtre, comme le pus des abcès froids
osseux; il ne contient que des éléments histologiques
méconnaissables.

TRAITEMENT. — Traitement général de la tuberculose.
Ponction si l'épanchement est abondant et si la dyspnée
survient. Ne jamais faire l'incision d'une pleurésie purulente tuberculeuse, mais la ponctionner en y injectant

comme dans un abcès froid 1 à 2 centimètres cubes d'éther iodoformé; le naphtol camphré, qui donne aussi de bons résultats, doit cependant être rejeté à cause de l'intoxication possible.

§ 6. — *Tuberculose péricardique.*

Souvent primitive, au moins en apparence, elle est due à l'ensemencement de la cavité péricardique par un ganglion tuberculeux médiastinal; le péricarde est tapissé de plaques caséeuses, avec un léger exsudat louche; la symphyse est la règle. Les signes d'auscultation cardiaque font souvent défaut, et le premier symptôme est l'asystolie à prédominance hépatique. Tout foie gros et douloureux chez un enfant doit faire rechercher la symphyse cardiaque tuberculeuse. Evolution en trois à douze mois. Mort en asystolie.

§ 7. — *Tuberculose intestinale.*

ANATOMIE PATHOLOGIQUE. — Ulcérations à bords déchiquetés et surélevés de la muqueuse de l'intestin grêle, plus rarement du gros intestin. Elles suivent les vaisseaux sanguins ou lymphatiques, et par suite sont transversales, demi-circulaires, au lieu d'être longitudinales comme celles de la fièvre typhoïde; on voit souvent alentour un semis de petits tubercules. Epaississement du péritoine à ce niveau.

SYMPTOMES. — Elle se développe primitivement ou plus souvent secondairement à la suite d'une tuberculose d'autres organes. Le symptôme capital est une diarrhée permanente, opiniâtre, inexplicable, abondante et complètement liquide, et parfois mélangée de sang ou de mucus, d'odeur cadavérique. Douleurs abdominales vagues, météorisme, nausées, anorexie, amaigrissement, pâleur, sueurs, température oscillante.

MARCHE ET PRONOSTIC. — La maladie peut durer des mois et des années et se termine presque toujours par la cachexie progressive et la mort.

TRAITEMENT. — L'affection résiste au traitement symptomatique de la diarrhée. Bismuth, nitrate d'argent

(0,05 °/₀), acétate de plomb (0,20 °/₀), colombo, tanin, opium peuvent être essayés, mais sans illusion. Traitement hygiéno-diététique de la tuberculose en général.

§ 8. — *Tuberculose des ganglions mésentériques.*

Primitive par transmigration des bacilles à travers
l'intestin resté sain, ou secondaire à la tuberculose
de l'intestin, du péritoine, des ganglions bronchiques.
Les ganglions mésentériques tuberculeux peuvent,
comme les ganglions bronchiques, prendre un développement énorme et constituer alors une entité clinique
bien distincte, le *tabès mésaraïque,* ou *carreau.*

SYMPTOMES. — Les signes généraux de la tuberculose ;
en outre, tuméfaction du ventre avec maximum au niveau
de l'ombilic, dilatation des veines sous-cutanées abdominales, ganglions inguinaux hypertrophiés, douleurs de
ventre. Si la tension du ventre permet la palpation, on
sent les paquets ganglionnaires dans la profondeur de la
région ombilicale. Libérer l'intestin par un purgatif pour
s'assurer qu'il ne s'agit pas de paquets stercoraux. Evolution lente.
TRAITEMENT. — Comme pour l'adénopathie trachéobronchique, en y ajoutant les enveloppements abdominaux avec des linges chauds et les frictions de l'abdomen avec du savon noir.

§ 9. — *Tuberculose péritonéale.*

Le péritoine peut être atteint de tuberculose miliaire
de ses deux feuillets dans la tuberculose miliaire généralisée, ou dans la tuberculose subaiguë spécialisée aux
séreuses (tuberculose pleuro-péritonéale de Fernet); cette
tuberculose miliaire hématogène n'a d'autre symptôme
local qu'un léger épanchement ascitique. Plus importante
est la tuberculose chronique du péritoine, le plus souvent consécutive à l'ensemencement du péritoine par
voie lymphatique (tuberculose lymphogène), dont le point
de départ est un foyer primitif intestinal, ganglionnaire,
osseux, génital, pulmonaire, etc. Le péritoine est tapissé

d'exsudats fibrineux et caséeux qui agglutinent les anses intestinales entre elles et avec la paroi et peuvent cloisonner la cavité péritonéale en loges distinctes. Cloisonnée ou non, la cavité péritonéale contient un liquide sérofibrineux qui peut devenir plus ou moins trouble, séro-purulent, séro-hémorragique. Forme sèche avec épaississement considérable des feuillets péritonéaux et enroulement de l'épiploon. Accompagnement habituel de cirrhose graisseuse du foie, de dégénérescence amyloïde du foie et de la rate.

Symptomes. — Parfois début de péritonite aiguë qui passe ensuite à la forme chronique, mais le plus souvent début insidieux. Symptômes principaux : abdomen volumineux et hémisphérique ou ovoïdal, contrastant avec l'amaigrissement du reste du corps; paroi tendue sillonnée de veines dilatées; l'ombilic peut être saillant, vergeté, pigmenté (pl. XVIII, fig. 1). Le plus souvent la percussion et la palpation permettent de reconnaître la présence de liquide libre dans l'abdomen; d'autres fois, on y sent des gâteaux durs et résistants. Légère sensibilité à la pression, par suite de l'endolorissement intermittent du ventre. Parfois bruits de frottements rythmés par les mouvements respiratoires aux régions hépatique et splénique. Selles terreuses, acides, graisseuses.

Marche et pronostic. — La maladie dure des mois et des années. Améliorations passagères et états stationnaires avec résorption du liquide et des exsudats. La mort peut arriver par marasme progressif, tuberculose généralisée, méningite; dans les cas favorables, amélioration spontanée de l'état général et disparition progressive des lésions abdominales. Eventuellement, formation de poches enkystées susceptibles de s'ouvrir à l'ombilic ou dans l'intestin, sans que la marche générale de la maladie en soit affectée.

Traitement. — Repos au lit, alimentation substantielle et de facile digestion, lait, potages épais, bouillies, œufs, gelées de viande, purées; enveloppements chauds, opiacés si le ventre est douloureux; [application de compresses d'eau-mère de Salies ou d'eau salée à 50 grammes par litre. Y joindre le traitement habituel de la tuberculose. La plupart des péritonites tuberculeuses à forme

ascitique guérissent merveilleusement par ce traitement ;
je n'ai donc jamais recours à la laparotomie, laquelle
donne 27 %/₀ de mortalité ; ses succès ne concernent, je
crois, que des malades qui auraient sûrement guéri
aussi bien et mieux sans elle, et elle doit être réservée
aux formes abcédées enkystées].

§ 10. — *Méningite tuberculeuse.*

Inflammation fibrineuse de la pie-mère causée par
l'éruption de tubercules miliaires, le plus souvent coexistant avec une tuberculose miliaire généralisée hématogène. C'est une terminaison fréquente de la tuberculose
des différents organes.

ANATOMIE PATHOLOGIQUE (pl. XIX). — La pie-mère est
hyperhémiée, surtout à la base et dans la scissure de Sylvius ; l'arachnoïde est épaissie, les circonvolutions aplaties ; la corticalité cérébrale est souvent ramollie et se déchire lorsqu'on décortique la pie-mère. Entre le chiasma
et la protubérance, dépôt d'un exsudat gélatiniforme jaune
pâle ou gris verdâtre, qui emprisonne les émergences
des nerfs et se prolonge dans la scissure de Sylvius. La
pie-mère présente, surtout le long des vaisseaux, des
tubercules miliaires et submiliaires, où on peut mettre en
évidence des bacilles. On trouve souvent un semis de
tubercules sur les plexus choroïdes, et plus rarement
sur la convexité ; parfois on ne voit microscopiquement
aucun tubercule. Sérosité dans les ventricules et dans
l'espace subdural, élargissement des cavités ventriculaires, ramollissement de leurs parois, anémie de la
substance cérébrale. Tuberculose miliaire commençante
dans les poumons, le foie, la rate, la moelle des os ;
vieille localisation tuberculeuse dans un ganglion bronchique ou mésentérique, ou dans un organe quelconque.

SYMPTOMES. — La symptomatologie est très variable ;
le classement des symptômes en trois stades d'irritation
cérébrale, de compression cérébrale et de paralysie cérébrale ne répond pas à la réalité, car ils ne se succèdent
pas forcément dans cet ordre ; tout au plus observe-t-on

une certaine régularité dans le déclin progressif de la connaissance, et peut-on distinguer : 1° un stade prodromique avec simple dépression, 2° un stade initial avec apathie, mais conservation de la connaissance, 3° un stade de somnolence, 4° un stade de sopor.

Dans les cas typiques, certains *prodromes* annoncent des semaines et des mois à l'avance l'explosion du mal : changement complet d'humeur, pleurnicheries, craintes vaines, abattement, anorexie, pâleur, état flétri de la peau, et surtout amaigrissement visible; sommeil agité, entrecoupé de cris plaintifs.

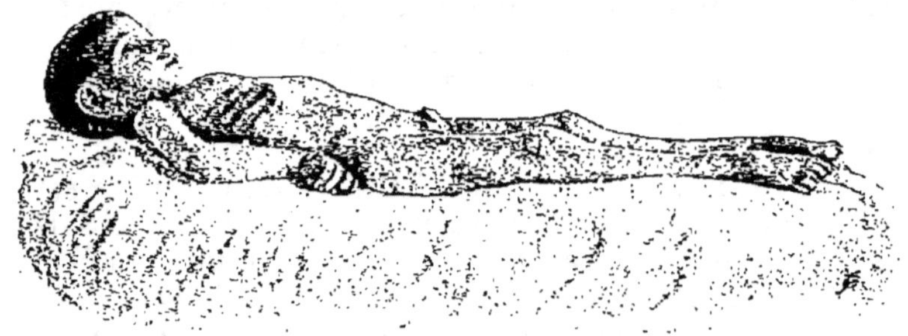

Fig. 69. — Méningite tuberculeuse basilaire.

Enfant de cinq ans; stade de sopór. Amaigrissement considérable; raideur du tronc; contracture des membres inférieurs; pronation de la main droite, paralysie flasque du bras gauche. Contractures et paralysies étaient passagères et alternaient entre elles.

Les *symptômes initiaux* de la maladie confirmée sont : *vomissements* alimentaires qui ont lieu sans effort, quelle que soit l'alimentation, et qui cèdent au bout de quelques jours, ou persistent jusqu'à la fin; *céphalalgie* frontale ou occipitale, avec parfois irradiations cervicales; *constipation* opiniâtre; accélération du pouls; hyperesthésie; photophobie; sensibilité au bruit et au contact. Alternatives d'assoupissement apathique et d'agitation avec cris. Intelligence entièrement conservée; les enfants jouent, parlent, regardent des images. Sommeil agité, interrompu de soupirs et de sursauts. Etat gastrique, langue en rapport avec cet état, anorexie, rate grosse.

Après quelques jours, apparition de symptômes caractéristiques : *pouls lent*, 100, 90, 80, 70 pulsations, *irrégulier, inégal*, se modifiant de fréquence et de cadence dans le cours d'une même minute; pupilles rétrécies et inégales, *respiration irrégulière* comme rythme et comme

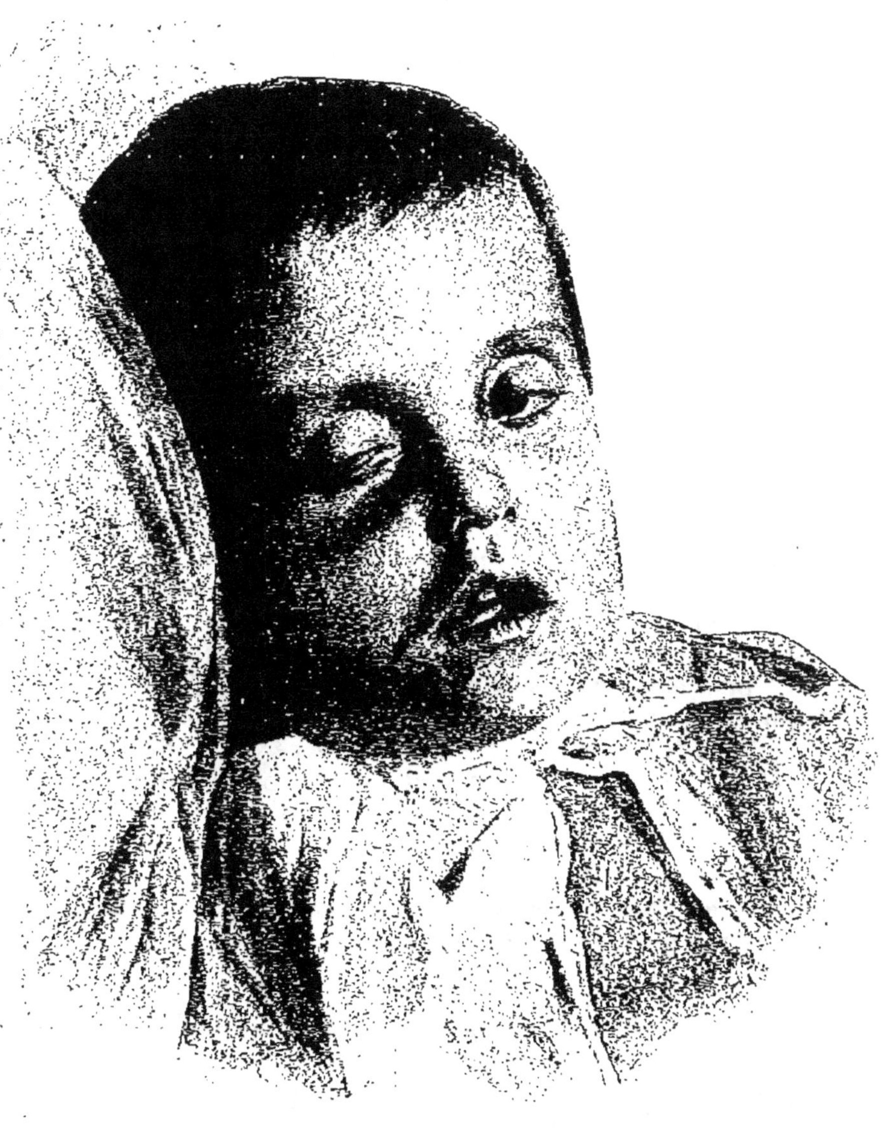

Fig. 70. — Méningite tuberculeuse basilaire.

nfant de trois ans et demi: stade de sopor. Paupières entr'ouvertes; début de dessiccation des cornées; ptosis droit; strabisme convergent; chute du maxillaire inférieur; effacement des plis naso-labiaux (paralysie des muscles masticateurs et des
muscles des lèvres); lèvres et langue sèches. (Clinique d'Escherich.)

profondeur; profonds *soupirs;* progression de l'*apathie* jusqu'au stade suivant.

A l'apathie succède la *somnolence permanente,* dont les enfants peuvent cependant être tirés; ils font encore quelques réponses, ils reconnaissent les personnes qui les entourent, mais retombent rapidement dans leur état somnolent. Les yeux sont mi-clos; le sommeil est interrompu; l'enfant se retourne dans son lit, a un léger délire, pousse des cris plaintifs (*cris hydrencéphaliques*). Le pouls et la respiration restent irréguliers. Les symptômes d'excitation cérébrale apparaissent; le *strabisme convergent* peut réapparaître ainsi que le *nystagmus; pupilles élargies et ondulantes,* c'est-à-dire se rétrécissant par l'exposition brusque à la lumière, puis revenant à leur dilatation primitive, malgré la persistance de l'éclairage. A l'ophtalmoscope, stase de la papille, tubercules de la choroïde; *grincements de dents* bruyants; *mâchonnements; mouvements de préhension* des mains; *trémulations* de la peau et des lèvres; *mouvement de pendule,* et plus tard secousses dans les membres; *signe de Kernig* (l'enfant étant étendu complètement à plat sur le dos, les membres inférieurs dans l'extension, cette extension ne peut être maintenue si on soulève le tronc de l'enfant pour le mettre en position assise); *exagération des réflexes* tendineux et cutanés; *tache cérébrale* de Trousseau (en frottant la peau avec l'ongle, on fait apparaître une raie rouge foncé longtemps persistante; *ventre en bateau,* dû à l'alimentation insuffisante et à la contracture de l'intestin (excitation du vague, Heubner); *raideur de la nuque,* habituellement pas très prononcée.

Les moments de lucidité deviennent plus rares et très fugaces; la somnolence se change en *sopor* profond; la connaissance disparaît totalement; aucune réaction aux plus vives excitations (fig. 69). C'est le dernier stade. Les yeux sont à demi fermés, le réflexe cornéen aboli, les paupières ne battent plus, des flocons purulents apparaissent dans les yeux; vision et audition abolies; *accélération du pouls* remontant à 200 et au-dessus, et redevenant régulier; faiblesse cardiaque, *respiration de Cheyne-Stokes* type, avec pauses prolongées jusqu'à cinquante secondes; *cyanose,* nez effilé, lèvres amincies, extrémités froides. *Amaigrissement* squelettique. *Paralysies* dans le domaine des nerfs cérébraux, ptosis (fig. 70), paralysie faciale, hémiplégie, monoplégie qui peuvent disparaître pour faire éventuellement place à des *convulsions épileptiformes* et à des *contractures. Anurie* complète. Incontinence des matières. L'agonie se prolonge souvent tout un jour avant la mort.

La courbe de *température* n'a rien de caractéristique ; elle est plus élevée au début qu'à la période d'état, présente des rémissions irrégulières avec élévations vespérales, se maintient ensuite à un niveau modéré, et monte finalement très haut à 41° et 42° (paralysie du centre modérateur de la température corporelle, Henoch). Cette exagération de la température peut se voir également, exceptionnellement, pendant tout le cours de la maladie.

ANOMALIES. — Le début peut être brutal, apoplectiforme, avec convulsions hémiplégiques suivies de paralysie ; celle-ci disparaît ensuite, et les signes de début habituel apparaissent. Le début peut être analogue à celui de la fièvre typhoïde ; les prodromes peuvent consister uniquement en apathie et diminution des urines ; les vomissements et la constipation peuvent manquer.

MARCHE ET PRONOSTIC. — La période prodromique dure des semaines et des mois ; la durée de la maladie déclarée, après les premiers vomissements, est d'environ trois à huit semaines. Le stade de somnolence est celui qui se prolonge le plus ; l'apparition de symptômes d'irritation des centres marque à peu près le milieu de la maladie. L'accélération du pouls arrive deux à quatre jours avant la mort. Le pronostic est fatal. On a observé des cas très exceptionnels où les enfants survivaient à une première attaque pour succomber plus tard à une seconde.

DIAGNOSTIC. — Le diagnostic est éventuellement confirmé par la ponction lombaire ; l'aiguille donne issue à un liquide sous pression, clair au début, plus tard louche et comme poussiéreux, fortement albumineux (1 à 6 $^0/_{00}$ au lieu de 0,2 à 0,4 $^0/_{00}$), et où l'examen microscopique du culot de centrifugation révèle des mononucléaires et parfois des bacilles tuberculeux.

Caractères différentiels. — Fièvre typhoïde : mode particulier d'ascension thermique, volume de la rate ; taches rosées, bronchite, météorisme, diarrhée, réaction agglutinante de Widal, culture d'une goutte de sang diluée dans une grande quantité de bouillon. *Dyspepsie* avec constipation : absence de prodromes, bon effet de la thérapeutique. *Vers intestinaux* avec symptômes d'irritation cérébrale : examen des selles, action des vermifuges. *Hérédo-syphilis* encéphalique : association d'autres symptômes syphilitiques, coryza, syphilides cutanées. *Urémie* avec hydropisie méningée : examen des urines, liquide cérébro-spinal, clair, stérile, contenant plus de 1 $^0/_{00}$ d'albumine, amélioration immédiate par la ponction lombaire. *Méningites aiguës non tuberculeuses :* début brusque sans stade prodromique, fièvre élevée, céphalalgie intense, convulsions précoces, rigidité douloureuse de la nuque et du rachis, hyperesthésie cutanée, somnolence rapide, peu de ralentissement et d'irrégularité du pouls (la convexité est plus atteinte que la base); notion étiologique, épidémie (méningite épidémique), lésions auriculaires (méningite otique); liquide cérébro-spinal trouble, purulent, contenant des polynucléaires et des cocci (pneumocoques, streptocoques, méningocoques); leucocytose sanguine.

TRAITEMENT. — Calomel, doses de 0,05 répétées; sangsues à la mastoïde; application sur le crâne d'onguent mercuriel belladoné, ou de vaseline au collargol (au dixième); pour l'éventualité de syphilis, iodure de potassium, 1 gramme par jour, liqueur de Van Swieten, une cuillerée à café deux fois par jour. Chambre obscure et silencieuse; compresses froides ou vessie de glace sur le crâne; solution bromurée à 5 $^0/_0$, une cuillerée à café trois fois par jour; à la période convulsive, bains chauds, lavements de 1 gramme de chloral; soins des yeux et de la bouche.

§ 11. — *Tuberculose osseuse et articulaire.*

ANATOMIE PATHOLOGIQUE. — La tuberculose ostéo-articulaire est rarement primitive, ordinairement consécutive à une tuberculose ganglionnaire ensemencée par voie sanguine; les traumatismes ont un rôle localisateur. L'affection débute habituellement dans les extrémités osseuses; des tubercules apparaissent dans la moelle osseuse, s'accroissent, se caséifient, et leur confluence donne lieu à des masses caséeuses infiltrées dans la substance osseuse qui se nécrose (séquestres). Le ramollissement des masses caséeuses aboutit à la formation des cavités pleines de pus caséeux et entourées de granulations tuberculeuses. Le périoste adjacent s'enflamme et peut être le siège d'un processus d'ossification qui aboutit à l'épaississement de l'os ; mais s'il est atteint par l'injection tuberculeuse elle-même, il en résulte une carie superficielle de l'os et la formation d'abcès froids sous-périostés. Ces abcès ont tendance à gagner la périphérie, tantôt au point même de leur formation, tantôt après cheminement à distance ; ils s'ouvrent à la peau et donnent lieu à des fistules.

De l'extrémité osseuse, l'affection gagne ensuite l'articulation, par continuité de tissu ou par voie lymphatique ; la synoviale est tapissée de granulations tuberculeuses, et ses alentours sont infiltrés d'un tissu de granulation hyperhémique gris rosé (arthrite fongueuse). Dans la cavité articulaire, épanchement séro-fibrineux ou purulent ; tuméfaction œdémateuse des parties molles environnantes, peau livide, tendue et luisante (tumeur blanche) ; formation d'abcès froids et de fistules.

L'état général n'est que peu altéré dans les cas légers, mais fortement touché dans les cas graves, surtout s'il y a des localisations multiples (voir *Tuberculose généralisée chronique*). La marche est toujours torpide. La guérison (relative) possible à tous les stades, mais avec infirmités persistantes ; tendance aux récidives ; éventualité de généralisation tuberculeuse, de méningite, etc.

Les localisations les plus importantes de la tuberculose ostéoarticulaire sont les suivantes :

Tuberculose des doigts (Spina ventosa). — Tuberculose de la phalange avec inflammation de la moelle osseuse et formations osseuses inflammatoires sous le périoste ; l'os est comme soufflé (*ventosus*) (fig. 71).

Symptomes. — Tuméfaction chronique et indolore du doigt qui lui donne une forme fuselée ; rougeur et amincissement de la peau ; ouverture à l'extérieur et formation de fistule. Diagnostic avec la phalangite hérédosyphilitique, p. 136.

Traitement. — Compression avec des bandelettes de diachylon, immobilisation, application de vasogène iodé ou de vaseline iodurée ; éventuellement, ablation sanglante du point osseux malade; dans les cas très graves, amputation du doigt. Guérison spontanée possible.

Tuberculose vertébrale (mal de Pott). — Inflammation et carie tuberculeuse d'un corps vertébral, le plus souvent à la région dorsale inférieure ou cervicale inférieure; affaissement progressif de la colonne en ce point, parfois affaissement brusque au moment d'un effort, d'une pression; formation d'une gibbosité angulaire (ou arron-

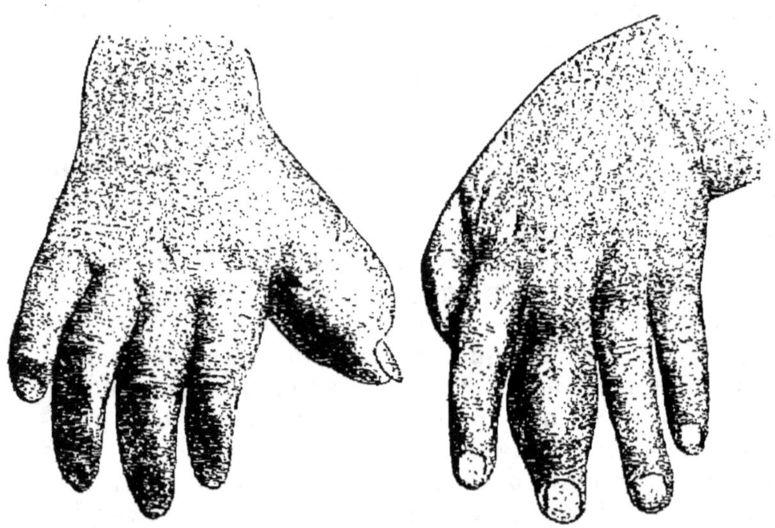

Fig. 71. — *Spina ventosa* au pouce droit et au médius gauche, chez un enfant de trois ans.

die si plusieurs vertèbres participent à l'affection); abcès froids se développant alentour et ayant tendance à émigrer : abcès rétro-pharyngiens dans le mal de Pott cervical, abcès descendant le long de la colonne vertébrale, le long du psoas, et pointant au creux inguinal dans le mal de Pott dorso-lombaire (fig. 72, 73 et 74).

Symptomes. — Douleurs vertébrales; difficultés de la marche et de la station; raideur progressive de la colonne vertébrale visible de bonne heure dans l'acte de ramasser un objet à terre (l'enfant le ramasse en fléchissant les membres inférieurs et non en penchant le tronc en avant); vive sensibilité à la pression localisée nettement à l'apophyse épineuse de la vertèbre atteinte; sail-

lie de celle-ci, aboutissant à la formation d'une gibbosité
ne disparaissant pas dans le décubitus abdominal ; il faut
y joindre les symptômes généraux de la tuberculose

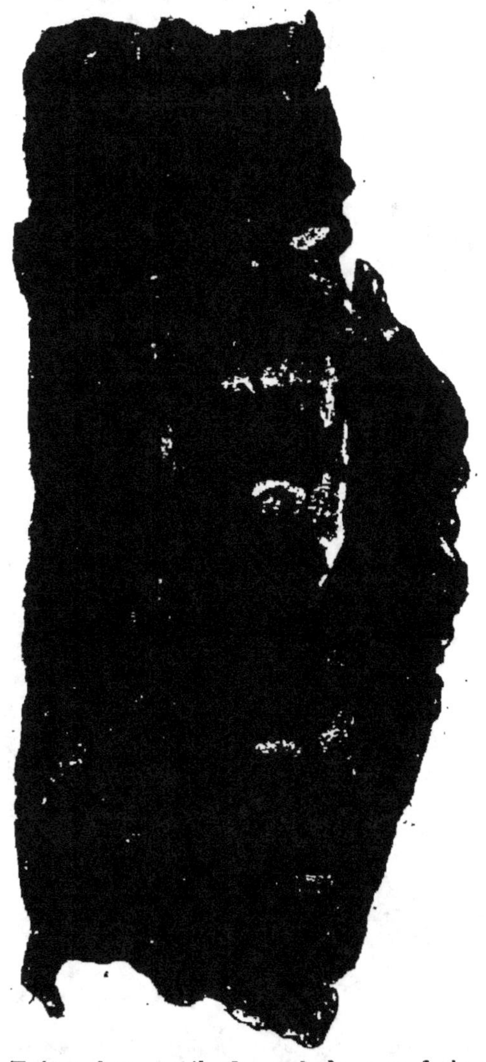

Fig. 72. — *Tuberculose vertébrale ;* carie du corps de la vertèbre,
abcès décollant l'aponévrose prévertébrale.

(p. 144). Dans les cas graves, irritation ou compression
de la moelle, signes de myélite variant avec le siège (voir
Affections de la moelle). Dans le mal de Pott cervical,
quadriplégie avec troubles de la déglutition et de la phonation (angine d'Hippocrate).

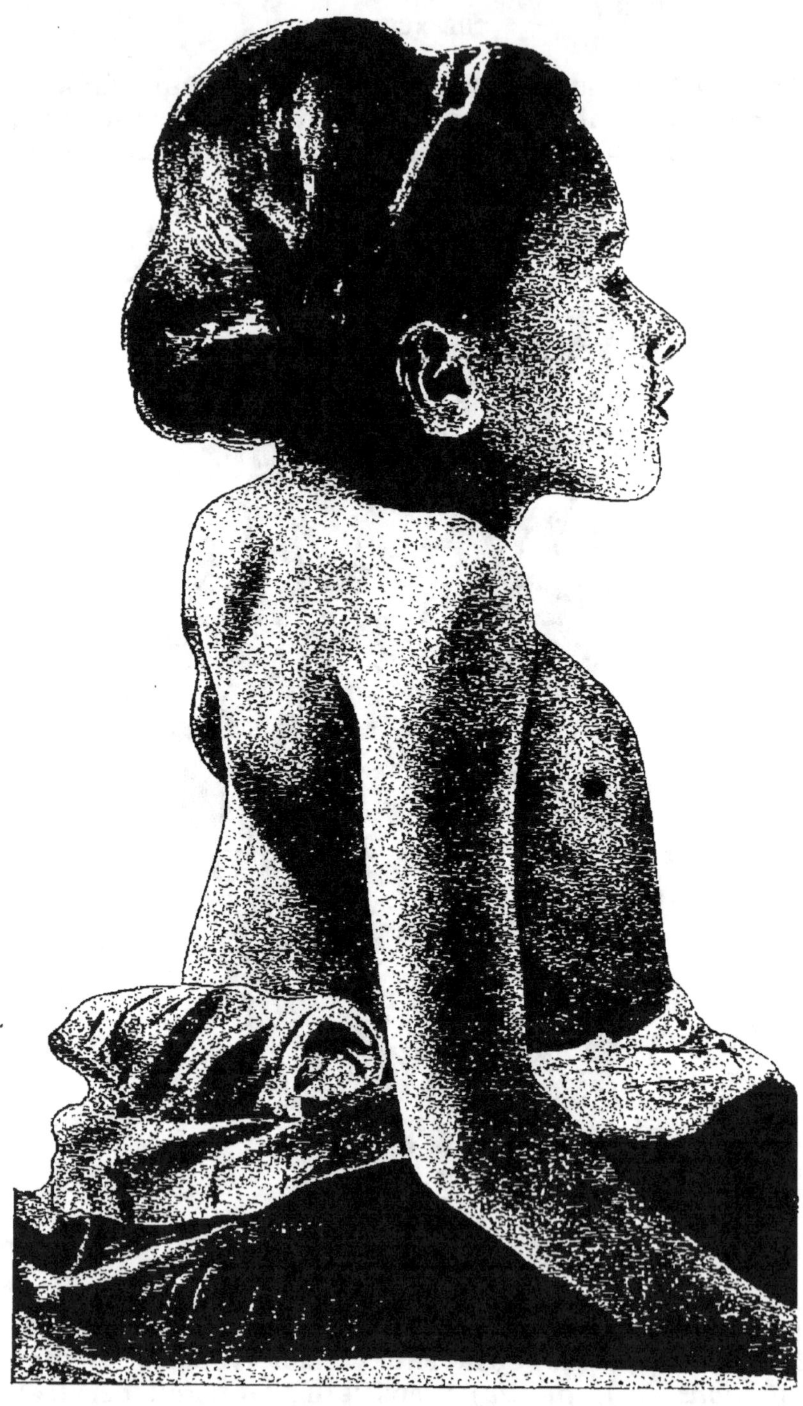

Fig. 73. — *Mal de Pott dorsal supérieur.*
Fille de huit ans, gibbosité angulaire, paraplégie avec exagération des réflexes; amélioration par le traitement orthopédique. (Clinique de Ranke-Herzog.)

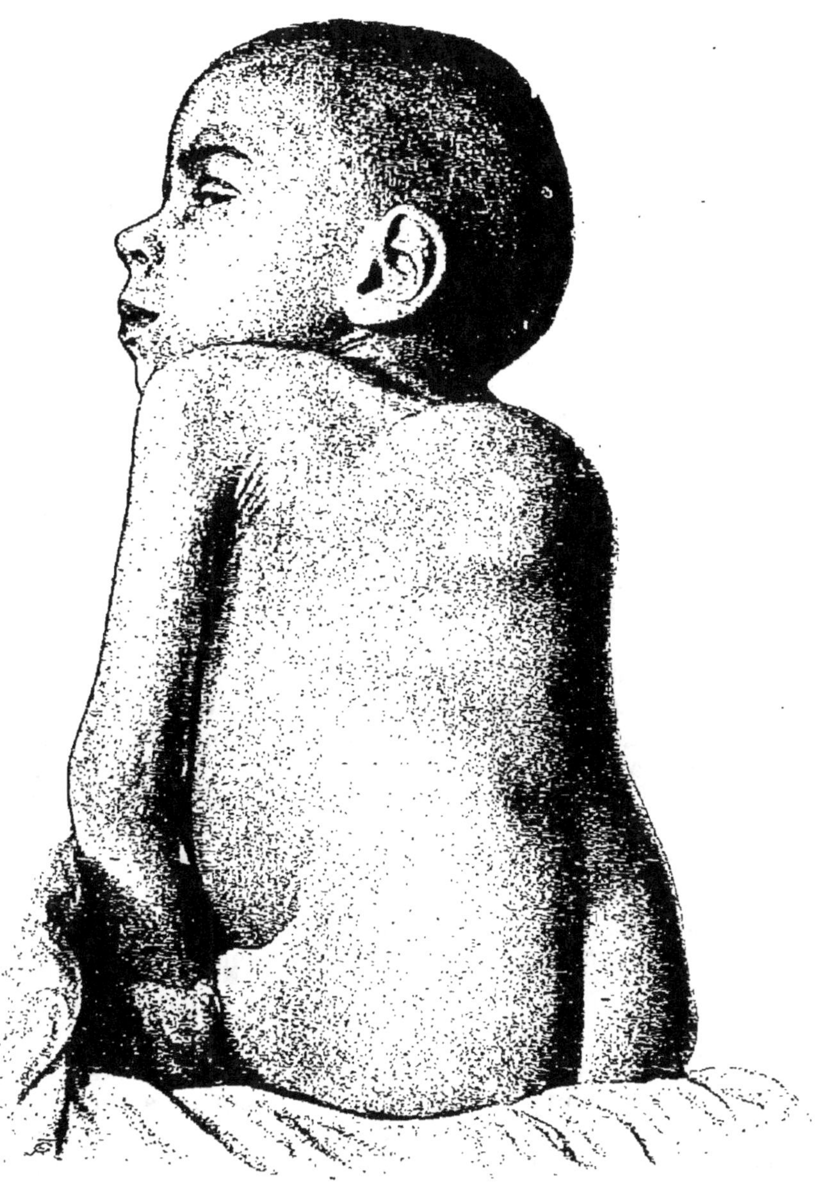

Fig. 74. — *Mal de Pott dorsal* avec abcès ossifluent au sommet
de la gibbosité.

Évolution. — Guérison avec persistance d'une gibbosité plus ou moins marquée ou mort par épuisement, cachexie amyloïde, tuberculose péritonéale, tuberculose généralisée, méningite tuberculeuse, myélite.

Traitement. — Immobilisation de la colonne vertébrale avec extension continue; gouttière de Bonnet, corset orthopédique; traitement général de la tuberculose (p. 145).

Tuberculose de la hanche (Coxalgie). — Elle a son point de départ habituel dans les parties osseuses voisines.

Symptomes. — Début par des troubles de la marche; l'enfant a une marche traînante, puis il marche en escamotant le pas du côté malade et en se reposant lourdement sur le côté sain (boiterie volontaire); sensibilité à la pression sur le trochanter; douleur dans le genou; excursion du fémur diminuée; positions vicieuses par contracture, au début en abduction, flexion et rotation externe avec allongement apparent du membre, plus tard en adduction, flexion et rotation interne avec raccourcissement apparent. L'enfant étant dans le décubitus dorsal, l'extension communiquée à la cuisse entraîne le bassin, la colonne lombaire s'écarte du plan du lit avec ensellure lombaire ; la lordose ainsi produite disparaît quand on cesse d'appuyer sur la cuisse. Dans la même position, la rotation que l'on peut imprimer au membre en saisissant et en inclinant le pied est diminuée du côté malade. Ultérieurement tuméfaction de la hanche et de la fesse, abcès ossifluents pointant surtout à la région postéro-externe de la cuisse; luxation par destruction des parties articulaires avec raccourcissement réel du membre.

Traitement. — Immobilisation dans un plâtre, extension continue, plus tard appareil permettant la marche avec correction des positions vicieuses et point d'appui sur le bassin. Traitement général : grand air, cure marine.

La maladie peut guérir à toutes ses périodes, plus complètement dans les cas récents, relativement avec persistance de position vicieuse, d'ankylose ou de pseudarthrose dans les cas avancés.

Tuberculose du genou (Tumeur blanche du genou) (pl. XX). — Symptomes. — Début par des troubles de la marche, dus à la raideur de l'articulation plus qu'à la douleur qui

est minime; légère tuméfaction de l'articulation, reconnaissable de bonne heure à l'effacement des dépressions
qui bordent le tendon rotulien, et à la saillie du creux
poplité. Ultérieurement, position du genou en flexion,

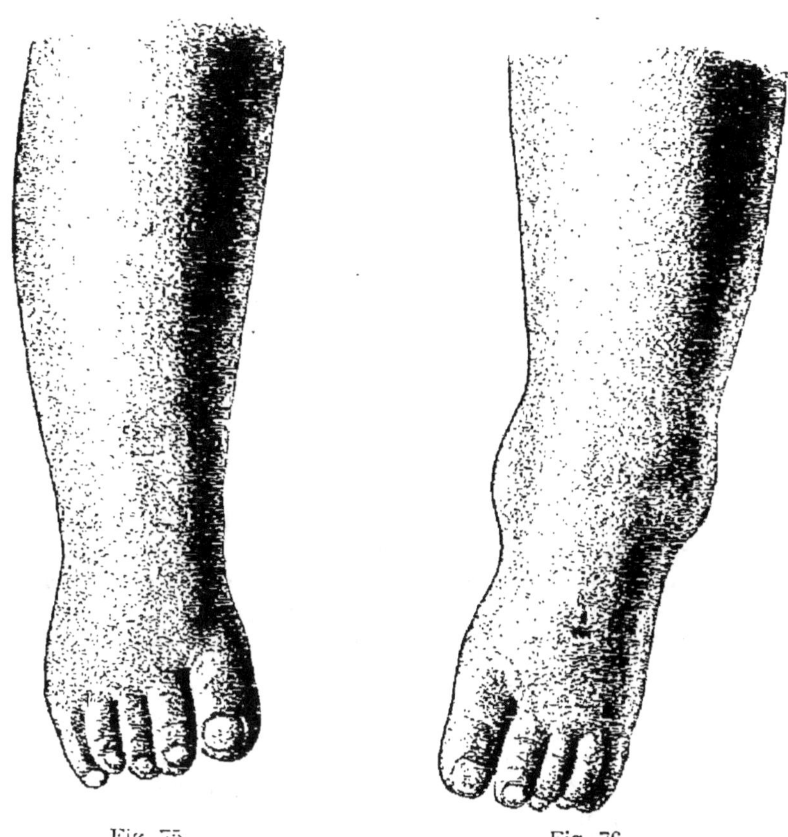

Fig. 75.   Fig. 76.

Fig. 75. — *Tuberculose de l'articulation tibio-tarsienne droite* avec tuméfaction
périarticulaire et effacement des contours osseux.

Fig. 76. — *Carie tuberculeuse tarsienne gauche* avec formation
d'une fistule.

douleurs pendant la marche, ainsi qu'au repos. La tuméfaction s'accroît, devient fusiforme, de consistance élastique, fluctuante ou pseudo-fluctuante avec peau luisante
et tendue; immobilisation de la rotule. Quand le mal s'ab-
cède, augmentation du volume de la tuméfaction, douleurs vives, issue du pus dans la région articulaire elle-
même, ou à la jambe, ou parfois à la cuisse; par destruc-

tion des extrémités articulaires, subluxation et luxation fréquentes du tibia en arrière.

Guérison possible à toutes les périodes, surtout par ankylose fibreuse du genou ou ankylose osseuse vraie.

TRAITEMENT. — Immobilisation dans un appareil plâtré en demi-flexion; injections d'éther iodoformé; ultérieurement, appareil permettant la marche, avec point d'appui à l'ischion.

Tuberculose du pied. — SYMPTOMES. — Siège habituel : articulation tibio-tarsienne; douleur localisée à la partie antérieure ou latérale de l'articulation, au début dans la marche, plus tard même au repos; tuméfaction en avant et en arrière de chaque malléole, effacement des contours osseux. Plus tard, gonflement diffus élastique de toute la région périarticulaire; suppurations, abcès froids, fistules (fig. 75 et 76).

TRAITEMENT. — Immobilisation, enveloppements alcooliques, injections d'éther iodoformé.

Tuberculose du coude. — Douleur spontanée et dans les mouvements, tuméfaction en forme de fuseau, contrastant avec l'amaigrissement du bras et de l'avant-bras; avant-bras en position fléchie intermédiaire entre la pronation et la supination. Traitement comme pour le pied.

Tuberculose des diaphyses des os longs, etc. — La tuberculose des diaphyses des os longs, de l'arcade zygomatique du temporal, du rebord orbitaire, des maxillaires, se manifeste par la tuméfaction torpide, les abcès froids, les fistules aboutissant à une carie osseuse.

TRAITEMENT. — Enveloppements alcooliques, injections d'éther iodoformé.

CHAPITRE III

ROUGEOLE

SYN. — *All.* : Masern. *Angl.* : Measles. *Lat.* : Morbilli.

La rougeole est une fièvre éruptive caractérisée par un exanthème maculo-papuleux spécial accompagné et précédé de fièvre et de catarrhe des muqueuses.

Symptomes. — Les premiers *symptômes* apparaissent
onze jours après la contagion ; ce sont une légère *fièvre*
rémittente ou intermittente, du *catarrhe* de la conjonctive
et des voies respiratoires supérieures (éternuements, petite toux sèche), puis des manifestations exanthématiques
sur les muqueuses : [sur les gencives rouges et même violacées, fin enduit opalin, très mince, facile à détacher, purement épithélial et nullement fibrineux (*signe de Comby*);
à la face interne des joues, taches rouges tachetées en

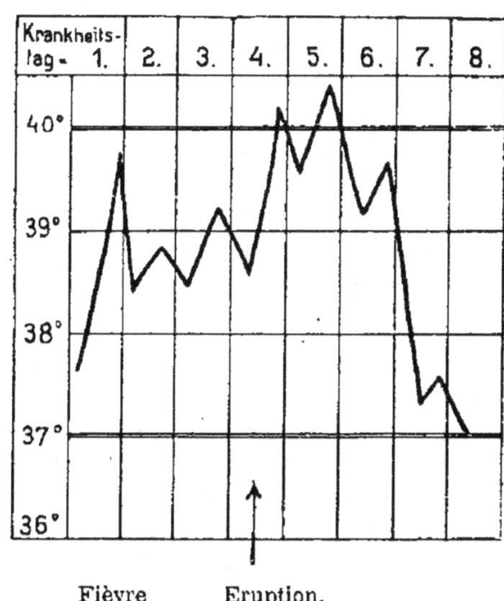

Fièvre   Eruption.
prodromique. Période d'état.

Fig. 77. — Courbe de température type dans la rougeole.

leur centre de saillies punctiformes blanc bleuâtre (*signe
de Koplik*) (pl. XXI, fig. 1); enfin sur le palais, la conjonctive, et même le larynx et la trachée, précédant de
peu l'éruption cutanée, taches rouges punctiformes et
étoilées (*énanthème*) (pl. XXI, fig. 2).

L'éruption apparaît trois jours après les premiers symptômes, quinze jours après le moment de la contagion ; la
fièvre est alors élevée (40° et au-dessus) (fig. 77), les
catarrhes à leur maximum, agitation, malaise, souvent
léger délire remplacé chez les petits enfants par des convulsions. L'éruption débute derrière les oreilles, envahit le
visage, et en trente-six à quarante-huit heures envahit le
cou, le tronc et les membres ; elle consiste en petites taches

rouges qui grossissent rapidement et forment des figures irrégulières, dentelées, souvent demi-circulaires, parfois confluentes en plaques, mais laissant pourtant toujours entre elles des îlots de peau saine (pl. XXII). Sur le visage, l'exanthème prend parfois le caractère papuleux; sur le tronc, il reste au contraire le plus souvent plan (maculeux), sans autres saillies que des rugosités légères au niveau des follicules pileux, et des orifices des glandes sébacées. La couleur de l'éruption est d'abord rouge clair (plus pâle et rouge sale chez les enfants anémiques); elle devient ensuite plus sombre, vire au violet ou au rouge brun, puis pâlit en prenant des tons jaunâtres. Exceptionnellement, l'éruption est boutonneuse ou hémorragique. Pendant tout le stade d'éruption, la peau, surtout au visage, est gonflée; les yeux et les narines sont tuméfiés par le catarrhe oculo-nasal concomitant; les ganglions cervicaux sont hypertrophiés; l'urine, épaisse et souvent albumineuse, donne la diazoréaction. L'exanthème dure trois jours environ, puis des sueurs surviennent, la température s'abaisse; l'éruption pâlit d'abord dans les régions qui ont été les premières atteintes, la laryngite et la bronchite éventuelle s'amendent. Au sixième jour, survient une desquamation en fine poussière à peine visible. L'enfant entre alors en convalescence, les symptômes d'inflammation des muqueuses respiratoires disparaissent définitivement. Huit à dix jours après le début de l'éruption, dans les cas non compliqués, la guérison est totale.

COMPLICATIONS. — Fréquemment la rougeole se complique soit primitivement, soit secondairement d'affections graves des voies respiratoires (faux croup, bronchite capillaire, broncho-pneumonie, otite moyenne). Chez les enfants cachectiques, l'éruption « sort mal », les muqueuses sont plus atteintes que la peau, tout l'arbre bronchique est envahi, et les complications pulmonaires prennent même parfois le caractère gangréneux. La tuberculose complique souvent la rougeole, soit que cette maladie provoque immédiatement la généralisation d'une tuberculose latente, soit qu'une tuberculose chronique lui succède.

PRONOSTIC. — Favorable, tant qu'il ne survient pas de complications pulmonaires. Il est toutefois grave dès le début dans les formes hémorragiques malignes, avec symptômes cérébraux graves, hémorragies cutanées et intestinales précoces, processus gangréneux (noma de la face, de la vulve, et terminaison mortelle rapide dans le collapsus).

DIAGNOSTIC. — Le plus souvent facile. Dans la *rubéole*, le signe de Koplik manque, ainsi que la diazoréaction urinaire, et l'état général est très légèrement atteint; les efflorescences cutanées apparaissent par groupes et n'ont aucune tendance à la confluence, la peau n'est pas tuméfiée. Dans la *scarlatine*, l'exanthème commence au cou et non au visage; il s'étend rapidement et régulièrement et non par poussées d'envahissement successif comme dans la rougeole; les régions péribuccale et périnasale restent libres; les éléments éruptifs sont petits, punctiformes et très rapprochés les uns des autres. Les vomissements initiaux, exceptionnels dans la rougeole, sont la règle dans la scarlatine. Le catarrhe laryngo-bronchique domine dans la rougeole, l'angine dans la scarlatine; la chute de la fièvre est progressive dans la scarlatine, brusque dans la rougeole. La *variole* se comporte comme la scarlatine.

Il n'est pas rare que des érythèmes divers (souvent dénommés à tort *roséoles*) soient confondus avec la rougeole, la rubéole ou la scarlatine : érythème sudoral, érythèmes toxiques, érythèmes toxiinfectieux, érythème polymorphe (voir le chapitre *Erythèmes* et la planche XLVI).

TRAITEMENT. — Repos au lit, chambre à température constante, soins de propreté des yeux, du nez, du gosier, de la vulve; si l'éruption « sort mal », enveloppements humides ou secs; contre l'irritation et les démangeaisons cutanées, onctions grasses. Une fois l'éruption complètement terminée, grand bain journalier à 35°, avec savonnage de la peau. Contre la conjonctivite, lavages à l'eau bouillie, à l'eau boriquée, au besoin pommade au précipité jaune, 10 centigr. pour 10 gr. En cas de toux laryngée pénible, infusion d'ipéca 30 centigr. pour 150 gr. d'eau, additionnée de 1 gr. 50 d'eau de laurier-cerise; ou eau de laurier-cerise 10 gr., extrait de belladone 10 centigr., dix gouttes trois fois par jour; contre l'otite commençante enveloppements chauds, instillation de glycérine thymolée tiède à 10 centigr. par 50 grammes.

PROPHYLAXIE. — [Isoler l'enfant; les personnes qui le soignent revêtiront une blouse pour l'approcher, et quand elles sortiront de la chambre, quitteront la blouse et se laveront les mains dans une solution de sublimé avant de quitter la chambre; les objets servant au malade seront passés à l'eau bouillante au sortir de la chambre. La maladie est contagieuse dès les premiers éternuements, et les enfants qui ont approché le malade dans les jours qui ont précédé l'éruption doivent être suspectés d'être en incubation. Une première atteinte met en général à l'abri d'une seconde; mais cette règle souffre beaucoup plus d'exceptions pour la rougeole que pour les autres fièvres éruptives. Le virus est peu persistant; les règlements scolaires rendus sur avis de l'Académie de médecine permettent la réadmission de l'enfant trois semaines après le début].

CHAPITRE IV

RUBÉOLE

SYN. — *All.* : Roteln, Feuermasern. *Angl.* : German measles, bastard measles, rubelle.

La rubéole est une fièvre éruptive caractérisée par un exanthème maculo-papuleux spécial, accompagné de fièvre éphémère et d'engorgements ganglionnaires.

[La durée de l'incubation est d'environ quatorze jours (Sevestre, Guinon)]; les signes prodromiques manquent ainsi que le signe de Koplik [et le signe de Comby]; l'éruption est le premier symptôme, elle apparaît aux mêmes points que l'éruption de rougeole et suit la même marche extensive, mais en s'étendant moins complètement à toute la surface cutanée; elle consiste en petites taches arrondies, grosses comme des lentilles, ou plus petites, rarement plus grandes, isolées sur le tronc et les membres, groupées en demi-cercles sur le cou et le visage (pl. XXIII). Leur couleur est tout d'abord franchement rouge rosé; elle vire en quelques heures au rouge bleuâtre, et

déjà au deuxième ou troisième jour au brun jaunâtre
clair. Le visage n'est pas tuméfié comme dans la rougeole; par suite, les éléments éruptifs apparaissent plus
en saillie, et la peau de la figure est rugueuse. Les taches
ne confluent pas par leur extension, comme dans la rougeole ; pourtant elles peuvent être assez abondantes et
s'unir en larges placards érythémateux. L'arrière-gorge
est rouge d'une façon diffuse ; souvent on note un fin
énanthème palatin et des traînées rouges sur la face
interne des joues et des.lèvres (Schmid). Le plus souvent, on ne constate pas de desquamation ; les symptômes généraux sont très atténués, mais il n'est pas rare
de constater une tuméfaction aiguë douloureuse des ganglions occipitaux et sous-maxillaires.

[La rubéole est moins souvent observée en pays latin
qu'en pays germain ou anglo-saxon; son autonomie est
néanmoins indiscutable, on a vu des épidémies de
rubéole coïncider ou alterner avec des épidémies de
scarlatine et de rougeole sans qu'une maladie confère
l'immunité pour les deux autres.]

Filatow a décrit sous le nom de *rubéole scarlatineuse*,
et Dukes sous le nom de *quatrième maladie (fourth disease)*,
une affection se rapprochant de la rubéole par la période
d'incubation, l'engorgement ganglionnaire et l'absence
de signes généraux, de la scarlatine par l'aspect de
l'éruption, de la rougeole par un catarrhe conjonctival ;
elle serait autonome en ce sens qu'elle ne conférerait
l'immunité pour aucune des trois autres fièvres éruptives.

Une *cinquième maladie éruptive*, autonome également,
a enfin été décrite par Sticker sous le nom tout à fait
impropre et prêtant à confusion d'*érythème infectieux
aigu;* il vaut mieux l'appeler, avec Plachte, *mégalérythème épidémique*. Elle survient sans fièvre, sans altération de l'état général, le seul symptôme est l'éruption ;
elle débute par la face dont la peau devient rouge, chaude
et turgescente, puis elle apparaît sur le cou et sur les
membres, de la racine vers l'extrémité. Elle y forme de
grandes taches à bords déchiquetés polycycliques, ressemblant à l'éruption de l'érythème exsudatif multiforme
(pl. XLVI); le mégalérythème diffère toutefois de ce dernier par la participation de la face et par l'épidémicité.
[Traitement hygiénique et symptomatique, comme dans
la rougeole.]

CHAPITRE V

SCARLATINE

Syn. — *All.* : Scharlach. *Angl.* : Scarlet.

La scarlatine est une fièvre éruptive caractérisée par un exanthème rouge écarlate, finement pointillé, accompagné de fièvre, d'état général et d'angine rouge ou exsudative.

Symptomes. — L'*incubation* varie de deux à sept jours, puis la maladie éclate brusquement. Le premier symptôme est le vomissement, puis grand frisson (du moins chez les enfants déjà grands), fièvre intense, pouls relativement plus fréquent encore, déglutition douloureuse, céphalgie, et souvent convulsions ou délire. A l'inspection de la cavité buccale, on trouve la langue épaisse, blanche au centre, rouge sur les bords et à la pointe, les papilles fongiformes rouge vif et en saillie, le voile du palais couvert de taches rouge vif, la luette et les amygdales écarlates, tout l'anneau lymphatique du gosier tuméfié, souvent un exsudat jaunâtre, pultacé, dans les cryptes de l'amygdale (angine lacunaire) (pl. XXV, fig. 1), avec gonflement des ganglions du cou.

A la fin du premier, ou au plus tard le deuxième jour, apparaît l'*éruption* (pl. XXIV). En douze ou vingt-quatre heures elle se développe au cou, à la poitrine, aux coudes, aux parties latérales du visage, et finalement sur la totalité de la surface cutanée; elle consiste en un pointillé rouge, formé de petits éléments innombrables, si serrés par places que la peau semble uniformément badigeonnée de jus de framboises, séparés les uns des autres en d'autres points par un fond de peau plus pâle, et centrés le plus souvent par un follicule pileux tuméfié; même en ces points, l'hyperhémie ultérieure de la peau finit par confondre les éléments primitifs en un érythème confluent rouge écarlate; la coloration disparaît momentanément sous la pression du doigt. La peau est brûlante, ardente, légèrement tuméfiée et comme veloutée au toucher, ou raboteuse si l'érection des follicules pileux est

plus accentuée. Le visage est incomplètement atteint, les
alentours du nez et des lèvres restent toujours indemnes ;
il en est de même de la plante des pieds et de la paume
des mains.

De 39°, le premier jour, la fièvre monte à 40° le deuxième
(fig. 78) ; la rougeur de l'éruption augmente également
et devient intense au bas ventre, à la partie interne des
cuisses, aux fesses, au dos. Fièvre et éruption persistent
quatre à six jours, avec légères rémissions matinales de

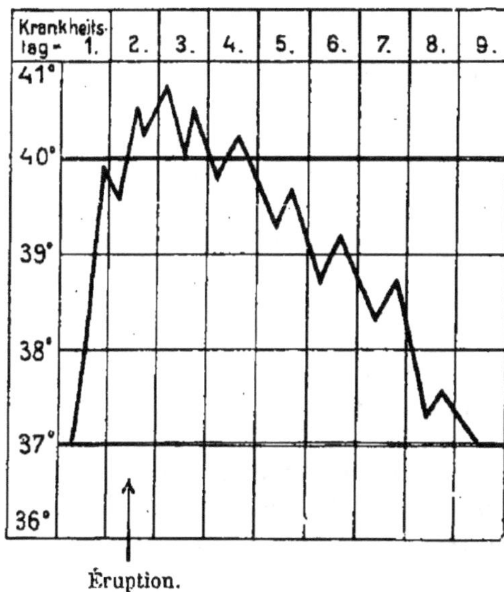

Fig. 78. — Courbe de température type dans la scarlatine.

la température. Agitation (ou au contraire sopor), anorexie, soif vive, douleurs de la nuque, cœur accéléré,
urines fébriles, albumineuses; au début diarrhée, ultérieurement constipation, rate un peu volumineuse.

Du cinquième au septième jour, défervescence progressive de la température, et disparition de l'exanthème ;
puis sueurs abondantes et démangeaisons, précédant de
peu de jours le début de la desquamation. L'épiderme
commence à s'exfolier en petites écailles furfuracées à la
tête, au front, au cou, au dos, et en plaques plus larges
au bas ventre, et surtout aux mains et aux pieds. Le stade
de *desquamation* dure de huit à quatorze jours, pendant
lesquels la température se maintient à la normale, sauf

complications. Avec la disparition de la fièvre, tous les symptômes généraux s'amendent ; la durée totale de la maladie, dans les cas favorables, est de trois à quatre semaines.

VARIÉTÉS. — L'éruption est parfois accompagnée de miliaire, parfois formée de taches isolées de dimension variable (*scarlatina variegata*, scarlatine mouchetée), parfois papuleuse, parfois purpurique.

L'*angine* manque rarement ; souvent elle prend la forme diphtéroïde. L'angine simple du début prend une grande extension et aboutit à la nécrose superficielle de la muqueuse, qui devient grisâtre, simulant la fausse membrane diphtérique. L'angine peut être assez intense pour mettre gravement la vie du malade en danger. [Ces angines scarlatineuses graves sont les angines qui simulent le plus l'angine diphtérique ; comme elles, elles engainent souvent la luette et les piliers d'un enduit grisâtre ; mais il s'agit d'une mortification sanieuse superficielle de la muqueuse et non d'un exsudat fibrineux compact, condensé en fausses membranes, comme dans la diphtérie.] Les ganglions sont tuméfiés à un plus haut degré qu'habituellement dans la diphtérie, [où ils peuvent toutefois être énormes, mais alors il y a ordinairement du jetage, de la suppuration de la gorge, une odeur fétide ;] enfin il n'y a dans l'angine scarlatineuse ni tendance à l'envahissement du larynx, ni paralysie du voile.

La *scarlatine maligne* comprend la forme hypertoxique, avec paralysie rapide du cerveau et du cœur sous l'action d'un virus scarlatineux exalté ; la forme typhoïde, avec symptômes infectieux graves analogues à ceux de la fièvre typhoïde ; la forme hémorragique, avec suffusions sanguines cutanées et hémorragies viscérales ; la forme pyohémique, qui tire sa caractéristique d'infections secondaires suppuratives.

[COMPLICATIONS. — *Néphrite scarlatineuse* éclatant aux environs du dix-huitième jour ; état général gravement atteint ; urines rares, troubles, lavure de chair, albumineuses, avec cylindres et globules rouges ; vomissements, céphalalgie, somnolence, œdèmes palpébral, malléolaire, scrotal, pulmonaire ; anasarque ; hypertrophie avec dilatation du ventricule gauche. Dans les cas favorables, diminution progressive des symptômes, guérison en trois à quatre semaines; dans les cas graves, urémie rapide, convulsions, dyspnée, coma, mort; formes prolongées, néphrite chronique avec retour de poussées aiguës et pronostic finalement rarement favorable.

Pseudo-rhumatisme scarlatin, atteignant une ou plusieurs articulations, ou gaines synoviales périarticulaires, et surtout les gaines des tendons extenseurs de la main; tuméfaction rouge, tendue, très douloureuse; résolution en trois à six jours; exceptionnellement arthrites suppurées (forme pyohémique).

Bubons suppurés. Tuméfaction d'un ou plusieurs ganglions du cou persistant après la disparition de l'éruption, et suppuration de ces ganglions. L'incision prévient la fistulisation. *Otites moyennes. Endopéricardites.* Les complications broncho-pulmonaires sont aussi rares dans la scarlatine que fréquentes dans la rougeole.

PRONOSTIC. — A part les formes malignes, le pronostic est en général favorable; il ne faut toutefois pas perdre de vue l'éventualité de complications graves jusque dans la troisième et la quatrième semaine; on ne les évite que grâce à des précautions rigoureuses continuées jusqu'au trentième et au quarantième jour. Mortalité hospitalière 6 %; moindre en ville.]

DIAGNOSTIC. — Facile dès l'éruption apparue. Voir *Rougeole* et *Variole*.

TRAITEMENT. — Le lit et le lait continués jusqu'au vingt et unième jour. L'alimentation ne sera reprise que progressivement et en analysant journellement les urines au point de vue de l'albumine.

Dans les *formes malignes* avec faiblesse cardiaque, grand bain chaud journalier à 40° avec friction savonneuse; en cas de phénomènes nerveux, bains savonneux tièdes à 35°, avec lotion froide dans le bain; en cas de grande faiblesse, remplacer les bains par des lotions tièdes ou par l'enveloppement dans des compresses humides.

Traitement des manifestations particulières : *éruption mal sortie*, enveloppements; *démangeaisons*, application après le bain de : vaseline 50 grammes, acide phénique 2 grammes, thymol 50 centigr.; contre l'*angine diphté-roïde*, gargarismes phéniqués (une cuillerée à soupe de solution phéniquée à 5 % dans un quart de litre d'eau tiède), ou mieux au phénosalyl (mêmes proportions), grands lavages de gorge et de bouche à l'eau oxygénée neutre diluée (eau oxygénée à dix volumes coupée de cinq fois autant d'eau); attouchements de l'exsudat avec la solution phéniquée à 5 %, ou à l'eau oxygénée pure; reniflements d'eau salée et d'eau boriquée. Contre les *tuméfactions ganglionnaires*, vaseline iodurée, vaseline mercurielle belladonée, pansements humides, incision quand la fluctuation est sensible; contre l'*otite scarlatineuse*, fréquents lavages à l'eau bouillie, ne pas employer les instillations phéniquées qui altèrent ce qui reste du tympan et empêchent la réparation ultérieure de cette membrane; contre le *pseudo-rhumatisme scarlatin*, immobilisation, applications calmantes, vaseline au salicylate de méthyle; contre la *néphrite scarlatineuse*, le lit et le lait, bains chauds suivis d'enveloppements secs; en cas de phénomènes urémiques, saignée, lavements chloratés, frictions excitantes, ponction lombaire.

[Les sérums antiscarlatineux prônés en Allemagne n'ont jusqu'ici donné que des désastres.]

CHAPITRE VI

VARIOLE.

SYN. — *Fr.* : Petite vérole. — *All.* : Pocken, Blattern. — *Angl.* : Smallpox.

La variole est une fièvre éruptive caractérisée par une éruption pustuleuse et une évolution polycyclique typique.

SYMPTOMES. — Après neuf jours d'*incubation*, la maladie éclate : fièvre élevée, continue, symptômes nerveux graves, abattement, douleurs lombaires, vomissements, et souvent rash prémonitoire scarlatiniforme ou rubéoliforme.

L'*éruption* apparaît le troisième ou quatrième jour, d'abord au visage et dans la gorge, plus tard sur toute la surface cutanée ainsi que sur les origines des muqueuses respiratoire, digestive et génito-urinaire, et assez souvent aussi sur les conjonctives; c'est au visage et aux mains que l'éruption est le plus serrée. Le virus variolique altère gravement les vaisseaux des surfaces cutanées et muqueuses; à chaque point atteint se développe une hyperhémie localisée avec tuméfaction œdémateuse, puis exsudation inflammatoire et infiltration leucocytaire. Tout d'abord apparaît en ce point une petite tache rosée, qui devient rapidement papuleuse, et en deux ou trois jours, par exsudation sous-épithéliale, se transforme en vésicule ombiliquée, nacrée, grosse comme une lentille, souvent bi ou multilobée (*stade d'éruption*), puis (à la fin de la première semaine) en pustules gonflées d'une sérosité puriforme, auréolées de rouge et reposant sur une base indu-

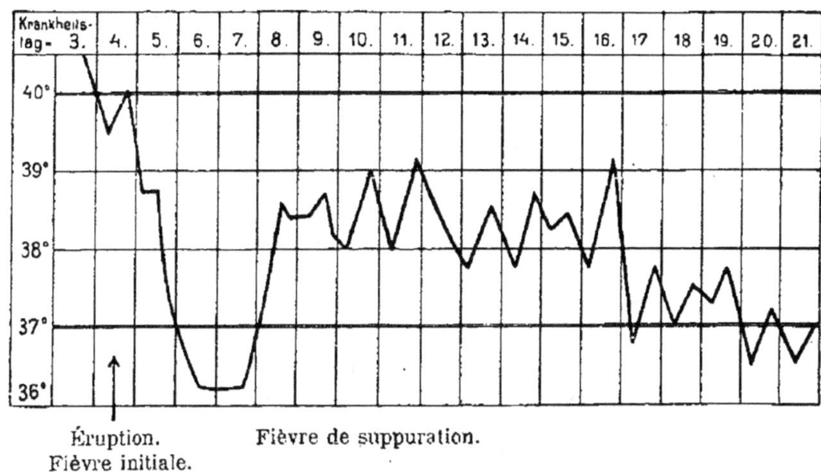

Fig. 79. — Courbe de température type dans la variole.

rée (*stade de suppuration*). A la fin de la deuxième semaine, la pustule se dessèche et s'ombilique de nouveau, et se transforme en croûte qui tombe du trente au trente-sixième jour environ, en laissant sous elle une dépression cicatricielle rouge vif (*stade de dessiccation*).

La fièvre du début tombe quand les vésicules se développent; leur pustulisation s'accompagne d'un relèvement de la courbe thermique à ascensions vespérales (fièvre de suppuration), qui durent une semaine environ, puis diminuent peu à peu; dans les premiers jours du stade de dessiccation on note encore des ascensions thermiques élevées, mais éphémères (fig. 79).

L'état général est grave du fait de la fièvre et de l'insomnie causée par les démangeaisons cutanées persistantes et par les douleurs vives sur les muqueuses atteintes. L'urine est albumineuse et sanguinolente.

Aux conjonctives, les pustules constituent un danger pour le globe oculaire ; au gosier, elles aboutissent à la formation de fausses membranes et de phlegmons.

VARIÉTÉS. — A la forme moyenne ci-dessus décrite, il faut ajouter les formes particulièrement graves, et des formes légères.

Aux premières appartiennent *la variole hémorragique* (variole noire) avec symptômes cérébraux graves, faiblesse cardiaque, ecchymoses cutanées et muqueuses, hémorragies profuses par la bouche, les narines, les oreilles, l'estomac, l'intestin, les reins, mort rapide avant l'apparition de l'éruption pustuleuse caractéristique ; la *variole hémorragique secondaire*, dans laquelle la tendance hémorragique ne se manifeste qu'au stade de suppuration ; la *variole confluente*, qui, par l'extension de la surface suppurante et la gravité de l'état général qui en résulte, entraîne dès le neuvième ou onzième jour la mort dans le collapsus.

Aux formes légères appartiennent la variole sans exanthème, la variole apyrétique, la variole abortive et la *varioloïde*. Dans celle-ci, les symptômes d'invasion existent bien, mais la fièvre de suppuration manque ; on l'observe surtout chez les sujets vaccinés, dont l'immunité n'a disparu que depuis peu de temps.

DIAGNOSTIC. — Il présente de grandes difficultés avant l'apparition de l'éruption. Les rashs scarlatiniformes et morbilliformes et les phénomènes prodromiques qui les accompagnent seront différenciés de la rougeole et de la scarlatine par l'aspect plus polymorphe de l'éruption et par l'absence de l'énanthème, de l'angine scarlatineuse caractéristique, du signe de Comby ou du signe de Koplik (lequel n'existe franchement dans la rougeole que dans 80 $^0/_0$ des cas) ; l'apparition ultérieure des symptômes nerveux graves pourrait faire penser aussi à la méningite. A la période d'éruption, diagnostic avec la varicelle (voir chapitre suivant).

PRONOSTIC. — Il faut tenir compte du caractère de l'épidémie, de l'influence de la vaccination antérieure, de l'âge des malades ; les nourrissons non vaccinés meurent le plus souvent dès la période de suppuration, les enfants âgés peuvent succomber aux infections secondaires qui succèdent à l'ulcération ou à l'arrachement des pustules.

Prophylaxie. — Toutes les personnes susceptibles d'être en contact avec un varioleux doivent être vaccinées ou revaccinées; isolement strict des malades et des gardes; destruction ou désinfection des objets qui leur ont servi.

Traitement. — Uniquement symptomatique. On a préconisé la lumière rouge (rideaux rouges ou carreaux rouges aux fenêtres), comme diminuant la congestion cutanée. Bains tièdes avec affusions chaudes. Soins méticuleux de propreté de la peau et des muqueuses. Attouchements de la peau au pinceau avec la solution de nitrate d'argent à 2 ou 3 $^0/_0$, onction avec la pommade à l'ichtyol (5 à 10 $^0/_0$).

CHAPITRE VII

VACCINE.

La vaccine est une maladie spontanée du bétail, inoculable à l'homme et l'immunisant contre la variole.

[L'extension de la pratique de l'inoculation vaccinale a fait beaucoup diminuer la morbidité et la mortalité variolique; cependant elles sont encore beaucoup trop considérables en France, où la loi imposant l'obligation de la vaccination dans la première année, et de la revaccination à onze et vingt et un ans, n'a été votée qu'en 1902 et n'est pas encore appliquée La variole a, au contraire, presque complètement disparu en Allemagne, où] la vaccination est depuis 1874 obligatoire pour tout enfant sain à un et à douze ans. La première vaccination se fait au bras droit, la revaccination au bras gauche. Sont seuls exceptés et ajournés à la tournée vaccinale suivante les enfants atteints de maladies fébriles, ou anémiques, rachitiques, scrofuleux, souffrants de maladies cutanées.

Technique de la vaccination. — On emploie la lymphe glycérinée d'origine animale, fournie par les Instituts de vaccine, enfermée en tubes capillaires scellés. On fait avec la lancette à vaccin, sur le muscle deltoïde, trois à six petites incisions d'environ 1^{cm} de longueur limitées aux couches superficielles de la peau; il ne doit pas s'écouler de sang; la main gauche du médecin saisit le bras du

sujet en tendant la peau de façon à faire bâiller les lèvres
des petites plaies et à pouvoir y insinuer la lymphe vaccinale (fig. 80).

ÉVOLUTION. — Au deuxième jour légère rougeur au point

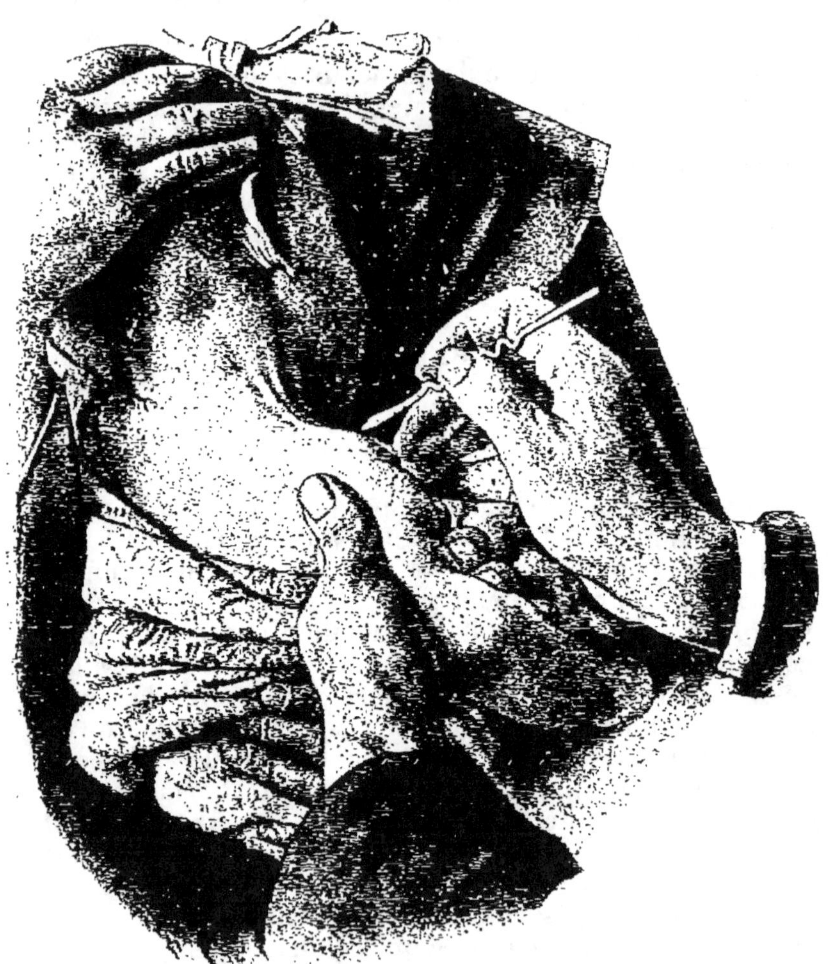

Fig. 80. — Vaccination du nouveau-né.

d'inoculation, au troisième jour petite induration rouge
saillante, au cinquième jour pustule brillante, nacrée,
démangeante, qui continue à se développer jusqu'au
septième et au huitième jour; on note parfois une fièvre
moyenne rémittente et l'albuminurie (dans 20 $^0/_0$ des cas
à la première vaccination, d'après Falkenheim). Vers le

huitième jour apparaît progressivement une dépression centrale, de coloration plus sombre; tantôt les pustules sont simplement auréolées d'une mince bordure inflammatoire, tantôt la peau de la région inoculée est rouge, tuméfiée, indurée (pl. XXVI). Dans la deuxième semaine, le contenu des pustules devient purulent et les pustules elles-mêmes deviennent jaunes; leur centre commence à se dessécher; il se forme une croûte jaune brunâtre, puis brun noirâtre, qui tombe vers le vingt-quatrième jour, en laissant une cicatrice blanche gaufrée ou étoilée.

Quelquefois surviennent à la période d'efflorescence des rashs prévaccinaux, scarlatiniformes, morbilliformes ou pemphigoïdes; ultérieurement, par autoinfection, des pustules secondaires sur différents points du corps; quant à la vaccine généralisée, elle est exceptionnellement rare.

A signaler la transmission spontanée possible de la vaccine aux individus non encore vaccinés offrant une solution de continuité de la peau (eczéma).

L'évolution normale peut être troublée par divers incidents : complications septiques, érysipèle, impetigo contagiosa, si le vaccin est infecté ou si la lancette n'est pas aseptisée; érysipèle tardif, si les pustules écorchées sont souillées. Pour éviter ces complications, il est nécessaire d'employer du vaccin dont la pureté a été vérifiée, de n'utiliser que des instruments flambés ou bouillis, de laver le point d'inoculation au savon, puis à l'alcool, de garantir par un pansement ouaté ou un emplâtre aseptique le point inoculé et les pustules qui s'y sont développées.

Les bains peuvent être autorisés, sous cette réserve que le point d'inoculation est protégé par le pansement et ne trempera pas dans l'eau. En cas d'inflammation périvaccinale trop vive, pansements humides à l'eau bouillie, ou application de poudre (amidon, talc, bismuth, oxyde de zinc). En cas de complications septiques, pansements humides au sublimé.

CHAPITRE VIII

VARICELLE

Syn. — *Fr. :* Petite vérole volante. — *All. :* Spitzpoken, Schafblattern, Wasserpocken, Windpocken. — *Angl. :* Chickenpox, swinepox.

Fièvre éruptive caractérisée par un exanthème vésiculeux avec atteinte minima de l'état général.

Symptomes. — L'incubation est de treize à quatorze jours. Le premier symptôme est l'éruption. Elle débute le plus souvent au visage, parfois au tronc ou aux bras. Elle consiste en petites élevures rouges, dont une partie s'accroît rapidement jusqu'à la dimension d'une lentille, et au bout de quelques heures présente en son sommet une petite vésicule pleine d'un liquide transparent. Ces vésicules grossissent et envahissent bientôt toute l'étendue de la papule, sauf ordinairement un mince pourtour rouge. Elles sont d'abord tendues, hémisphériques, jamais multilobées; en s'accroissant, elles s'ombiliquent. Leur contenu, d'abord limpide et séreux, se trouble plus tard, et leur coloration, de claire, devient jaune (pl. XXVII). Après un ou deux jours, la vésicule se dessèche; il se forme une croûte jaunâtre translucide, plus tard brune et épaisse, dont la chute met à nu une tache rouge, qui disparaît rapidement et ne laisse subsister qu'exceptionnellement et en cas d'évolution ulcéreuse une cicatrice blanche persistante.

Le nombre des vésicules est très variable, souvent à peine deux douzaines. Elles se rencontrent sur toute la surface cutanée, mais surtout sur la poitrine, le dos, le cuir chevelu. Dans un tiers des cas, il y en a aussi sur la conjonctive et dans la cavité buccale, rarement à la vulve, [exceptionnellement au larynx (Marfan)]; rapidement l'épiderme qui les recouvre se rompt, et elles prennent l'apparence d'ulcérations herpétiques. Jamais l'éruption ne se fait en une seule poussée, toujours plusieurs papules avortent avant de passer à l'état de vésicules; on peut donc toujours noter sur un même sujet au même instant les divers stades de l'éruption : petites papules rouges,

avec ou sans petite vésicule miliaire centrale; vésicule
reposant sur une base rouge saillante, ou bordées d'un
simple trait rouge, à contenu clair ou à contenu trouble,
et de grosseur variable « comme dans un ciel étoilé des
astres de la première à la huitième grandeur » (Heubner); croûtes aux différents degrés du dessèchement, et
taches rouges consécutives.

La *durée* de la maladie varie de cinq à dix jours selon
le nombre de poussées, et la restitution complète de la
peau demande environ trois semaines. Dans les premiers
jours, petite fièvre accompagnant chaque poussée éruptive. Etat général troublé seulement par la démangeaison
cutanée; les écorchures qui en résultent peuvent être le
point de départ d'infection secondaire, ou de transformation purulente des vésicules avec formation consécutive de furoncles, et ulcérations cutanées profondes.

Rarement l'éruption est confluente, ou bulleuse, ou
hémorragique; dans des cas exceptionnels, on a vu survenir une néphrite légère.

DIAGNOSTIC. — Les papules du *lichen urticatus* se développent d'abord sur la moitié inférieure du corps et
n'aboutissent jamais à de véritables formations vésiculeuses. La *variole* se distingue par les prodromes graves,
la fièvre élevée, la tuméfaction érysipéloïde et la rougeur
du visage et du cuir chevelu, la confluence évidente des
vésicules et des pustules, [mais ces symptômes manquent
dans les formes atténuées, dites *varioloïdes;* le diagnostic
se fait alors par les caractères mêmes des éléments éruptifs. Ils sont tous de même âge dans la varioloïde, à des
périodes différentes d'évolution dans la varicelle; la vésicule est au début multilobée dans la varioloïde, franchement hémisphérique dans la varicelle. Son contenu est
trouble dès le début dans la varioloïde, limpide au moins
au début dans la varicelle. La vésicule à son plein développement repose directement sur la peau dans la varicelle ou présente à peine un fin liseré rouge, elle forme
le sommet d'une base rouge indurée dans la varioloïde;
elle ne se déprime que tardivement dans la varicelle, elle
s'ombilique presque d'emblée dans la varioloïde. La
croûte laisse en se détachant une cicatrice gaufrée persistante dans la varioloïde, et seulement une tache rouge
qui disparaît plus tard complètement dans la varicelle.]

TRAITEMENT. — Quelques jours de repos au lit, alimentation légère ; sur les boutons, pour éviter les démangeaisons et les infections secondaires, lotions thymolées, poudres antiseptiques, emplâtres préservatifs.

CHAPITRE IX

DIPHTÉRIE

Maladie spécifique due au bacille diphtérique de Klebs-Loffler, et caractérisée cliniquement par un exsudat pseudo-membraneux au point atteint et une intoxication générale de l'organisme.

Le mal frappe avec prédilection le gosier, les fosses nasales et le conduit laryngo-trachéal ; le bacille se multiplie rapidement sur la muqueuse de ces cavités et, après un temps d'incubation variable, amène la nécrose superficielle de la couche épithéliale. Les parois des vaisseaux sous-jacents s'altèrent, s'engorgent et laissent exsuder abondamment une sérosité d'origine sanguine (substance fibrinogène). De la coagulation de cette exsudation résulte une couenne fibrineuse, la pseudo-membrane diphtérique (pl. XII, fig. 1), solidement adhérente au tissu sous-jacent (pl. XXVIII, fig. 1).

Le bacille diphtérique existe dans l'exsudat fibrineux et les parties superficielles de la muqueuse sous-jacente ; il ne pénètre pas dans la profondeur et n'envahit pas la circulation, ni les organes internes. Mais, au foyer du mal, il déverse une sécrétion toxique, la toxine diphtérique, qui empoisonne tout l'organisme ; sous son action, les cellules vivantes des différents organes s'altèrent : au cœur, dégénérescence graisseuse et parfois cireuse de la fibre musculaire, myocardite interstitielle secondaire ; au rein, néphrite parenchymateuse ; au système nerveux, névrites périphériques et altérations inflammatoires jusque dans la moelle épinière.

La virulence du bacille diphtérique est augmentée par son association avec d'autres bactéries pathogènes, en particulier le streptocoque.

§ 1er. — *Symptômes*.

L'allure clinique de la maladie varie avec la localisation primitive, qui peut être pharyngée (angine diphtérique), nasale, laryngée (croup), conjonctivale, vulvaire, cutanée.

Diphtérie pharyngée (angine diphtérique). — Syn. — Angine couenneuse.

Forme commune (Marfan). — Gorge à peine rouge, amygdales et luette modérément gonflées ; sur une amygdale, ou sur les deux, plus rarement sur la luette ou la paroi postérieure du pharynx, petites taches blanches fibrineuses, confluant rapidement en une plaque à contours irréguliers (pl. XXVIII, fig. 2). Elle reste stationnaire ou s'étend soit par propagation de proche en proche, soit par confluence de nouvelles taches ; dans la forme extensive, l'isthme du gosier tout entier, puis l'arrière-gorge, sont rapidement tapissés par une couenne épaisse, qui envahit en haut le palais et les fosses nasales, en bas le larynx et la trachée.

L'exsudat, d'abord franchement blanc, prend bientôt un ton jaunâtre ou grisâtre ; les bords sont nettement limités, en relief ; la fausse membrane est ferme, élastique, adhérente, ne se laisse décoller que par lambeaux et en faisant saigner la muqueuse. Les ganglions sous-maxillaires sont durs sans être très volumineux. La déglutition reste facile, la voix est à peine altérée.

La température est peu élevée, 38° à 38°,5 ; il y a de l'abattement, de l'anorexie, un peu d'albuminurie dans la moitié des cas.

[*Forme maligne* (Marfan). — Maligne d'emblée ou plus rarement par transformation d'une angine commune non traitée. Début plus souvent brusque et plus souvent fébrile que dans la forme précédente, déglutition plus rapidement gênée ; cou précocement tuméfié ; voix nasonnée ; écoulement nasal séro-purulent ; langue sale ; haleine fétide ; lèvres excoriées et saignantes.

Gorge couverte dans toute son étendue d'une couenne épaisse, grisâtre, et par endroits brunâtre par infiltration sanguine (pl. XXIX) ; tuméfaction intense et rougeur vive de la muqueuse environnante ; gonflement des ganglions du

cou avec œdème péri-ganglionnaire (cou proconsulaire).
Grande prostration, pâleur, albuminurie parfois abondante. Fréquence des épistaxis, des hémorragies gingi-
vales et gutturales, des pétéchies cutanées. Mort rapide
possible par intoxication, cyanose, angoisse, annoncée
par vomissements, faiblesse du pouls; ou guérison apparente, suivie au bout de quelques jours de l'apparition
du *syndrome secondaire de la diphtérie maligne* (Marfan) :
pâleur persistante, apathie, troubles de la déglutition,
paralysie précoce du voile, pouls faible et accéléré, augmentation de la matité hépatique, dilatation du cœur,
vomissements comportant le pronostic le plus mauvais,
annonçant la mort subite.]

Diphtérie laryngée (croup). — Le plus souvent, elle
accompagne ou suit la diphtérie pharyngée, et, en ce
cas, ne tient pas le premier plan sur la scène morbide.
Quand la diphtérie laryngée est primitive, les premiers
symptômes sont ceux d'une laryngo-trachéite, mais ils
croissent et empirent à vue d'œil : voix basse, éteinte,
couverte; toux rauque, sèche, obscure, respiration gênée.
La sténose laryngée augmentant du fait de la tuméfaction
inflammatoire, de l'épaisseur des fausses membranes [et
surtout du spasme laryngé (Marfan)], les muscles respirateurs accessoires entrent en jeu, un tirage inspiratoire
se produit dans toutes les parties du thorax. [Il est à la
fois : sous-sternal, l'épigastre semble avalé par le thorax
à chaque inspiration; sus-sternal, la dépression sus-ster-
nale et les creux sus-claviculaires s'enfoncent profondément derrière ces os; costal, les espaces intercostaux se
dépriment; plus tard, médiosternal, le corps du sternum
et les cartilages costaux correspondants semblent aller
toucher la colonne vertébrale à chaque inspiration, cette
dernière variété ne se voit que chez les jeunes enfants à
côtes encore très flexibles. La respiration devient de plus
en plus difficile, elle se ralentit; l'enfant se fatigue, l'inspiration devient bruyante. Parfois, crises de suffocation
par accumulation de glaires, par obturation due à une
membrane flottante [ou par spasme]. Si la sténose croissante n'est pas opératoirement conjurée, le processus
gagne les bronches, et les malades succombent à la fois
à l'asphyxie et à l'intoxication diphtérique.

Diphtérie nasale. — Elle est le plus souvent concomitante d'une diphtérie pharyngée, mais chez les nourrissons elle est souvent la première localisation de la diphtérie et a une fâcheuse tendance aux complications septiques; la respiration nasale est difficile et bruyante, les narines sont tuméfiées et laissent couler une sécrétion d'abord séro-sanguinolente mêlée de flocons, plus tard purulente. A l'examen microscopique : rougeur et tuméfaction de la muqueuse, exsudat blanc fibrineux dans le fond des fosses nasales. Mêmes symptômes généraux d'intoxication qne dans les autres localisations. Tout coryza purulent doit éveiller l'idée de diphtérie possible [surtout s'il est unilatéral].

On a décrit sous le nom de *rhinite pseudo-membraneuse* une forme de diphtérie nasale chronique, avec formation de fausses membranes étendues, mais sans altération de l'état général et de pronostic bénin.

Diphtérie oculaire. — Localisation de la diphtérie assez rare, primitive ou secondaire. Il se forme graduellement, sur la conjonctivite, tantôt une exsudation superficielle, facilement détachable, tantôt une fausse membrane blanc bleuâtre ou jaune ambrée, adhérente, qui ne peut être enlevée qu'avec peine (pl. XXX, fig. 1 et 2); hémorragie et perte de substance. La fausse membrane peut s'étendre au globe de l'œil et même à la cornée; la sécrétion, d'abord séro-sanguinolente, devient purulente quand la guérison approche.

Diphtérie vulvaire. — Localisation rare de la diphtérie, accompagnée souvent de symptômes toxiques graves. Le mont de Vénus, la face interne des cuisses et les grandes lèvres sont fortement tuméfiées et rouges; les ganglions lymphatiques voisins sont hypertrophiés. Sur les grandes et les petites lèvres, ulcérations profondes de la dimension d'une lentille ou d'une fève, multiples et disséminées, ou souvent confluentes, recouvertes de membranes blanc grisâtre adhérentes. Parfois toute la vulve est recouverte en masse d'un exsudat gris sale cohérent, sous lequel il y a des nécroses profondes.

§ 2. — *Complications.*

Les complications les plus fréquentes sont la néphrite, la bronchite, la broncho-pneumonie, la myocardite et les paralysies.

La myocardite tient à une altération des fibrilles musculaires cardiaques due à un œdème toxique directement causé par la toxine diphtérique (Eppinger). La force de contraction cardiaque baisse tantôt insensiblement, tantôt soudainement, ce qui peut causer la mort subite; le danger de paralysie cardiaque existe tant dans la période aiguë que pendant la convalescence, il faut en tenir compte pour le traitement.

Les paralysies post-diphtériques sont la conséquence de névrites périphériques évoluant sans fièvre, sans douleur, sans paresthésie. Elles guérissent, presque sans exception, après quatre à six semaines; le voile du palais est touché avec prédilection (nasonnement, reflux des liquides par le nez au moment de la déglutition), ainsi que certains muscles oculaires (troubles de l'accommodation, diplopie). Plus rarement, la paralysie atteint les muscles du tronc et des extrémités; menaçantes sont les paralysies du larynx, du pharynx, des muscles abdominaux et du diaphragme.

§ 3. — *Diagnostic.*

Diagnostic clinique. — Il importe de distinguer la diphtérie pharyngée des angines non diphtériques, et la diphtérie laryngée de la laryngite striduleuse (faux croup). Pour le diagnostic clinique, voir les chapitres Angine et Laryngite.

Diagnostic bactériologique. — 1° **Examen direct par frottis.** — On prend avec l'extrémité d'un fil de platine une parcelle de l'exsudat, on la délaye dans une goutte d'eau distillée et on l'étale entre deux lames porte-objet.

Fig. 81. — Frottis d'angine diphtérique. Nids de bacilles diphtériques, cocci isolés, abondants flocons de fibrine. Coloration au bleu de méthylène. Grossi 510 fois.

Fig. 82. — Frottis d'angine lacunaire non diphtérique. Amas confus de microbes variés, sans prédominance d'aucune espèce microbienne, rares filaments de fibrine. Coloration au bleu de méthylène. Grossi 510 fois.

On fixe en passant la lame sur une flamme. On colore
au bleu de méthylène (Loffler). Les bacilles diphtériques
sont de minces bâtonnets légèrement arqués, à peu près
aussi longs, mais deux fois plus larges que les bacilles
tuberculeux. Leurs bouts sont arrondis, souvent renflés
en forme de massue ; la disposition réciproque des bacilles
en angles formant des V et des X est caractéristique
(fig. 81). La coloration au bleu de méthylène les colore
vivement en bleu et met souvent en relief une constitution
granuleuse particulière. Il faut tenir compte de la grande
diffusion du bacille diphtérique, même dans les gorges
de personnes saines ; la présence de bacilles isolés dans
le frottis d'une gorge malade n'est pas une preuve de la
nature diphtérique du mal, il faut constater des amas
compacts de bacilles. Inversement, un résultat négatif ne
suffit pas à bouleverser le diagnostic clinique, soit que
les bacilles diphtériques se trouvent submergés par une
prolifération excessive de bactéries associées, soit qu'ils
fassent fortuitement défaut dans les parties examinées
(fig. 82). [Il faut donc compléter toujours l'examen direct
par la culture ; celle-ci se fait de la façon suivante :

2° **Culture.** — Avec une palette de platine préalablement
rougie, puis refroidie, on touche la gorge du malade ; on
passe plusieurs fois la palette à la surface d'un tube de
sérum de bœuf coagulé, on porte à l'étuve à 37°. Au bout
de vingt-quatre heures, parfois même de dix-huit heures,
des colonies de bacilles diphtériques se sont développées ; la plupart des autres microbes ne se développent
pas, ou se développent mal. Les colonies de streptocoques sont petites, transparentes, et non saillantes et
blanches comme celles du bacille diphtérique ; les colonies de staphylocoques, de tétragènes, de sarcines, y res-
semblent davantage à l'œil nu, mais sont facilement dis-
tinguées par un examen sur lame montrant seulement
des formes en cocci.]

§ 4. — *Traitement.*

Traitement spécifique, sérothérapie. — Le sérum doit
être injecté le plus tôt possible. Le sérum a une action
locale et une action générale : il entrave l'extension des
symptômes locaux et amène la chute de l'exsudat fibri-

neux ; il neutralise presque complètement la toxine diphtérique qui est encore dans la circulation au moment de l'injection, mais il est impuissant contre les désordres déjà produits par la toxine et n'a qu'une action indirecte sur les infections associées. On doit injecter, quel que soit l'âge du sujet, 10 centim. cubes de sérum de Roux en cas de diphtérie localisée (ou mille unités antitoxiques[1], ou deux doses de Behring), 20 centim. cubes en cas d'angine extensive ou de laryngite, 40 centim. cubes en cas de tirage ou d'intoxication profonde, 5 à 10 centim. cubes comme injection prophylactique.

L'injection de sérum se fait avec une seringue stérilisable de 20 centim. cubes (seringue de Roux) en un point où le tissu cellulaire sous-cutané est lâche, habituellement la partie latérale gauche de l'abdomen (fig. 83); le point choisi est aseptisé, un pli de peau y est fait avec la main gauche, et l'aiguille y est enfoncée parallèlement à la surface du corps, de façon que son extrémité soit libre sous la peau (fig. 84). L'aiguille retirée, un carré d'ouate est appliqué; inutile de masser le point de l'injection, il n'y a pas de douleur, mais seulement une légère sensation de tension. Dans les quatorze premiers jours qui suivent l'injection, survient parfois une élévation de température, avec altération de l'état général et éruption urticarienne, rarement des douleurs rhumatoïdes; ces incidents durent quelques heures à un ou deux jours et sont toujours bénins.

[MM. Marfan et Le Play ont montré que les éruptions urticariennes coïncident avec l'apparition dans le sang du malade de la propriété de provoquer un précipité, si ce sang est ajouté au sérum qui a servi à l'injection. L'éruption serait due à la précipitation dans les capillaires cuta-

---

[1] Le sérum antidiphtérique est le sérum du sang de chevaux fortement immunisés contre la diphtérie par une série d'injections de toxine diphtérique à doses croissantes. Le pouvoir du sérum obtenu se mesure à sa puissance de neutralisation vis-à-vis la toxine diphtérique. On appelle unité antitoxique (en abréviation I. E. = Immunisirungs-Einheit) la quantité de sérum capable de neutraliser cent doses de toxine mortelles pour le cobaye. Si cette quantité est de 1 centimètre cube, on dit qu'il s'agit d'un sérum de valeur 1; si cette quantité est de un centième de centimètre cube, on dit qu'il s'agit d'un sérum de valeur 100. [Ces indications, en usage à l'étranger, n'ont pas de raisons d'être en France, où le sérum fourni par l'Institut Pasteur a un pouvoir de valeur constante; cette notation est du reste incomplète. Louis Martin a montré qu'il faut tenir compte, non seulement du pouvoir antitoxique d'un sérum, mais aussi de son pouvoir anti-infectieux et de son pouvoir vaccinant; les trois propriétés ne varient pas proportionnellement.]

nés du sérum injecté, persistant encore en partie dans la circulation. Quant aux éruptions scarlatiniformes, plus rares et plus tardives, elles relèvent d'un autre mécanisme; elles ne se voient jamais quand on injecte du sérum à des enfants sains (injections prophylactiques) et semblent de la nature des érythèmes infectieux quand elles ne sont pas des scarlatines méconnues.]

Traitement local et traitement général. — Irrigations buccales et nasales, bains tièdes (35°) avec affusions chaudes; nourriture légère, stimulante.

En particulier, dans la *diphtérie nasale*, irrigations nasales avec des solutions antiseptiques faibles, ou instillations d'huile mentholée, ou insufflations de poudre d'acide borique; dans la *diphtérie oculaire*, lavages, application de compresses humides chaudes; dans la *diphtérie vulvaire*, lavages suivis de pulvérisations iodoformées; contre la néphrite ou la paralysie, aucun traitement spécial.

Dans le *croup*, au début, bains chauds, enveloppements chauds sudorifiques, chambre de vapeur pour calmer la tuméfaction inflammatoire et faciliter le décollement des fausses membranes. En cas de tirage, tubage (Bouchut, O'Dwyer) ou trachéotomie (Bretonneau, Trousseau).

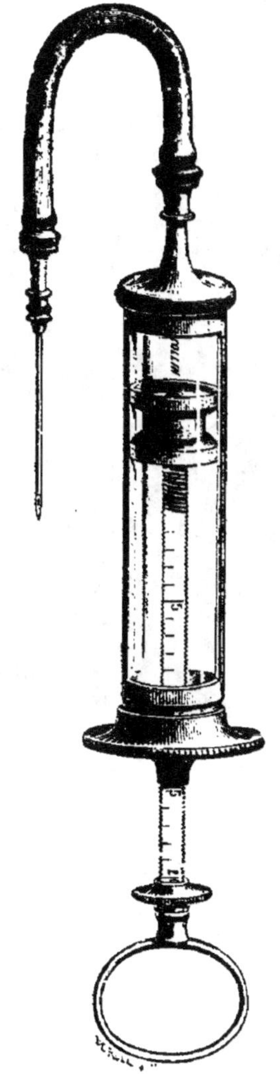

Fig. 83.

Seringue à sérum du Dr Roux.

Tubage. — Il consiste à introduire dans le larynx (fig. 85) un tube creux, métallique (on en fait aussi en ébonite et en caoutchouc rouge, peu usités en France) (fig. 86 à 90); le tube reste en place environ deux ou trois jours, temps souvent suffisant depuis la sérothérapie pour permettre une rétrocession suffisante du processus local. L'enfant est enveloppé du cou jusqu'aux pieds dans un drap et couché sur un

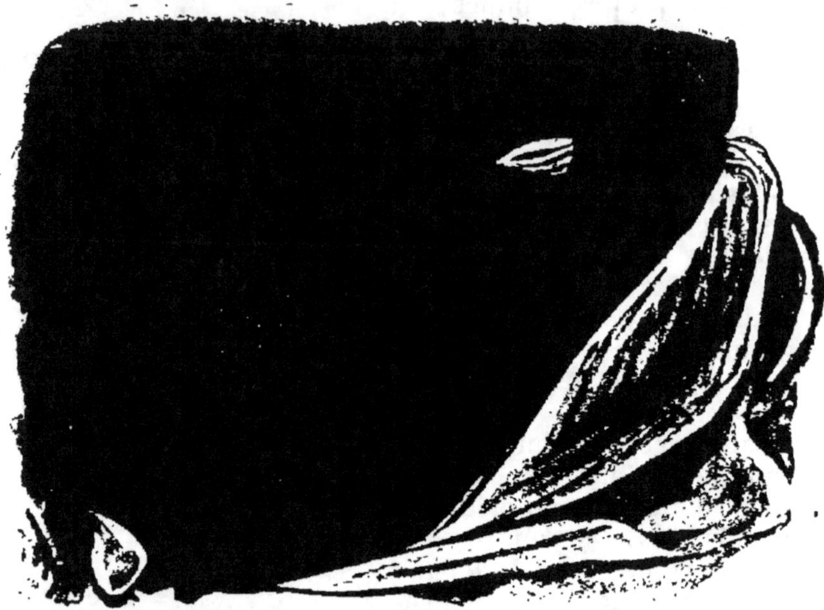

Fig. 84. — Injection de sérum (méthode et instrumentation allemandes).

L'enfant est couché sur le côté droit; l'opérateur, les bras appuyés sur le corps de l'enfant pour réprimer ses mouvements intempestifs, fait un pli à la peau du thorax dans la région du creux axillaire et y introduit l'aiguille parallèlement à la surface du corps.

(En France, l'injection se fait avec la seringue de Roux (fig. 83), munie d'un tuyau de caoutchouc qui en facilite le maniement; la piqûre se fait à la partie latérale de l'abdomen, dans le tissu cellulaire sous-cutané.)

lit, ou mieux, maintenu par un aide assis (fig. 93); l'aide tient entre ses cuisses rapprochées les jambes de l'enfant. La main droite appuyée sur le front de l'enfant, il maintient la tête dans la rectitude en l'appuyant contre sa propre poitrine; l'opérateur introduit alors un ouvre-bouche (fig. 91) entre les mâchoires de l'enfant, à gauche, et l'aide maintient l'instrument avec sa main gauche. L'enfant étant ainsi préparé, l'opérateur introduit profondément dans la gorge l'index de la main gauche et va reconnaître l'entrée du larynx ; la pulpe de l'index relève l'épiglotte et déprime la base de la langue. La main droite tenant bas le manche de l'introducteur auquel le tube est adapté (fig. 92), ce dernier est introduit dans la cavité buccale (fig. 93), tube et introducteur devant rester constamment dans le plan médian vertical du corps ; puis le manche de l'introducteur est relevé peu à peu, au fur et à mesure que le tube pénètre plus profondément

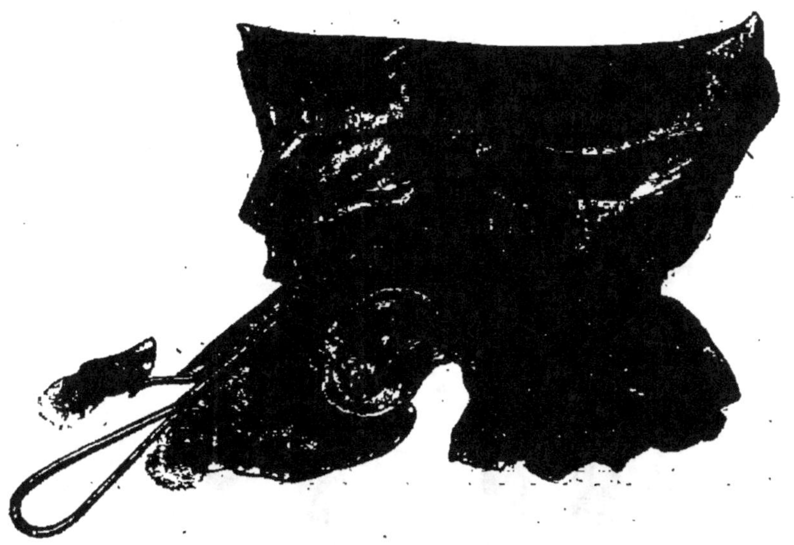

Fig. 85. — Intubation avec tube élastique (instrumentation allemande).

Pour l'introduction le tube s'adapte d'abord à la courbure de la langue sur laquelle est calculée la courbure de l'introducteur, puis à la courbure en sens inverse du conduit laryngo-trachéal. On voit comment le doigt indicateur placé à l'orifice du larynx, aussi loin que possible latéralement sur le pli aryténo-épiglottique, redresse en avant et en haut l'épiglotte et la base de la langue, pour faciliter au maximum l'entrée dans le larynx.

(fig. 94) ; le manche de l'introducteur, toujours maintenu dans le plan médian, devient horizontal quand l'extrémité du tube arrive à l'entrée du larynx. L'index gauche sert de guide dans toute cette opération, et quand le tube, glissant le long de son bord droit, a commencé à pénétrer dans le larynx, l'index quitte le bord du larynx pour se poser sur le rebord supérieur du tube et le pousser complètement dans le larynx. Une fois le tube en place, la main droite manœuvre l'introducteur pour le retirer du tube, puis de la bouche, en faisant en sens inverse la

même manœuvre que pour l'introduire, et la pulpe de
l'index, maintenue sur l'extrémité supérieure du tube,
l'empêche de quitter le larynx, entraîné par l'introducteur. [Un fil passé sur le rebord du tube, dans un trou

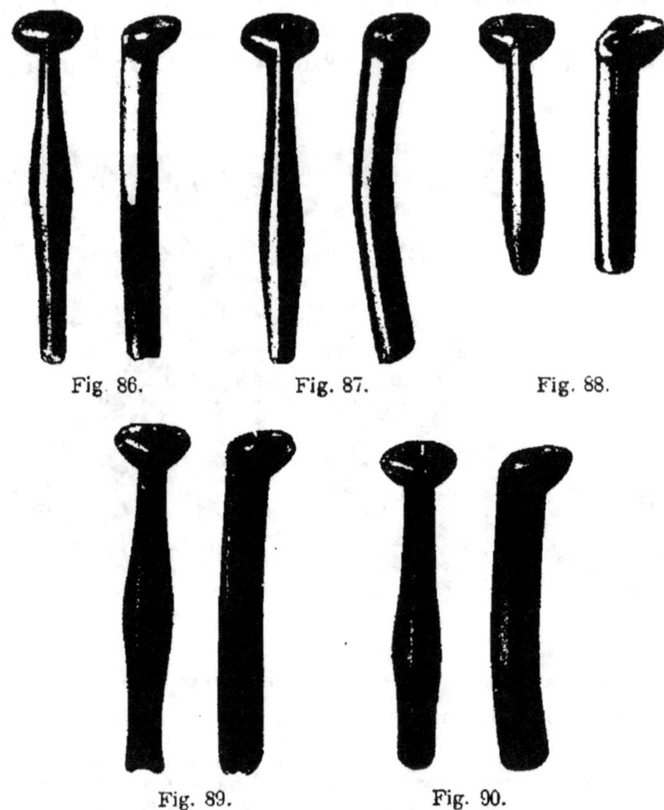

Fig. 86.   Fig. 87.   Fig. 88.

Fig. 89.   Fig. 90.

Fig. 86 à 90. — Tubes laryngiens.

Tubes métalliques : fig. 86) tubes primitifs d'O'Dwyer ; fig. 87) tubes incurvés
de Bauer ; fig. 88) tubes courts de Bayeux. — Tubes en gomme : fig. 89) tubes
d'ébonite d'O'Dwyer ; fig. 90) tubes élastiques de Trumpp.

qui existe à cet effet (fig. 86 à 90), sert à ramener le tube
s'il n'est pas bien en place, s'il est introduit dans le pharynx, ou encore si, une fois en place, il est bouché par
du mucus et des fausses membranes. S'il est, au contraire, bien placé et bien supporté (et le bruit produit par
le passage de l'air en donne l'assurance), on coupe le fil.
Le tube est laissé en place deux ou trois jours.] Pour

l'extraire, on se sert d'un extracteur spécial (fig. 95)
[ou d'un procédé dit procédé du pouce (Bayeux) : il
consiste à empaumer avec la main gauche le cou de
l'enfant, le pouce de cette main appuyant, à travers la

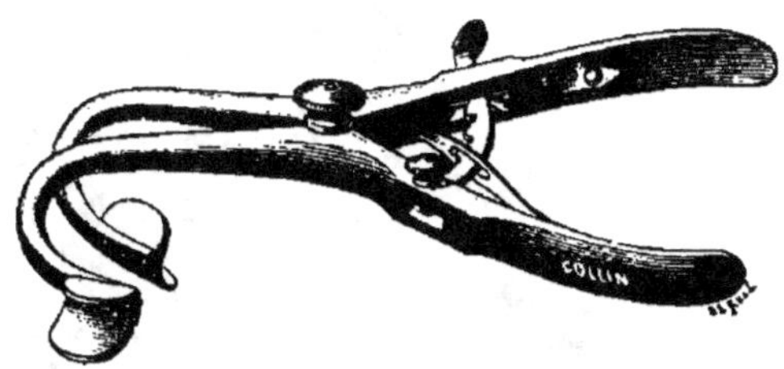

Fig. 91. — Ouvre-bouche du docteur O'Dwyer.

trachée, sur l'extrémité inférieure du tube placé dans le
conduit laryngo-trachéal; ce pouce appuie fortement sur
le tube au moment même où, avec la main droite, on
fléchit brusquement en avant la tête de l'enfant. Le tube
se trouve alors chassé dans le pharynx par la pression
du pouce, comme un noyau de cerise échappe d'une

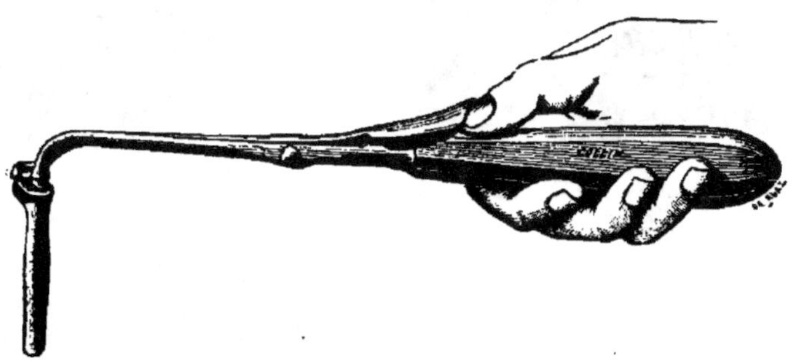

Fig. 92. — Intubateur de Collin sur lequel les mandrins sont fixés par un verrou.

cerise pressée entre le pouce et l'index, et l'enfant
crache de lui-même le tube revenu dans la bouche. Ce
procédé est surtout pratique avec les tubes courts de
Bayeux.]

Trachéotomie. — Si le tubage est contre-indiqué par
une raison quelconque, s'il ne suffit pas à rétablir le libre
accès de l'air, [si après deux ou trois applications de

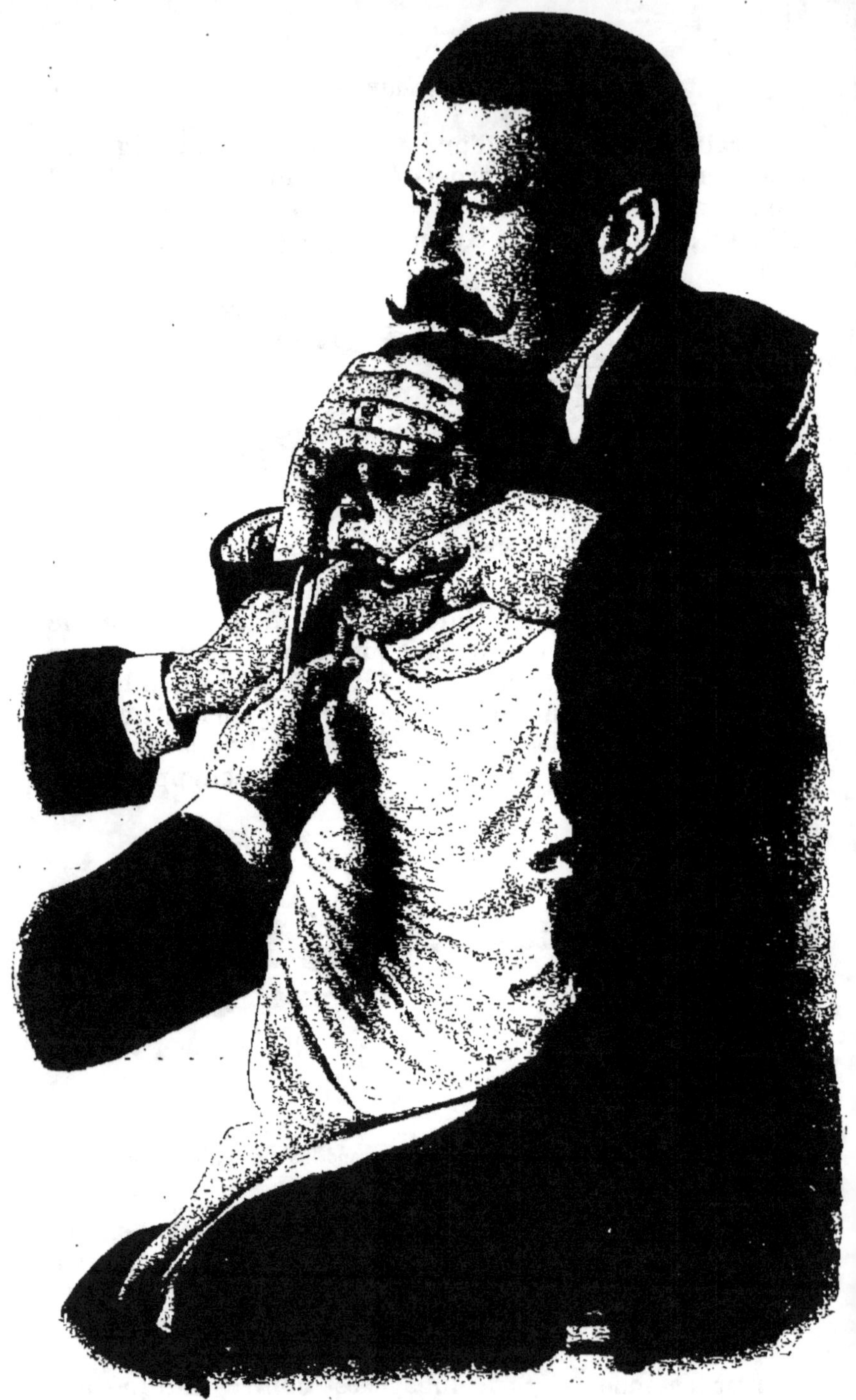

Fig. 93. — Tubage ; instrumentation d'O'Dwycr ; tube d'ébonite.
1ᵉʳ temps : introduction dans la cavité buccale, le manche de l'introducteur est abaissé.

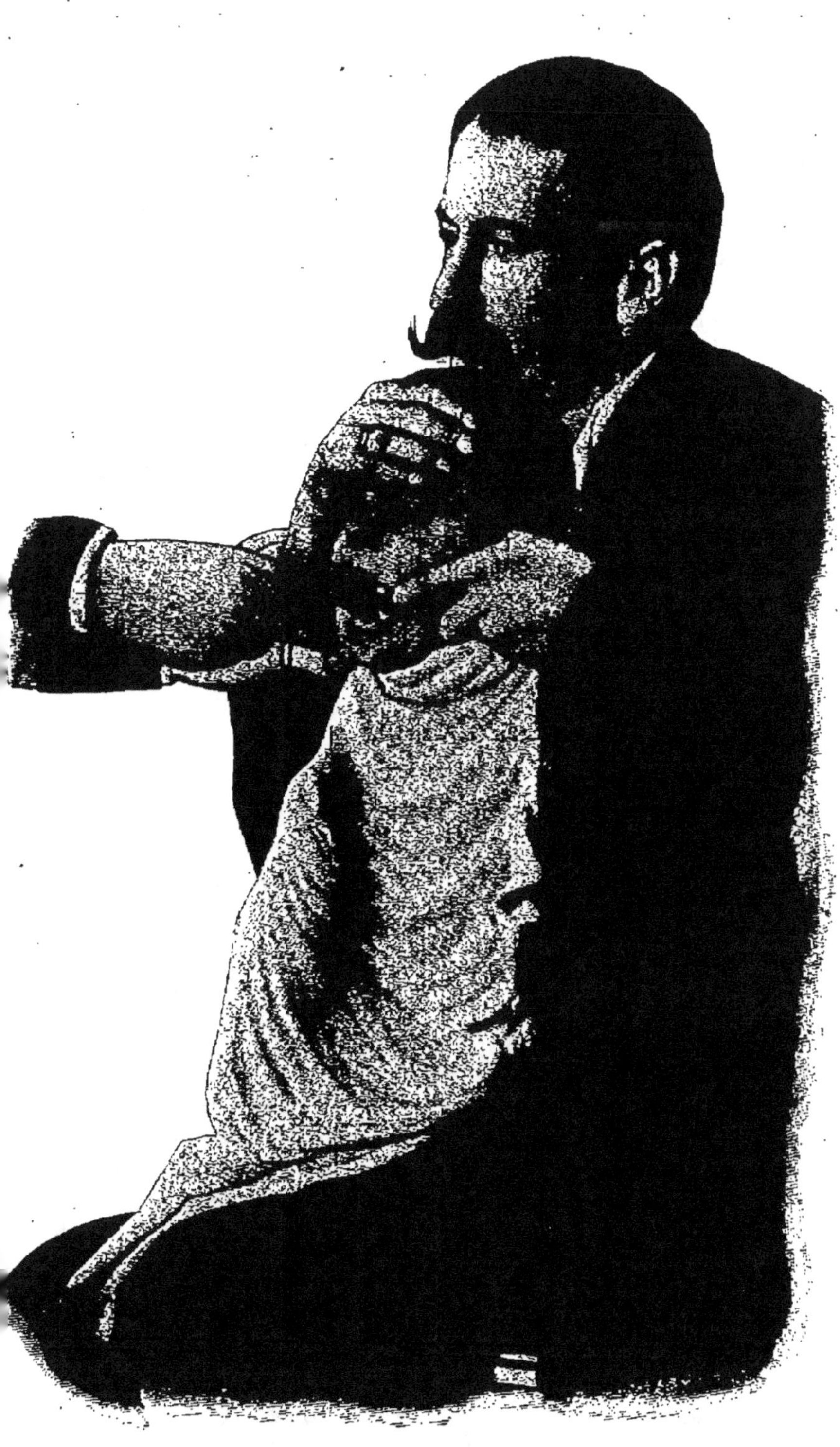

Fig. 94. — Tubage.
2ᵉ temps : introduction dans le larynx, le manche de l'introducteur est relevé.

tube, de deux ou trois jours chaque, il y a encore un obstacle à la respiration naturelle], il faut en venir à l'opération sanglante, à l'ouverture de la trachée au-dessous du larynx, à la trachéotomie. [En France, on n'emploie guère la *trachéotomie réglée*, avec narcose, incision étendue, dissection plan par plan, ouverture de la ligne blanche à la sonde cannelée, recherche de l'isthme du corps thyroïde que l'on recline en bas pour inciser plus haut (trachéotomie supérieure) ou en haut pour inciser plus bas (trachéotomie inférieure). Les planches XXXI, XXXII, XXXIII montrent les différents temps de ce

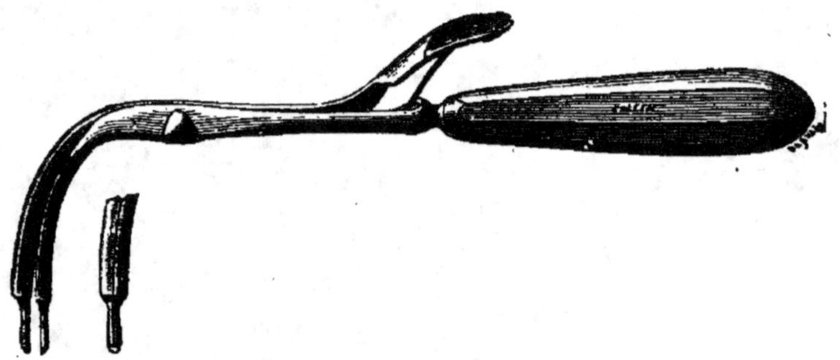

Fig. 95. — Extracteur des tubes.

procédé, seul employé en Allemagne. Ainsi faite, la trachéotomie est une véritable opération. Nous préférons de beaucoup la *trachéotomie rapide*, par le procédé classique dans nos hôpitaux, dont la durée ne dépasse pas une ou deux minutes. Elle répond beaucoup plus au caractère d'extrême urgence de l'intervention. Elle est facile; après quelques exercices sur le cadavre, après avoir assisté à une ou deux interventions, nos internes la pratiquent aussi sûrement que les vieux praticiens. Elle évite le chloroforme, elle ne fatigue pas l'enfant; la cicatrice est moins grande que dans le procédé allemand, aucune suture vasculaire ou cutanée n'est nécessaire.

Le petit malade est couché sur une table, un drap roulé sous la nuque et sous les épaules pour faire saillir le cou; un aide tient la tête entre ses mains et la maintient dans la rectitude, un autre maintient les bras et les jambes de l'enfant (à défaut on attache l'enfant dans un drap). L'opérateur se place au côté droit du malade, saisit de la main gauche le larynx entre le pouce et le médius et le maintient solidement; l'index resté libre va jouer le plus grand rôle dans tout le reste de l'opération, c'est lui qui, explorant la peau, puis la plaie, indiquera le chemin au bistouri. La vue ne sert pas, à cause du sang qui, dès la première incision, sort à flot des veines congestionnées par l'asphyxie; il n'y a pas à s'occuper de cet écoulement de sang, il s'arrête dès l'ouverture de la trachée.

1er *temps :* l'index gauche cherche le bord inférieur du cartilage cricoïde, facile à reconnaître chez l'enfant, et s'y fixe. Le bistouri, tenu de la main droite, incise du même coup la peau et l'aponévrose sur la ligne médiane, à partir de ce point jusqu'à 2 ou 3 centimètres plus bas. L'index gauche s'introduit immédiatement dans l'angle supérieur de la plaie, reconnaît la trachée, et s'y fixe aussi haut que possible.

2e *temps :* le bistouri est introduit à l'angle supérieur de la plaie, le dos glissant le long de l'index, et, de la pointe du bistouri, l'opérateur perfore la trachée, puis continue l'incision sur la ligne médiane sur 1 ou 2 centimètres, selon la dimension de la canule à introduire. Dès la ponction de la trachée, l'air s'échappe en bouillonnant à travers le sang; l'index reconnaît alors la plaie trachéale.

3e *temps :* la main droite, qui a quitté le bistouri, saisit la canule, en introduit le biseau dans l'orifice trachéal, puis redresse la canule dans le plan médian et la fait pénétrer dans la trachée; le bruit canulaire produit par le passage de l'air indique qu'elle est bien en bonne place. L'enfant est alors mis en position assise, et les deux cordons fixés aux ailettes latérales de la canule sont noués derrière le cou pour la maintenir en place.

Si on ne réussit pas à introduire du premier coup la canule dans la plaie trachéale, on emploie le dilatateur, qui ouvre largement la plaie trachéale, permet au malade de respirer, de tousser pour rejeter le sang pénétré dans la trachée et parfois aussi des fausses membranes trachéales; puis le dilatateur sert de guide pour l'introduction de la canule.

La canule contient un tube interne mobile qui doit être enlevé, nettoyé et réintroduit toutes les fois que des mucosités s'y accumulent, toutes les deux ou trois heures, en général, le premier jour. La canule elle-même est changée toutes les vingt-quatre heures. Au bout de deux ou trois jours, on essaye de laisser l'enfant sans canule ; on vérifie la perméabilité du larynx en bouchant quelque temps la plaie avec le doigt. Une fois la canule définitivement enlevée, la plaie se cicatrise très vite.]

CHAPITRE X

OREILLONS

SYN. — *Fr.* : Fièvre ourlienne. — *All.* : Mumps.

Maladie contagieuse aiguë fébrile, caractérisée par une tuméfaction des glandes parotides et du tissu environnant.

SYMPTOMES. — L'incubation, silencieuse, varie de une à trois semaines. Le seul prodrome est un malaise général, bientôt suivi de douleurs locales. L'enfant se plaint d'une tension douloureuse dans la région de l'oreille, et de gêne en mastiquant et en avalant. En même temps apparaît, sous le lobule de l'oreille, une tuméfaction notable qui s'étend en avant dans la région parotidienne (fig. 96). Souvent l'œdème secondaire gagne toute la région, et même toute la moitié correspondante du visage, jusqu'au nez et à l'orbite, et le cou jusqu'à l'extrémité externe de la clavicule. Le lobule de l'oreille est soulevé horizontalement par la tuméfaction, position caractéristique, et le visage est élargi. Fréquemment, l'affection gagne, après deux ou trois jours, l'autre parotide, et la confluence de l'œdème sous le maxillaire donne alors à la tête une forme en poire.

La peau des parties tuméfiées est normale ou seulement un peu rosée. Les parotides, et parfois aussi les glandes sous-maxillaires, les glandes sublinguales, et les ganglions de l'angle de la mâchoire sont sensibles à la pression et forment des masses indurées au milieu de la tuméfaction molle, pâteuse, qui les entoure.

L'état général est peu touché ; la fièvre initiale monte rarement au-dessus de 38°,5. Souvent angine lacunaire avec fétidité de l'haleine ; diminution de la tuméfaction

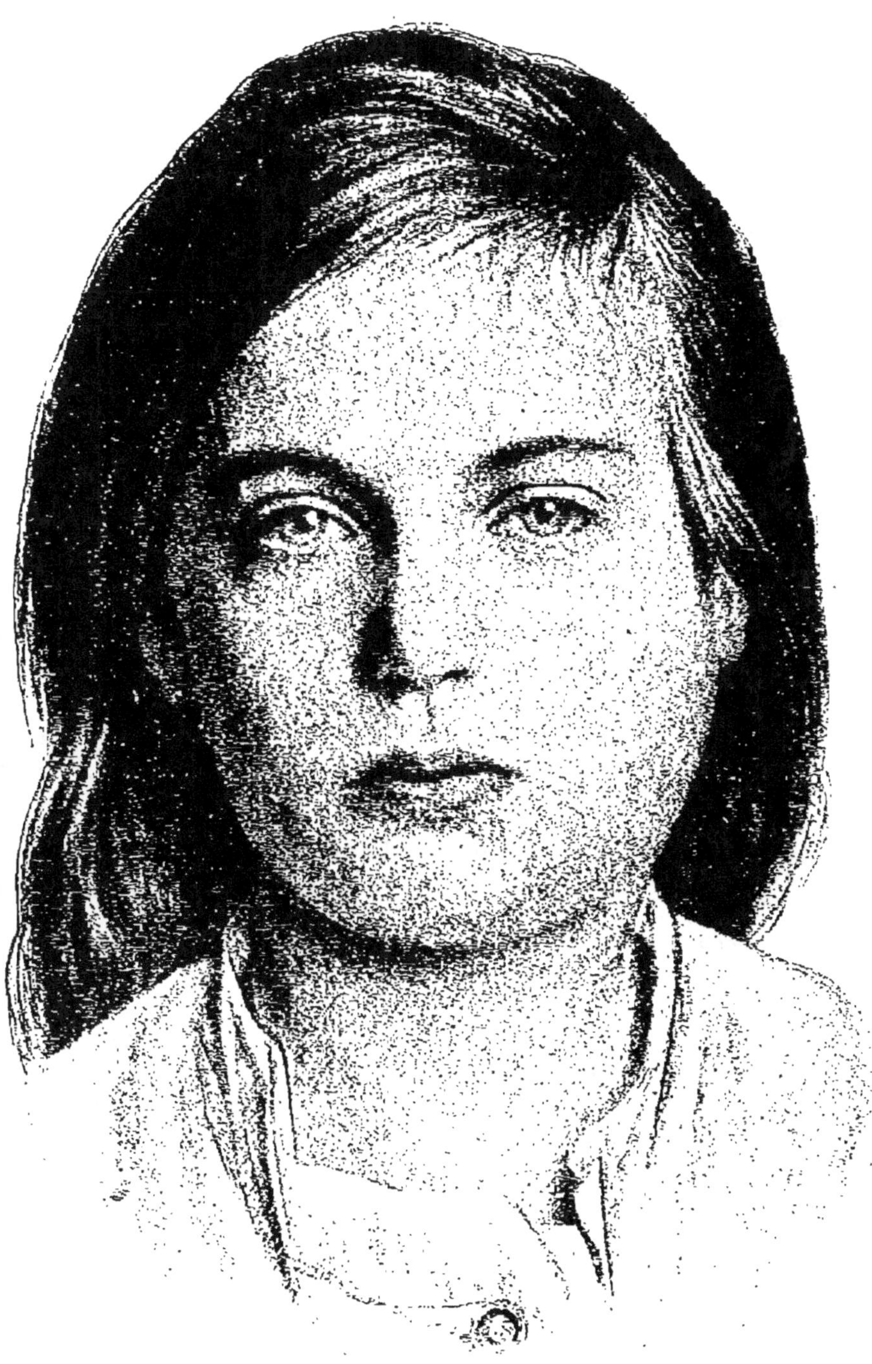

Fig. 96. — Oreillons.

La figure montre la tuméfaction de la région parotidienne gauche ayant envahi le visage et la région sous-maxillaire et causé le soulèvement caractéristique du lobule de l'oreille. L'effacement de la fosse qui sépare l'apophyse mastoïde de la branche montante du maxillaire ne peut se voir sur cette photographie. (Comparez avec la figure 116, qui reproduit une adénite cervicale.)

après deux à trois jours, disparition complète au bout de huit jours. La tuméfaction successive des deux glandes peut prolonger la maladie.

Quelquefois la glande sous-maxillaire est prise au lieu de la parotide (*oreillons sous-maxillaires*).

Les *complications* du côté de l'oreille moyenne ne sont pas rares, il peut en résulter une surdité complète, incurable ; la *néphrite* a été observée ; quant aux *orchites ourliennes*, elles sont exceptionnelles chez les enfants.

DIAGNOSTIC. — Surtout avec l'adénite de la région parotidienne. La tuméfaction dans cette affection a, au début, la même localisation que dans la parotidite, mais elle n'est pas aussi localisée entre l'apophyse mastoïde et le maxillaire ; elle augmente plus lentement, la peau est plus rouge et plus indurée, on peut finalement observer une fluctuation indiquant la suppuration. Le soulèvement caractéristique du lobule de l'oreille fait défaut.

Quant aux erreurs avec les fluxions dentaires, ou avec les œdèmes secondaires aux stomatites et aux abcès rétropharyngiens, l'exploration visuelle et digitale de la bouche en préservent.

PRONOSTIC. — Favorable, en l'absence de complication.

TRAITEMENT. — Le lit durant la fièvre ; la chambre jusqu'à disparition complète de la tuméfaction. Soins de la bouche, nourriture légère liquide ou pâteuse pour éviter les douleurs de la déglutition et la néphrite. Sur la peau de la région malade, poudre d'oxyde de zinc ou poudre de riz et feuillet d'ouate ; contre les douleurs, onctions à l'huile de jusquiame chaude. Pour aider à la résorption, applications de vaseline à l'iodure de potassium ou de sodium.

CHAPITRE XI

COQUELUCHE

Syn. — *All.* : Keuchheusten. — *Angl.* : Whooping-coug. — *Ital.* : Pertosse.

Maladie contagieuse caractérisée par un catarrhe des voies respiratoires et une excitabilité spéciale des muqueuses correspondantes, se manifestant par de fréquentes quintes de toux convulsives, avec reprise inspiratoire sifflante.

ANATOMIE PATHOLOGIQUE. — L'examen laryngoscopique sur le vivant et l'examen anatomique *post mortem* montrent la muqueuse des voies respiratoires supérieures jusque dans les grosses bronches rouge, gonflée et tuméfiée, et recouverte d'une sécrétion épaisse et visqueuse, riche en mucine et contenant plus ou moins de globules de pus; la rougeur est maxima dans l'espace interaryténoïdien et à la bifurcation des bronches. Les observations laryngoscopiques montrent l'irritabilité spéciale de ces points : on voit le passage de crachats glaireux à leur niveau provoquer les accès de toux convulsive caractéristiques de la coqueluche.

A l'examen nécropsique des poumons on trouve des ecchymoses sous-pleurales, un emphysème aigu des portions supérieures, une ectasie des bronchioles qui sont pleines d'un pus épais, crémeux; ce pus pénètre parfois dans les alvéoles correspondantes, et, par suite de son accumulation lors des inspirations violentes répétées, il les dilate en cavernules dont les dimensions vont de la tête d'épingle au petit pois (Fauvel, Ziemssen). L'augmentation de pression de la petite circulation entraîne la dilatation et l'hypertrophie du cœur droit.

SYMPTOMES. — La *période d'incubation silencieuse* varie de 3 à 10 jours, puis survient une *période de catarrhe initial* qui n'a rien de caractéristique; les symptômes sont ceux d'une laryngo-trachéo-bronchite fébrile particulièrement résistante à la thérapeutique usitée en pareil cas. A la fin de ce stade initial les symptômes catarrhaux s'atténuent, et la toux, tantôt grasse, tantôt sèche, commence à prendre un timbre particulier métallique, se produit surtout la nuit et devient plus quinteuse. La fièvre du début, souvent élevée, retombe habituellement à la normale au bout de quelques jours ; l'état général se relève.

Environ deux semaines après les premiers symptômes morbides arrivent des quintes de toux d'abord rares, mais à caractère convulsif (*période des quintes*). La quinte est précédée d'un aura durant une seconde ou une minute et consistant en brûlure ou chatouillement à la gorge, sensation d'oppression, agitation, nausée, bruit trachéal ; presque aussitôt la toux, en vain retenue, se déchaîne. De nombreuses secousses de toux expiratoire se succèdent, interrompues seulement çà et là par une inspiration pénible, sifflante, prolongée, la *reprise*, que suit à peine une courte pause ; après trois ou quatre reprises, l'attaque se termine par le rejet d'un amas compact de mucosité glaireuse, souvent aussi par un vomissement : le tout a duré une à cinq minutes. Pendant l'attaque, l'enfant semble sur le point d'asphyxier ; la face est d'abord rouge du fait de la congestion veineuse, puis cyanosée ; les lèvres et les paupières sont tuméfiées, et cette tuméfaction persiste souvent après l'attaque. Le pouls est très accéléré ; parfois surviennent des hémorragies nasales ou auriculaires, des épanchements sanguins sous la conjonctive du globe de l'œil, et dans des cas exceptionnels des apoplexies cérébrales avec symptômes consécutifs de compression intra-cranienne ou même avec terminaison fatale. Après la quinte, l'enfant se remet très vite, et, dans les cas non compliqués, la santé est parfaite dans l'intervalle des attaques. L'auscultation pulmonaire est normale ou révèle seulement quelques râles secs.

La *fréquence des attaques* est très variable. Dans les cas légers, il y en a une douzaine par vingt-quatre heures ; dans les cas graves, trente, quarante, cinquante. L'enfant est alors très affaibli par le manque de sommeil, les vomissements répétés et la crainte perpétuelle du retour des quintes.

Le stade convulsif dure parfois deux ou trois semaines, parfois huit ou dix et plus ; puis les quintes décroissent de fréquence et de violence, la toux perd entièrement son caractère convulsif, devient grasse, et la maladie se termine par un stade de catarrhe terminal, dont la durée varie beaucoup avec les conditions extérieures hygiéniques et climatériques. Des rechutes sont possibles par manque de précautions durant la convalescence.

PRONOSTIC. — Il est toujours réservé chez les enfants petits et affaiblis et spécialement chez les rachitiques, à cause surtout de la fréquence des complications graves : convulsions, broncho-pneumonie, parfois méningite purulente. Le danger de l'asphyxie pendant la quinte menace surtout les nourrissons; chez eux, et aussi parfois chez des enfants plus âgés, la quinte est peu bruyante, et la reprise sifflante est remplacée par un bruit éternuant ; il n'est donc pas rare que la suffocation ne soit déjà avancée avant que l'entourage ait été averti d'intervenir. Chez les enfants plus âgés il y a surtout à craindre le catarrhe persistant des organes respiratoires, la bronchectasie, rarement l'otite et la néphrite, et comme infection secondaire grave la tuberculose. Les infections combinées avec la rougeole, la rubéole, la scarlatine, la diphtérie, comportent un pronostic sérieux.

DIAGNOSTIC. — Il est facile, quand on entend une quinte typique ; on peut la provoquer par la pression sur la base de la langue ou encore, d'après Variot, en introduisant brusquement l'index dans le larynx jusqu'à appuyer sur les cordes vocales. Pathognomonique est également la constatation d'une ulcération sur le frein de la langue, due à la projection répétée de la langue sur le bord tranchant des incisives au moment des quintes ; il en est de même de la bouffissure du visage chez un enfant ayant une toux suspecte et de l'augmentation notable du poids spécifique de l'urine et de sa teneur en acide urique (Hippius-Blumenthal).

TRAITEMENT. — Thérapeutique hygiénique. — Atmosphère fraîche, ni trop chaude ni trop sèche, et exempte de poussières ; même dans le stade du début, où le lit est nécesfaire, il est bon de changer l'enfant d'air en le faisant séjourner alternativement dans deux chambres aérées et d'égale température ; de même dans le cours de la maladie, si les conditions atmosphériques ne permettent pas les sorties. Pour donner à l'air le degré d'humidité voulu, suspendre dans la chambre des mouchoirs imbibés de solution phéniquée et passer sur le parquet plusieurs fois par jour un chiffon trempé dans la même solution. Le grand air répond aux conditions ci-dessus, et un changement de climat peut être proposé pour l'assurer ; les enfants, chaudement couverts, doivent passer le plus de temps possible hors de la maison. Bains aromatiques (bains de fleurs de camomille). Chez les enfants vigoureux, bains tièdes journaliers à 35°, affusions chaudes dans le bain. Nourriture légère ; éviter les aliments secs, grumeleux ou de goût accentué. En cas de vomissements fréquents, donner toutes les heures ou toutes les demi-heures une petite quantité de nourriture, de préférence des panades épaisses.

Thérapeutique médicamenteuse. — Quinine, euquinine, aristoquinine, bromoforme, éventuellement chez les enfants déjà grands extrait de belladone avec codéine ou morphine, inhalations d'huile de cyprès (Soltmann), de solution phéniquée (2,5 $^0/_0$), d'eaux alcalines (Vichy-Célestins, Vals). En cas de convulsions, bromures à hautes doses et lavement de chloral.

CHAPITRE XII

GRIPPE

SYN. — *All.* : Influenza. — *Angl.* : Influenza. — *Ital.* : Influenza. — *Esp.* : Trancazo.

La grippe est une maladie épidémique caractérisée par une brusque et intense élévation de température, une rétropharyngite initiale et des signes d'intoxication générale, particulièrement marqués chez l'enfant du côté du canal gastro-intestinal et du système nerveux, et à un moindre degré du côté des organes respiratoires.

[La grippe procède par grandes épidémies à extension très rapide, frappant presque tout le globe (1832, 1899). Ces grandes épidémies sont suivies, pendant une série d'années, de retours épidémiques annuels ou bisannuels pendant lesquels la maladie est de plus en plus atténuée et moins généralisée à l'ensemble de la population. Finalement la grippe disparaît pendant des années jusqu'au retour d'une grande épidémie mondiale.

On ne connaît pas le microbe de la grippe. Le fin bacille décrit comme tel par Pfeiffer a fait défaut dans certaines épidémies ultérieures; les crachats contiennent du pneumocoque presque constamment (Ménétrier), associé à des espèces inconstantes, streptocoques, tétragènes, sarcines, pseudo-gonocoques, bacille de Pfeiffer (Besançon). Mais ce sont là des microbes d'associations secondaires analogues à ceux qu'on retrouve dans la coqueluche, la rougeole et les catarrhes non spécifiques; leur présence habituelle ne doit pas faire cependant douter de la spécificité de la grippe, que démontrent surabondamment la clinique et l'épidémiologie.

L'incubation est des plus courtes ; on voit des régions entières envahies en quelques heures.]

SYMPTOMES. — Il n'y a pas de période prodromique; la maladie débute brutalement par une sensation de fatigue extrême, de la céphalalgie, souvent des frissons et une fièvre élevée rémittente, qui souvent dure deux et trois jours. A l'examen de la gorge, on trouve une rougeur diffuse et sèche de la muqueuse pharyngée. La nuque, les reins, les membres sont le siège de sensations douloureuses; l'appétit est complètement perdu; le pouls est petit, fréquent, parfois arythmique; assez souvent, symptômes de faiblesse cardiaque, cyanose légère. Chez les enfants déjà âgés, surviennent, comme chez les adultes, les signes d'un catarrhe à marche descendante des voies respiratoires, avec sécrétion épaisse particulière (bronchite grippale); chez les enfants plus jeunes, les troubles gastro-intestinaux, dyspepsie, entérite, et les symptômes d'irritation cérébrale sont au premier plan (selles diarrhéiques, fétides, glaireuses, souvent état typhoïde, légère tuméfaction de la rate, somnolence, délire, méningisme et même méningite grippale primitive).

Les localisations bronchiques et pulmonaires de la grippe montrent une résistance remarquable, presque caractéristique, à tous les procédés thérapeutiques. Elles ne sont pas en général très graves; pourtant on observe des cas de bronchopneumonie dans lesquels la confluence des inflammations lobulaires aboutit à l'infiltration totale de tous les lobes; on voit aussi même la terminaison par abcès ou gangrène.

La caisse du tympan est souvent atteinte par la grippe; il s'ensuit une inflammation hémorragique de la membrane du tympan et un écoulement d'oreille (Hartmann, Heubner, Lermoyez). La conjonctivite avec photophobie n'est pas rare (Spiegelberg, Comby). Dans environ 12 $^0/_0$ des cas, on note un exanthème morbilliforme, roséoliforme ou scarlatiniforme (Schlossmann), rarement de la néphrite.

La *durée* de la maladie peut varier de trois jours à trois semaines, rarement plus longtemps.

Le *pronostic* est en général meilleur que chez l'adulte.

[DIAGNOSTIC. — Est surtout à faire avec les catarrhes pharyngo-bronchiques non spécifiques; il repose, outre la notion épidémique, sur la brutalité du début, les phénomènes nerveux intenses (abattement, sommeil invincible), la courbature généralisée (douleurs rhumatoïdes, douleurs musculaires, céphalalgie).

TRAITEMENT. — Dès les premiers symptômes, mettre l'enfant au lit et provoquer la sudation en lui faisant prendre des tasses de tisane de bourrache très chaude, en l'entourant de boules d'eau chaude, en le couvrant d'édredons. Donner deux fois par jour de la quinine, ou mieux de l'euquinine, peu amère, ou de l'aristoquinine, insipide, 10 centigr. par année d'âge.]

CHAPITRE XIII

FIÈVRE TYPHOÏDE

SYN. — *All. :* Typhus abdominalis. — *Angl. :* Typhoïd fever.

[Maladie infectieuse aiguë, causée par un microbe spécial, le bacille d'Eberth, qui se localise primitivement dans l'intestin, envahit et tuméfie les plaques de Peyer et les ganglions mésentériques, puis se généralise à tout l'organisme par la voie de la circulation sanguine où on

peut le retrouver (Courmont, Widal), et frappe spécialement les organes lymphoïdes et surtout la rate.]

La maladie est au moins aussi fréquente chez les enfants
que chez les adultes. Chez les jeunes enfants, elle est le
plus souvent atténuée dans ses caractères tant cliniques
qu'anatomiques. Anatomiquement, les lésions intestinales
sont moins localisées à la partie terminale de l'intestin
grêle, et les altérations des plaques de Peyer sont moins

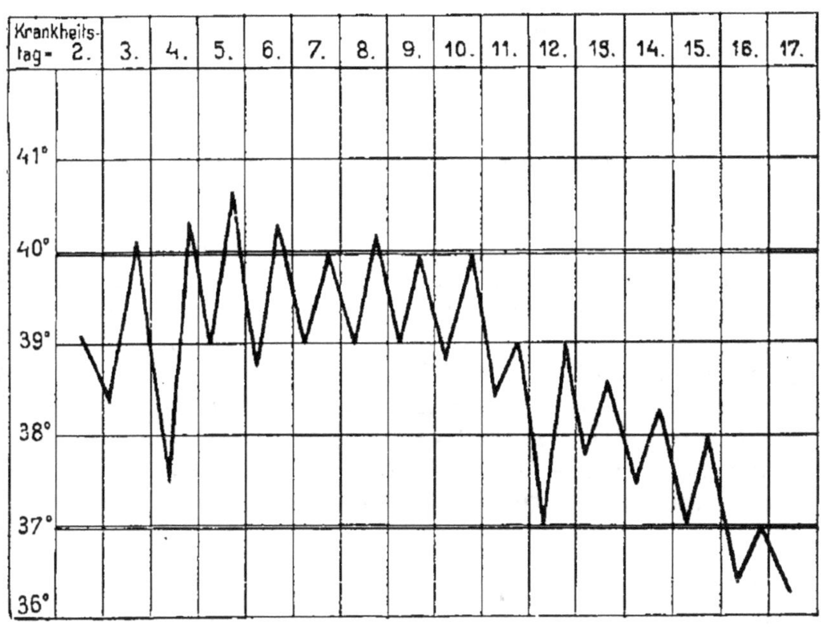

Fig. 97. — Courbe de température type de la fièvre typhoïde infantile.

profondes, moins nécrotiques, moins étendues, et les
perforations intestinales très rares.

Symptomes. — Cliniquement, la diarrhée purée de lentilles est souvent remplacée par une constipation opiniâtre
avec selles boudinées, formées de boules dures mélangées
de parties molles; pour le reste, le tableau morbide est celui
de la typhoïdette de l'adulte (ancienne fièvre muqueuse) :
dyspepsie, céphalalgie, fièvre rémittente (fig. 97), légère
tuméfaction de la rate, souvent aussi taches rosées. Les
signes sont souvent si peu caractéristiques que le diagnostic, tant que ces dernières sont absentes, reste douteux.

Parfois survient une transformation en forme de gravité moyenne avec épistaxis, symptômes d'excitation cérébrale, selles diarrhéiques fréquentes, bronchite sèche, affaiblissement marqué. Mais même dans les formes les plus graves, soit par leur durée, soit par leurs complications, l'abattement n'est jamais aussi intense que chez l'adulte; les symptômes nerveux sont plus prononcés, l'hyperesthésie plus marquée, la durée totale de la fièvre plus courte.

[Les récidives sont très fréquentes chez les enfants (un tiers des cas) et parfois multiples; elles surviennent après un à cinq jours d'apyrexie relative, ou bien elles sont subintrantes et marquées en pleine fièvre par des éruptions successives de taches rosées; la durée de la maladie peut s'en trouver notablement prolongée.]

DIAGNOSTIC. — Il se base sur la forme progressivement ascendante de la courbe fébrile, sur les taches rosées, sur la tuméfaction de la rate, sur l'absence de polynucléose, sur la diazoréaction de l'urine, sur la réaction agglutinante de Widal. [Il n'est aucun de ces signes qui ne puisse faire défaut; la réaction de Widal peut manquer ou n'apparaître que tardivement, ou ultérieurement s'il y a récidive; quand elle existe, elle est, sous réserve d'absence antérieure d'infection éberthienne, pathognomonique.]

TRAITEMENT. — Soins hygiéniques sévères, fréquents nettoyages de la bouche, bains trois à six fois par jour à 30° ou 35° et d'une durée de cinq à dix minutes, pendant laquelle l'enfant est énergiquement frictionné et le front rafraîchi avec des ablutions d'eau fraîche. Le nombre et la température des bains doivent être réglés moins d'après l'intensité de la fièvre que d'après celle de l'état typhique. En cas de fièvre élevée et de diarrhée intense, enveloppements chauds dans l'intervalle des bains, renouvelés tous les quarts d'heure. Boissons abondantes, diète lactée.

SIXIÈME PARTIE

MALADIES NERVEUSES

CHAPITRE PREMIER

MÉNINGITES AIGUES

[Les méningites aiguës (non tuberculeuses[1]) sont ou cliniquement primitives, ou secondaires soit à une maladie générale, soit à une lésion locale du crâne et le plus souvent de l'oreille moyenne ayant gagné les méninges par contiguité (méningite otitique).

§ 1er. — *Méningites aiguës primitives.*

Tantôt épidémiques, tantôt sporadiques, les méningites aiguës frappent de préférence les enfants et les nourrissons; elles sont dues à la localisation sur les méninges d'agents microbiens (pneumocoque de Talamon-Frœnkel, pneumostreptocoque de Bonome-Chantemesse, méningocoque de Weichselbaum) et à la formation, à la surface des centres nerveux, d'un exsudat purulent qui les recouvre comme d'une couche de beurre.] L'exsudat siège entre la pie-mère et l'arachnoïde, surtout à la convexité du cerveau, dans les sillons qui séparent les circonvolutions, et à la face postérieure de la moelle, au niveau des renflements cervical et lombaire. La substance corticale du cerveau est hyperhémiée et ramollie. Dans les ventricules, liquide trouble, séro-purulent.

---

(1) Pour la méningite tuberculeuse, voir p. 153.

Symptomes. — Début brusque en pleine santé ou après de courts prodromes, consistant en abattement et anorexie ; fièvre vive, convulsions, vomissements, douleurs internes à la nuque et aux lombes, arrachant des cris aux enfants ; hyperesthésie au contact, à la lumière et au bruit. Symptômes cardinaux : contracture de la nuque et raideur de la colonne vertébrale, opistotonos, contracture des membres en extension ; finalement, raideur généralisée. Éventuellement, convulsions toniques et tremblements fibrillaires dans les différents départements musculaires, nystagmus, signe de Kernig (voir page 156), paralysies partielles dans les membres inférieurs, le territoire du facial et les muscles des yeux ; disparition précoce de la connaissance, somnolence interrompue par des cris et des jactitations ; rétrécissement des pupilles, ventre en bateau ; herpès facial (dans 50 $^o/_o$ des cas), érythèmes divers, pétéchies, urticaire ; pouls et respiration souvent très accélérés ; parfois, dans les derniers jours, irrégularités et ralentissement du pouls [parfois, grandes crises polyuriques].

La fièvre, après l'ascension brusque du début à 40° et plus, devient irrégulière, rémittente ou intermittente.

Marche de la maladie. — Il y a des cas suraigus qui tuent en quelques jours ou en quelques heures avec perte soudaine de connaissance, convulsions, hyperpyrexie ou hypothermie, paralysies apoplectiformes. En opposition, il y a des formes abortives [dont la céphalalgie persistante est parfois l'unique symptôme, et qui ne peuvent être reconnues que grâce à la ponction lombaire] ; la maladie peut traîner des semaines et des mois, avec des alternatives de rémission et des poussées. La convalescence est généralement longue, quelques symptômes peuvent persister longtemps ; parfois il reste de la maladie des désordres psychiques, de l'idiotie, de l'amaurose, de l'hydrocéphalie. Aussi le pronostic doit-il être très réservé ; la mortalité est de 50 à 60 $^o/_o$. La mort arrive dans le coma, par affaiblissement cardiaque, ou par complications pulmonaires, intestinales, cardiaques, rénales, etc.

Diagnostic. — Avec la méningite tuberculeuse (voir page 158).

TRAITEMENT. — Repos absolu ; suppression de toutes causes d'excitation, nourriture légère. Bains chauds à 35º-40º avec ablutions fraîches sur la tête, une ou plusieurs fois par jour. En cas de symptômes de compression cérébrale, ponction lombaire, renouvelée tous les deux jours. Frictions au collargol sur la nuque et la colonne vertébrale. Injections sous-cutanées de sublimé (0 gr. 005 à 0 gr. 01 par jour), au début chaque jour, puis tous les deux jours, à la fesse (Dazia, Consalvi). Irrigations nasales.

§ 2. — *Méningite otitique.*

Elle reconnaît pour cause une otite moyenne suppurée, qui par les fissures du toit de la caisse, ou par l'intermédiaire de lésions osseuses, gagne la cavité cranienne. Un exsudat jaune brunâtre, purulent, séro-purulent ou fibrino-purulent recouvre le cerveau comme d'une calotte : les altérations sont à leur maximum dans les parties avoisinant le rocher ; la corticalité sous-jacente est altérée ; il existe parfois des foyers purulents intra-cérébraux. On y trouve les bactéries les plus diverses : pneumocoques, streptocoques, staphylocoques, colibacilles, pyocyanique. Les ventricules contiennent parfois, mais non toujours, un liquide séro-purulent.

SYMPTÔMES. — Début brutal, fièvre élevée (40º), frissons, vomissements, convulsions toniques et cloniques intermittentes, perte de connaissance ; chez les nourrissons, fontanelle tendue, rétrécissement pupillaire, strabisme, céphalalgie très douloureuse, soif vive, contracture de la nuque, pouls et respiration accélérés, incontinence de l'urine et des matières ; mort en moins d'une semaine. Guérison tout à fait exceptionnelle, avec convalescence prolongée et infirmités persistantes.

DIAGNOSTIC. — Avec les autres formes de méningite (voir p. 158).

TRAITEMENT. — [Le traitement médical (sac de glace sur la tête, sangsues à la mastoïde, purgatifs) est purement palliatif. Il faut avoir recours au traitement chirurgical, qui doit être appliqué d'une façon précoce avant que la méningite ne soit généralisée et diffuse. Il consiste à ouvrir la caisse du tympan et l'antre mastoïdien, et à créer ainsi une voie suffisante pour aborder au besoin des abcès sous-dure-mériens et même des collections intracraniennes.]

§ 3. — *Méningites aiguës secondaires.*

SYMPTOMES. — [Au cours des maladies infectieuses, telles que fièvre typhoïde, scarlatine, grippe, oreillons, peuvent survenir des symptômes méningés plus ou moins accentués qui peuvent traduire, soit un état d'irritation de l'écorce cérébrale sans altération apparente (méningisme), soit une exsudation séreuse ou séro-fibrineuse (méningite séreuse), soit une méningite purulente. Ce sont là des degrés différents d'un même processus ; la ponction lombaire peut permettre d'en suivre toutes les variations en montrant la teneur du liquide céphalo-rachidien en éléments cellulaires et en éléments figurés. Les formes purement fonctionnelles, ou simplement séreuses, cèdent en général rapidement à la ponction lombaire ; les formes suppurées exposent à la fin rapide et à toutes les complications des méningites aiguës primitives.

DIAGNOSTIC. — Repose tout entier sur le résultat de la ponction lombaire.]

TRAITEMENT. — Calme le plus complet, bains chauds, ponctions lombaires.

CHAPITRE II

THROMBOSE DES SINUS

On distingue : 1. La *thrombose inflammatoire* par extension de processus infectieux périphériques, surtout de carie du rocher, de plaies de tête, d'eczéma. Sont surtout atteints les sinus pétreux et transverses, plus rarement les sinus caverneux et longitudinal.

2. La *thrombose marastique* par gêne de la circulation

dans les tumeurs craniennes et cérébrales, ou par ralentissement du torrent circulatoire dans les maladies cachectisantes ; elle atteint surtout le sinus longitudinal ; malgré son étiologie différente, elle relève le plus souvent, comme la précédente, d'une phlébite microbienne.

ANATOMIE PATHOLOGIQUE. — Le sinus atteint forme un gros cordon dur, empli par un caillot ferme, adhérent au moins partiellement, d'aspect et de consistance variant avec la cause de la lésion et le temps écoulé depuis son début : homogène ou formé de couches dissemblables, rouge, gris ou jaune, dur ou mou, parfois purulent. Il n'est pas rare d'observer la thrombose des veines en continuité avec le sinus, ainsi que de l'hyperhémie et des suffusions hémorragiques des méninges et du cerveau.

SYMPTÔMES. — Peu caractéristiques ; signes généraux de lésion cérébrale, convulsions, paralysies, etc. ; souvent signes d'infection généralisée. Comme symptômes locaux, il faut citer : tension et saillie de la fontanelle ; teinte hémorragique du liquide céphalo-rachidien extrait par la ponction lombaire ; thrombose consécutive de la veine jugulaire ; œdème unilatéral des paupières ou du visage ; saillie du globe oculaire (th. du s. caverneux) ; cyanose du visage et du front (th. du s. longitudinal) ; vacuité d'une veine jugulaire et œdème péri-mastoïdien (th. du s. transverse).

Terminaison ordinairement fatale ; guérison avec infirmités persistantes (désordres cérébraux), possible dans la thrombose marastique.

TRAITEMENT. — Dans les thromboses d'origine otitique, l'opération donne des résultats heureux ; dans les autres cas, calmants, révulsion.

CHAPITRE III

ENCÉPHALITE. — ABCÈS DU CERVEAU

L'inflammation de la substance encéphalique peut se présenter sous les formes suivantes :

1. *Encéphalite aiguë non suppurée,* avec irritation céré-

brale, convulsions, fièvre, etc.; pronostic relativement bon; guérison souvent sans paralysie persistante.

2. *Encéphalite suppurée,* abcès du cerveau; consécutifs aux lésions craniennes, aux suppurations céphaliques et surtout auriculaires, à la septicémie. Début brusque avec fièvre et symptômes généraux méningitiques; symptômes éventuels de lésion en foyer. Diagnostic difficile avec la méningite et les tumeurs du cerveau.

TRAITEMENT. — Opératoire, quand le siège peut être précisé; sinon, comme pour la méningite.

CHAPITRE IV

HYDROCÉPHALIE

Accumulation exagérée de liquide intra-cranien, soit dans les ventricules cérébraux (hydrocéphalie interne), soit entre la dure-mère et l'arachnoïde (hydrocéphalie externe); cette dernière forme est de beaucoup la plus rare.

ETIOLOGIE. — L'hydrocéphalie est congénitale ou acquise.

L'hydrocéphalie interne survient soit passivement par gêne de la circulation veineuse cérébrale par compression de la grande veine de Galien, soit activement à la suite de l'inflammation de l'épendyme ventriculaire et des plexus choroïdes; l'hydrocéphalie externe est due à un processus inflammatoire ayant atteint la dure-mère et l'arachnoïde, soit pendant la vie intra-utérine, soit après la naissance, ou bien elle se produit *ex vacuo*, par suite du développement insuffisant du cerveau (agénésie cérébrale).

Les causes premières de ces altérations sont inconnues. On peut avec vraisemblance incriminer les affections hérédo-syphilitiques des vaisseaux et de l'épendyme, les tumeurs cérébrales, surtout si elles siègent à la base; les tumeurs cervicales et médiastines, les traumatismes, la coqueluche, les maladies infectieuses aiguës, les troubles de développement des capsules surrénales

(Czerny). Souvent hérédité névro et psychopathique. L'hydrocéphalie acquise peut survenir avant comme après l'ossification complète du crâne.

ANATOMIE PATHOLOGIQUE. —Crâne augmenté de volume, sutures béantes, parois craniennes amincies, en partie membraniformes; aplatissement du toit de l'orbite et de la selle turcique.

Dans l'*hydrocéphalie externe*, sérosité entre la dure-mère et l'arachnoïde, adhérences filamenteuses et lamelleuses résistantes, unissant les deux membranes; cerveau minuscule, piriforme, refoulé contre le plancher de la cavité cranienne, tantôt profondément altéré, tantôt bien conformé et seulement comprimé (fig. 98 et 99).

Dans l'*hydrocéphalie interne*, circonvolutions aplaties, hémisphères fluctuants, ventricules latéraux et quatrième ventricule distendus par le liquide; dans les cas extrêmes, hémisphères paraissant transformés en grands sacs à parois minces, atrophie de la substance cérébrale. Le liquide est incolore ou légèrement verdâtre, peu riche en albumine, $1/2\ ^0/_{00}$; sa quantité varie de 100 grammes à 2 litres et plus (on a observé jusqu'à 36 litres).

SYMPTOMES. —L'hydrocéphalie congénitale peut être un obstacle à l'accouchement, ou ne devenir sensible que quelques jours après la naissance. Le symptôme capital est l'augmentation progressive du volume du crâne, qui, dans l'hydrocéphalie confirmée, présente les particularités suivantes : augmentation concentrique de la capsule cranienne, contrastant avec la face restée petite, souvent géro-dermique; front saillant, en forme de tour; occipital plus horizontal; écartement latéral des pariétaux et des temporaux; grande fontanelle élargie, tendue, battante; sutures béantes, os plats du crâne mous; éventuellement, réouverture de sutures déjà fermées; veines distendues; globe de l'œil saillant; regard fixe, en dessous; blanc de l'œil visible entre le pourtour de l'iris et la paupière; grande difficulté à maintenir la tête dans la rectitude.

Développement corporel insuffisant, mauvais état nutritif général, peau flétrie, malgré la conservation de l'appétit et les digestions satisfaisantes.

Tandis que les yeux sont souvent gravement affectés (strabisme, nystagmus, stase papillaire, atrophie du nerf optique, amaurose) (fig. 100), les autres organes des sens continuent à bien fonctionner.

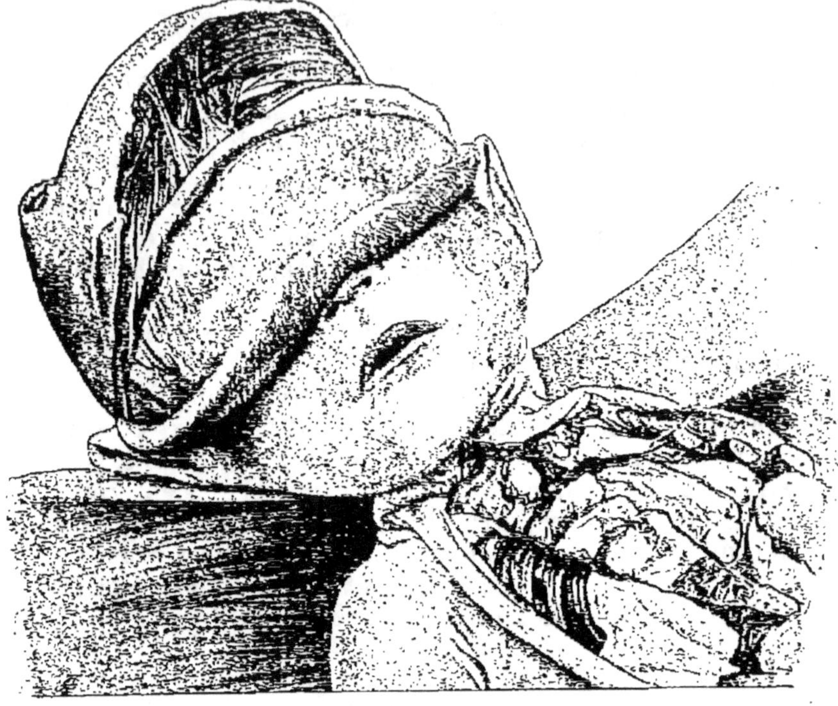

Fig. 98. — Hydrocéphalie externe congénitale
vraisemblablement d'origine hérédo-syphilitique, chez un enfant
de deux mois et demi.

Enfant né spontanément, dont la tête prit rapidement un volume excessif; amené à un mois à la consultation pour des convulsions : spasmes toniques aux bras et aux jambes; circonférence cranienne, 40 cm. 5 (chiffre normal, 35 cm. 4); grande fontanelle saillante, élargie et fortement tendue, à bords irrégulièrement découpés en dents de scie, 11 centimètres sur 13 centimètres; ponction lombaire donnant 40 centimètres cubes de liquide clair, stérile, de densité 1006, contenant 1 $^0/_{00}$ d'albumine; amélioration consécutive; mort à deux mois et demi de bronchopneumonie.

A l'autopsie, 600 centimètres cubes de liquide dans l'espace subdural. Le cerveau a la grosseur d'un poing de femme, atrophié et refoulé vers le plancher de la cavité cranienne (voir fig. 99); il a perdu sa conformation habituelle : de son bord supérieur partent de nombreuses brides conjonctives résistantes qui vont s'insérer à la dure-mère dans le voisinage de la grande fontanelle.

Autres organes : bronchopneumonie; hypertrophie de la rate et du foie; coloration jaune verdâtre de ce dernier.

Désordres de la motricité : trémulations, mouvements choréiformes dans les membres supérieurs, paralysie spastique plus rare dans les membres inférieurs, contrac-

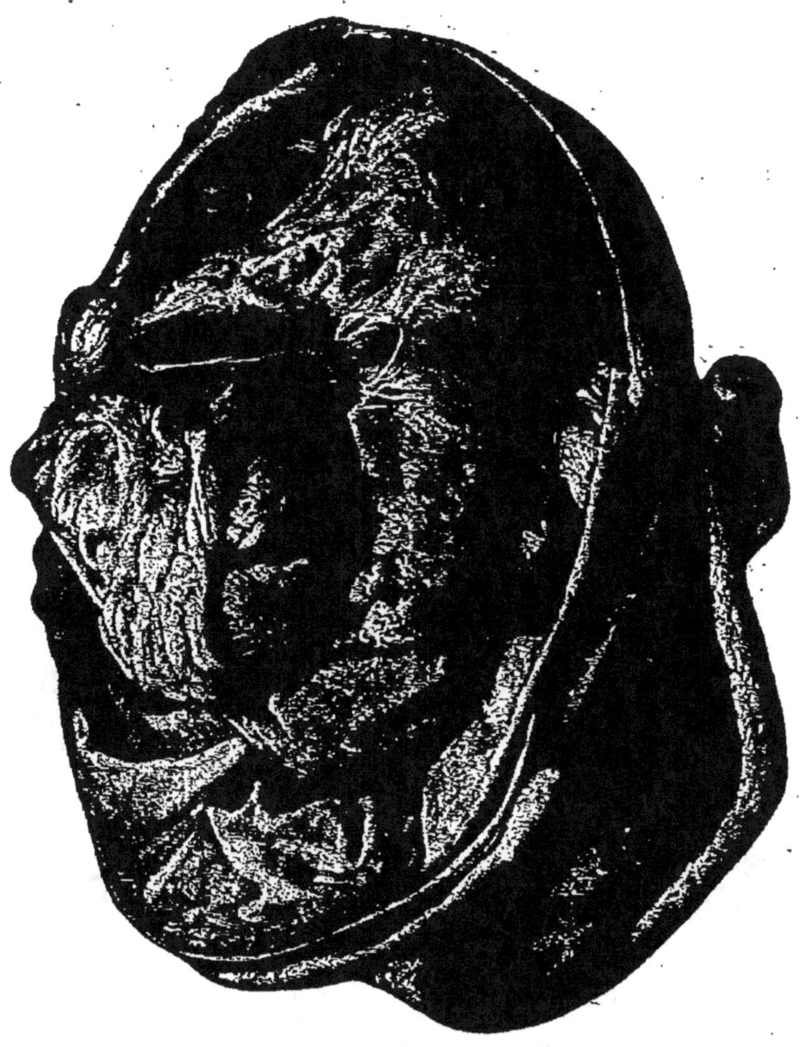

Fig. 99. — Atrophie cérébrale dans l'hydrocéphalie externe.
Même sujet que la figure 98.

tures (fig. 101), convulsions limitées à certains groupes musculaires, ou véritables attaques éclamptiques pouvant

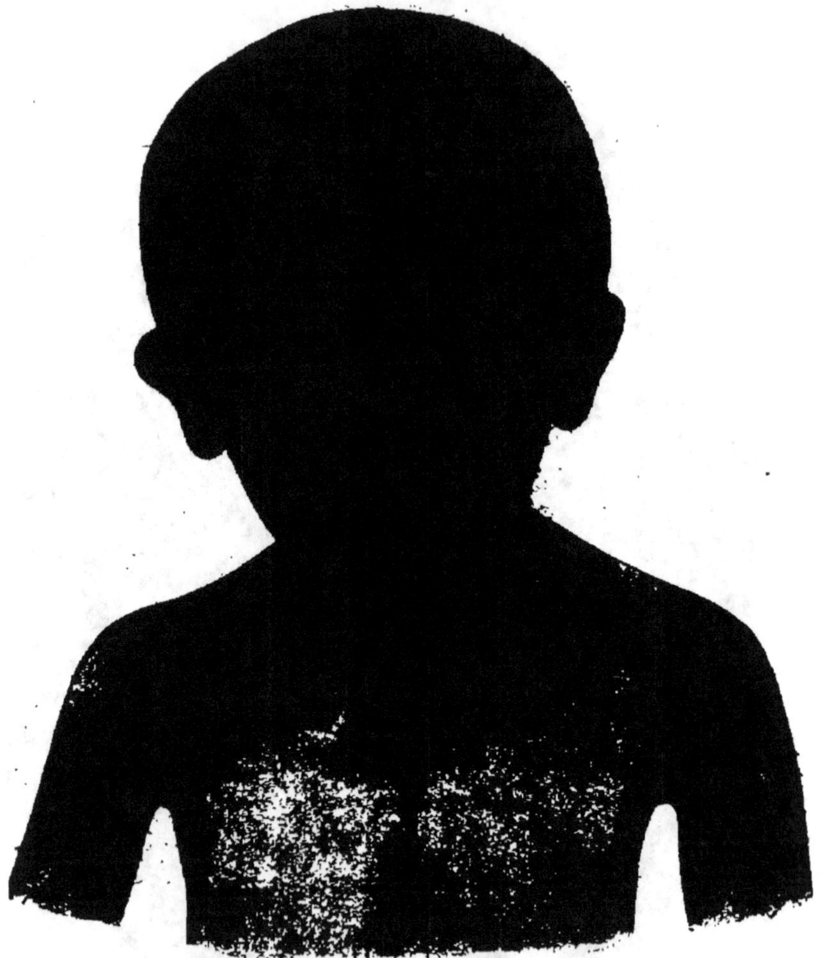

Fig. 100. — Hydrocéphalie chronique : imbécillité consécutive ; végétations adénoïdes, garçon de neuf ans.

Né avant terme entre sept et huit mois, la tête parut à la naissance plus grosse que la normale ; fermeture de la fontanelle à trois ans ; pas de convulsions ; premiers pas à deux ans, puis impossibilité de la marche, reprise seulement à cinq ans. La parole ne se développa vraiment qu'à six ans ; douleurs de tête fréquentes ; l'enfant redouble pour la seconde fois la classe inférieure ; caractère phlegmatique, craintif.

Physionomie un peu hébétée, ce qui est dû en partie aux végétations adénoïdes ; crâne élargi, bosses frontales saillantes ; bouche entr'ouverte ; léger strabisme convergent ; dents mauvaises (voir fig. 48), palais ogival.

survenir à toutes les périodes de la maladie (fig. 102 et 103).

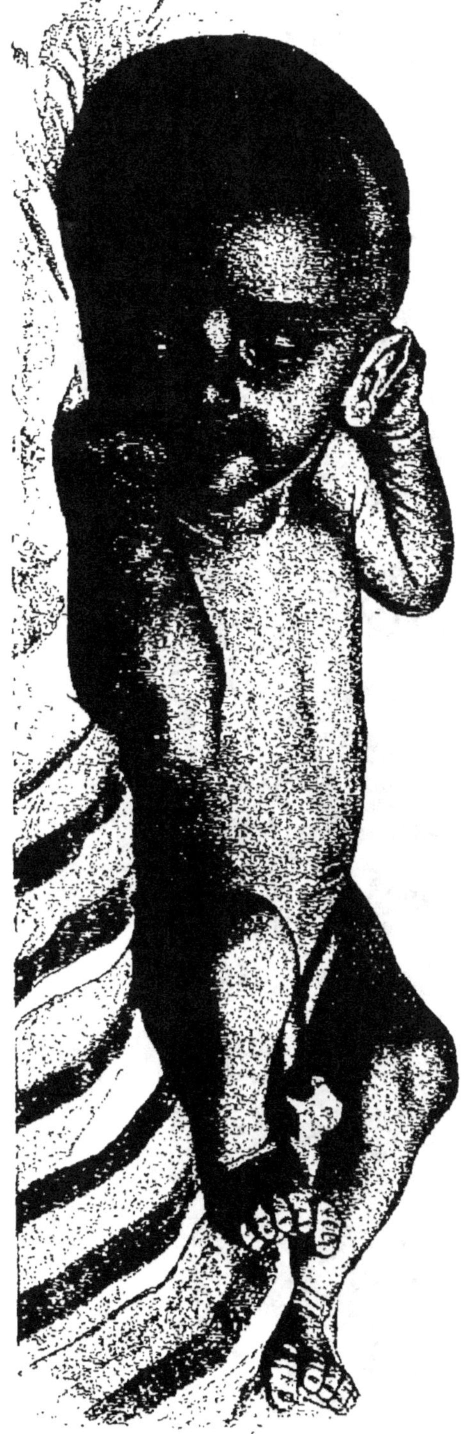

Fig. 101. — Hydrocéphalie chronique, enfant de huit mois.

Poussée aiguë avec augmentation de 1 centimètre de circonférence cranienne au cours d'une entérite chronique. Contracture en flexion des quatre membres, fermeture convulsive de la bouche, ptosis de l'œil gauche.

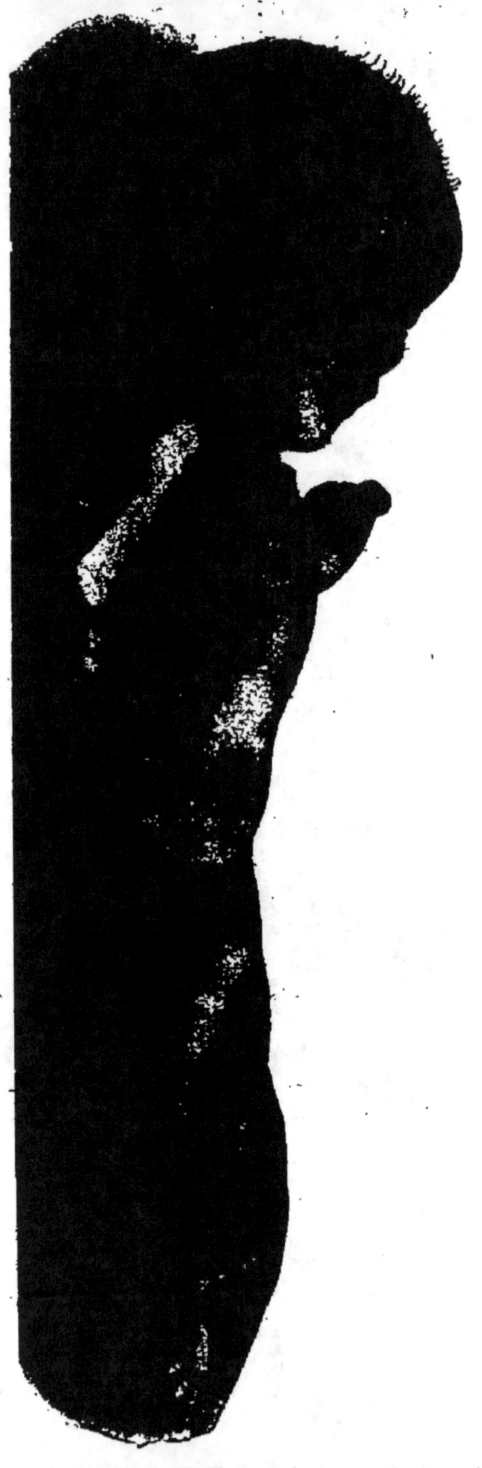

Fig. 102. — Hydrocéphalie chronique chez un enfant rachitique de quinze mois.

Tension marquée des veines temporales; le crâne notablement hypertrophié montre une saillie rachitique des bosses frontales; perte complète de l'intelligence. Photographie prise un jour avant la mort (Clinique d'Escherich).

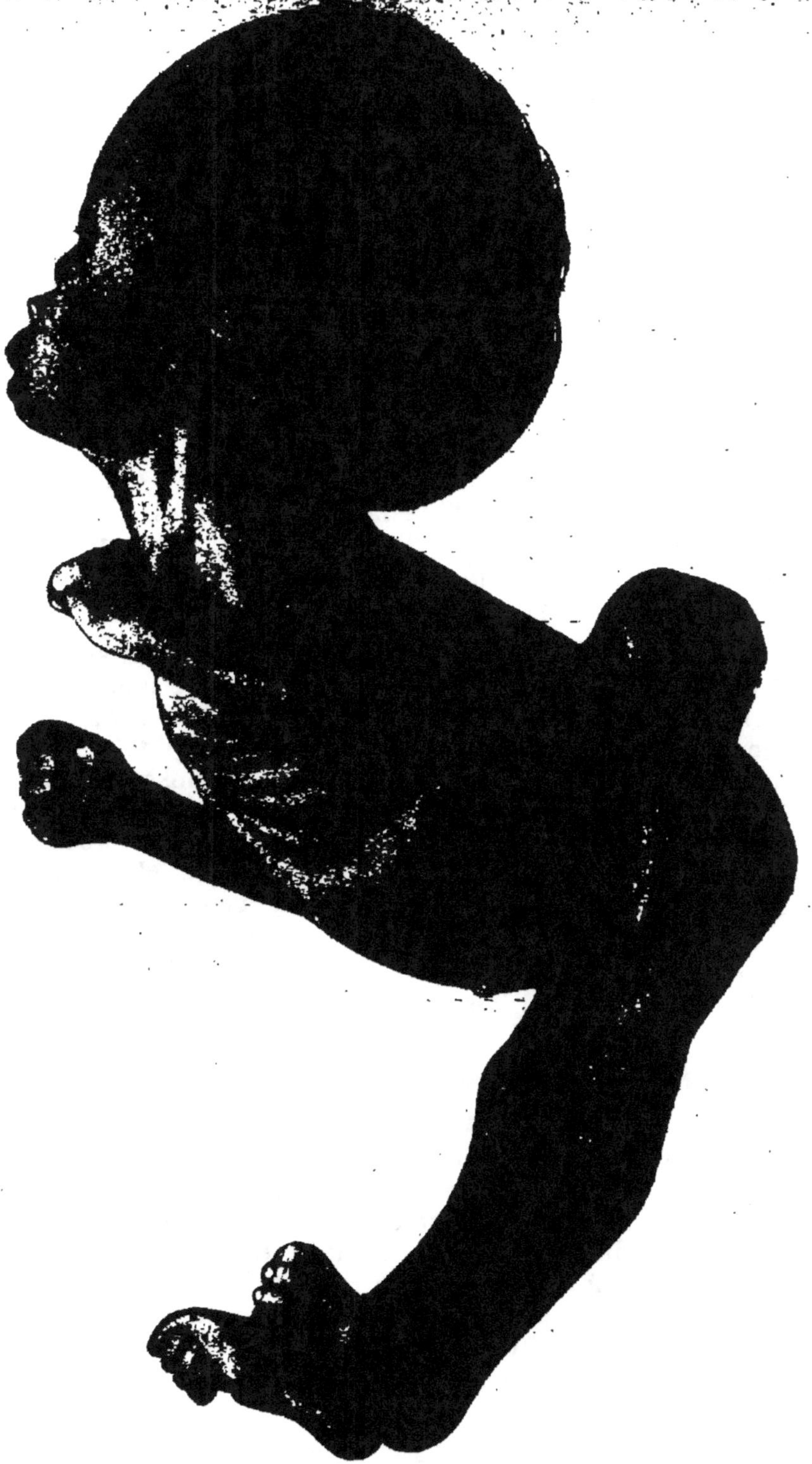

Fig. 103. — Hydrocéphalie chronique congénitale, Spina bifida sacré.

Contracture tonique intense des quatre membres, opistotonos. Photographie prise deux jours avant la mort (Clinique d'Escherich).

Insuffisance du développement intellectuel pouvant aller jusqu'à l'idiotie.

MARCHE. — Chronique ; augmentation progressive du volume du crâne et des troubles corporels et intellectuels consécutifs. Mort par éclampsie, collapsus, maladies intercurrentes. Éventualités rares : guérison spontanée possible seulement dans les cas légers ; état stationnaire avec retour tardif de l'intelligence ; ouverture à l'extérieur par le nez, les yeux, les oreilles, la fontanelle, [entraînant la mort].

DIAGNOSTIC. — Impossible dans les cas légers ; dans les cas douteux, faire à intervalles réguliers la mensuration de la circonférence céphalique (voir page 12), diagnostic avec le rachitisme (page 108).

TRAITEMENT. — S'il existe le moindre soupçon de syphilis héréditaire, traitement interne et externe mercuriel et ioduré ; systématiquement tous les quinze jours, ponction lombaire, extraction de 30 centim. cubes de liquide ; ponction du ventricule latéral par la fontanelle, en dehors de la ligne médiane, avec le trocart ou l'aiguille ; éventuellement injection iodée (Pott, von Runke, Phocas, Gross), paracentèse avec drainage (Biedert) ; éducation, instruction spéciales ; soins hygiéniques généraux.

CHAPITRE V

MICROCÉPHALIE

Petitesse anormale du crâne, diminué dans toutes ses dimensions ou seulement dans la partie logeant sur le cerveau. Elle est la conséquence de synostose prématurée des os du crâne, ou de défaut de développement du cerveau du fait d'encéphalite ou de méningite. Front bas, fuyant, tête en pointe, calotte cranienne basse, saillie des maxillaires (prognathisme). Imbécillité variant du degré le plus léger à l'idiotie complète (fig. 104).

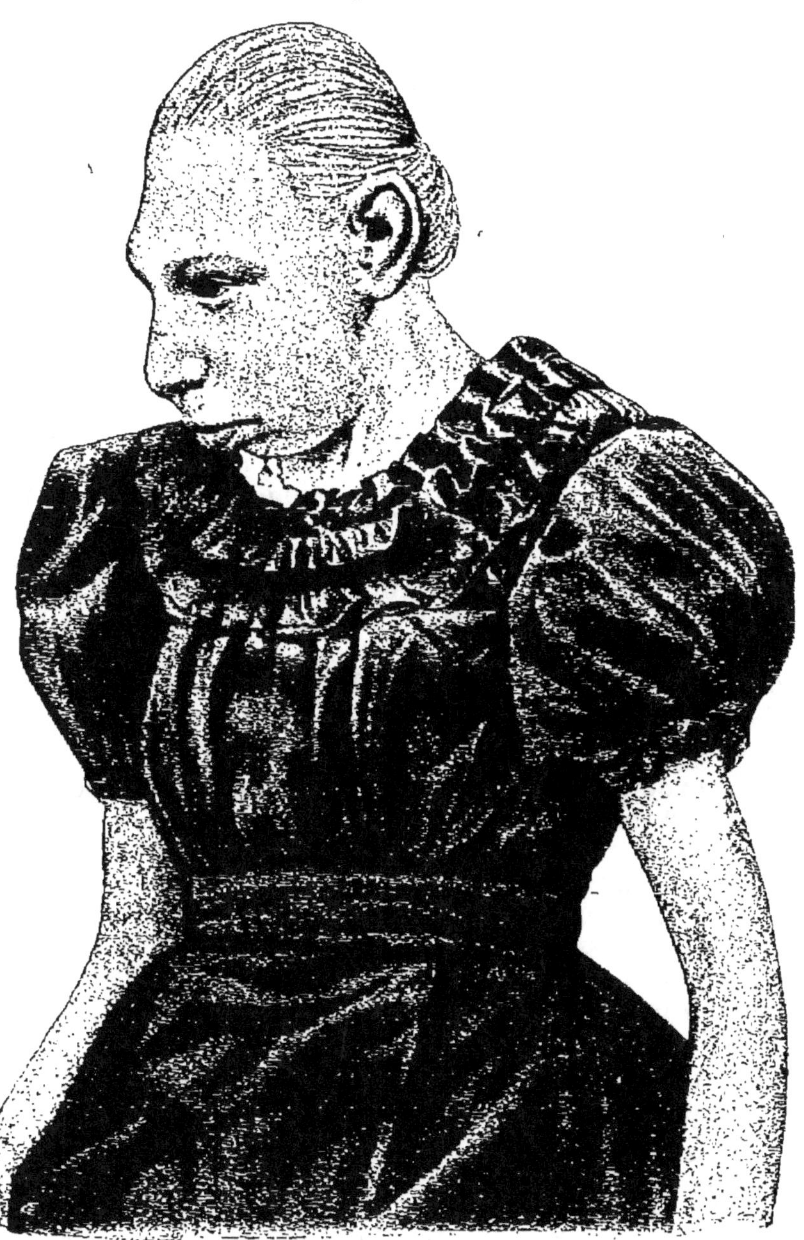

Fig. 104. — Microcéphalie.
La diminution de la cavité cranienne porte surtout sur la loge cérébrale.

CHAPITRE VI

On groupe sous ce terme des troubles de la motilité à allure chronique, dont le tableau clinique, très variable, dépend du siège de la lésion cérébrale dont ils relèvent et dont l'apparition remonte à la naissance ou aux trois premières années de la vie.

ANATOMIE PATHOLOGIQUE. — La lésion primitive est une hémorragie méningée ou corticale avec réaction inflammatoire de la substance cérébrale avoisinante, ou encore un foyer d'encéphalite, ou une thrombose ; comme lésions secondaires, on note la destruction, le ramollissement, la dégénérescence graisseuse et la résorption de la région du cerveau atteinte, d'où formation de pertes de substance (porencéphalie) qui sont comblées par des cicatrices, des formations kystiques à contenu séreux ou des hyperostoses ; la sclérose diffuse (inflammation chronique du tissu névroglique), les dégénérescences secondaires et l'atrophie du faisceau pyramidal.

ETIOLOGIE. — *Avant la naissance :* traumatismes corporels et psychiques de la mère, hérédo-syphilis, naissance prématurée. *Au moment de l'accouchement :* asphyxie grave par accouchement prolongé, perte prématurée des eaux, compression par le forceps (maladie de Little). *Après la naissance :* traumatismes craniens, maladies infectieuses aiguës, scarlatine, rougeole, grippe, coqueluche, méningite. On retrouve toujours une certaine hérédité névropathique.

SYMPTOMES. — On distingue surtout un type hémiplégique et un type diplégique.

Type hémiplégique. — Hémiplégie spastique infantile, polioencéphalite aiguë (Strumpell). Début brusque comme dans une maladie infectieuse aiguë, avec fièvre élevée, vomissements, délire, convulsions. Après quelques jours ou quelques semaines, subsiste une paralysie flasque de toute une moitié du corps à laquelle participent (dans l'ordre d'intensité décroissante) le membre supérieur, le membre inférieur, la face (fig. 105 et 106) ; la paralysie est complète ou incomplète et s'améliore jusqu'à un certain point avec le temps. Parfois il persiste seulement de la maladresse et des trémulations d'un côté du corps. Dans les cas plus marqués, on note : la contracture en flexion des membres atteints avec attitude typique ; bras ramené le long du tronc, avant-bras fléchi sur le bras à angle droit et en demi-pronation, main fléchie et inclinée du côté cubital, doigts repliés dans le creux de la main ; jambe légèrement fléchie au genou, pied en varus-équin, gros orteil en extension forcée. Mouvements choréiques et athétosiques des membres malades; troubles de la fonction du langage, aphasie; [toutefois l'aphasie des jeunes enfants hémiplégiques ne persiste habituellement pas; la fonction du langage se développe supplémentairement, dans l'hémisphère opposé, au niveau de la circonvolution symétrique à celle de Broca]. Altérations de l'intelligence et du caractère allant parfois jusqu'à l'idiotie; tardivement épilepsie. Atrophie musculaire sans réaction de dégénérescence, réflexes tendineux exagérés (fig. 107 et 108).

Type diplégique. — On y englobe des formes très variées de paralysies cérébrales, en particulier la contracture généralisée congénitale, la chorée chronique généralisée infantile et l'athétose.

Contracture généralisée congénitale, maladie de Little. — Quelque temps après la naissance, habituellement quand l'enfant commence à marcher, raideur remarquable et contracture des membres inférieurs, avec démarche spéciale ; les jambes sont en rotation en dedans, en adduction forcée, souvent croisées l'une sur l'autre (fig. 109) ; le pied en varus-équin ; le haut du corps rigide et fléchi en avant. L'état spasmodique, traduit par l'exagération marquée des réflexes, s'amende beaucoup par le repos au lit. Dans les cas légers, il est seulement constatable dans les mouvements brusques communiqués. Pas de réaction de dégénérescence. La rigidité musculaire peut se limiter aux membres inférieurs et l'état intellectuel être indemne; ou bien elle frappe les quatre membres, rend l'enfant raide en totalité comme une poupée de bois et s'accompagne de désordres cérébraux, de strabisme, d'insuffisance intellectuelle. Ces contractures généralisées sont le plus souvent congénitales.

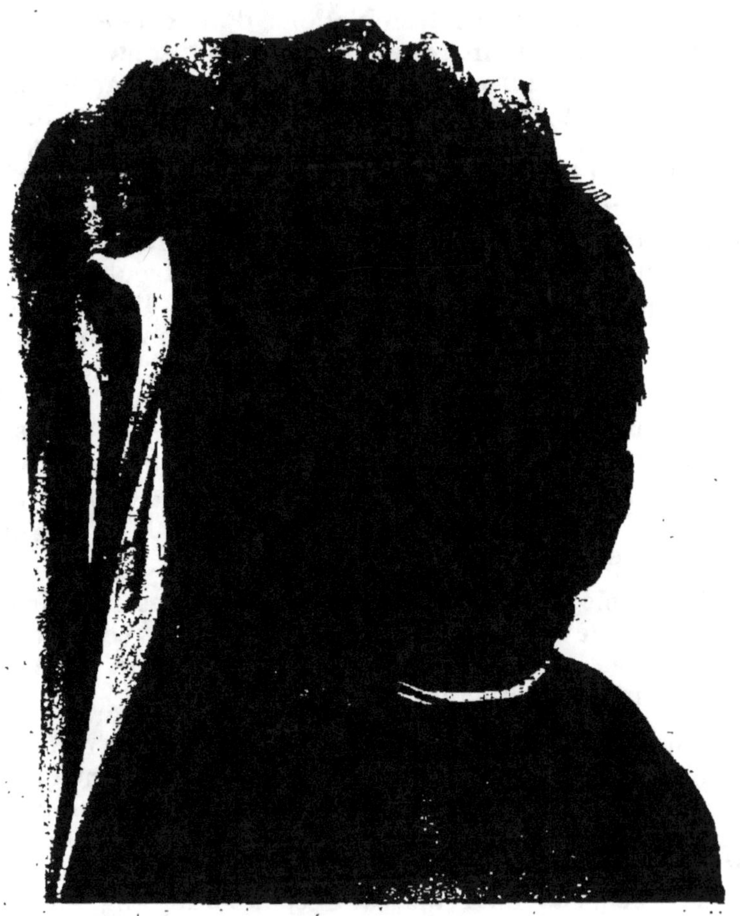

Fig. 105.

Fig. 105 et 106. — Convulsions faciales alternant de chaque côté de la face chez un enfant de quatre ans atteint de porencéphalie.

Enfant né à terme spontanément, ayant présenté dès les premiers jours des troubles particuliers du rythme respiratoire; pauses respiratoires de trente à soixante secondes de durée avec cyanose intense et suspension du pouls alternant avec des périodes de respiration superficielle de durée égale ou plus courte.

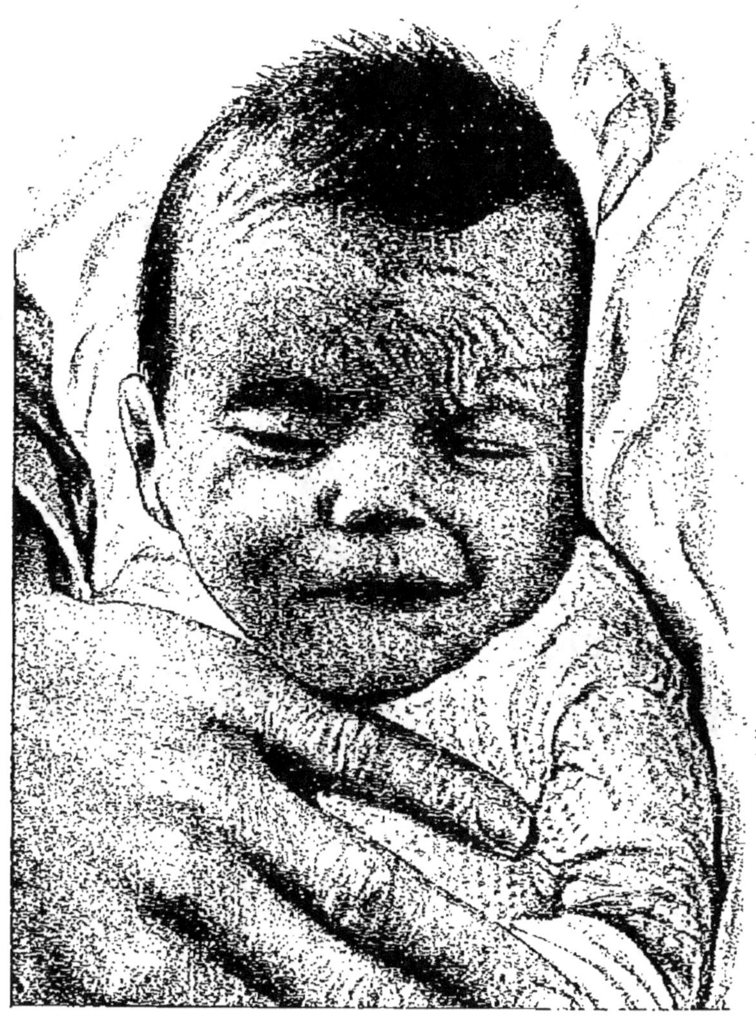

Fig. 106.

Au troisième jour, convulsions toniques persistant plusieurs heures dans le territoire du facial droit.

Au quatrième jour, convulsions faciales gauches. Les convulsions se reproduisent presque journellement tantôt à droite, tantôt à gauche, plus intenses à droite, jusqu'à la mort qui arriva le seizième jour.

L'autopsie montra une perte de substance plane (porencéphalie) à la partie inférieure de la protubérance et du cervelet, avec transformation muqueuse et conjonctive de la substance nerveuse alentour.

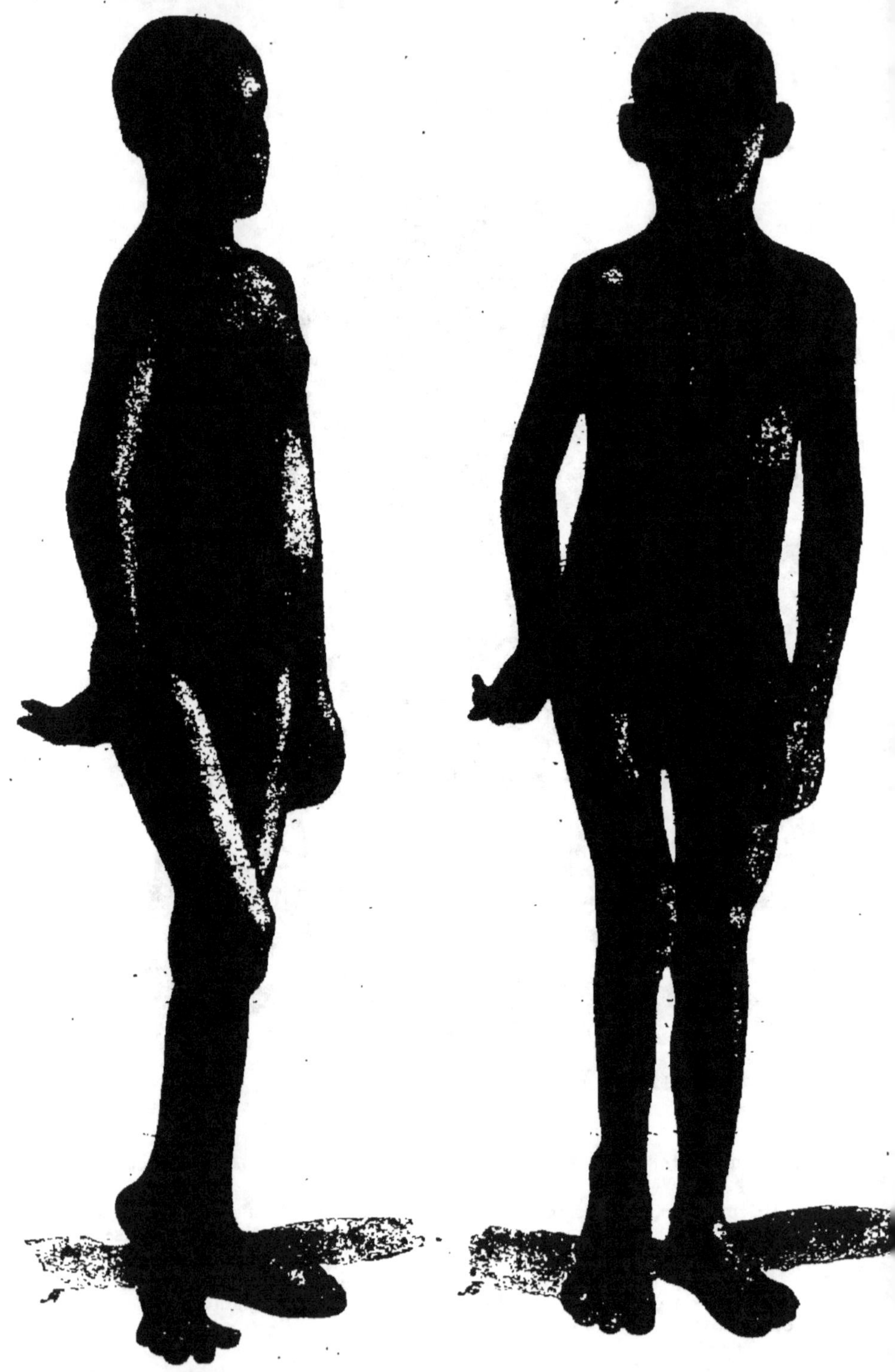

Fig. 107.   Fig. 108.

Fig. 107 et 108. — Paralysie cérébrale infantile acquise, type hémiplégique, garçon de treize an[s].

Contracture en flexion des membres supérieur et inférieur droit, avec attitude typique et légè[re]
atrophie de toute la moitié gauche du corps; pas de réaction de dégénérescence; léger reta[rd]
intellectuel.

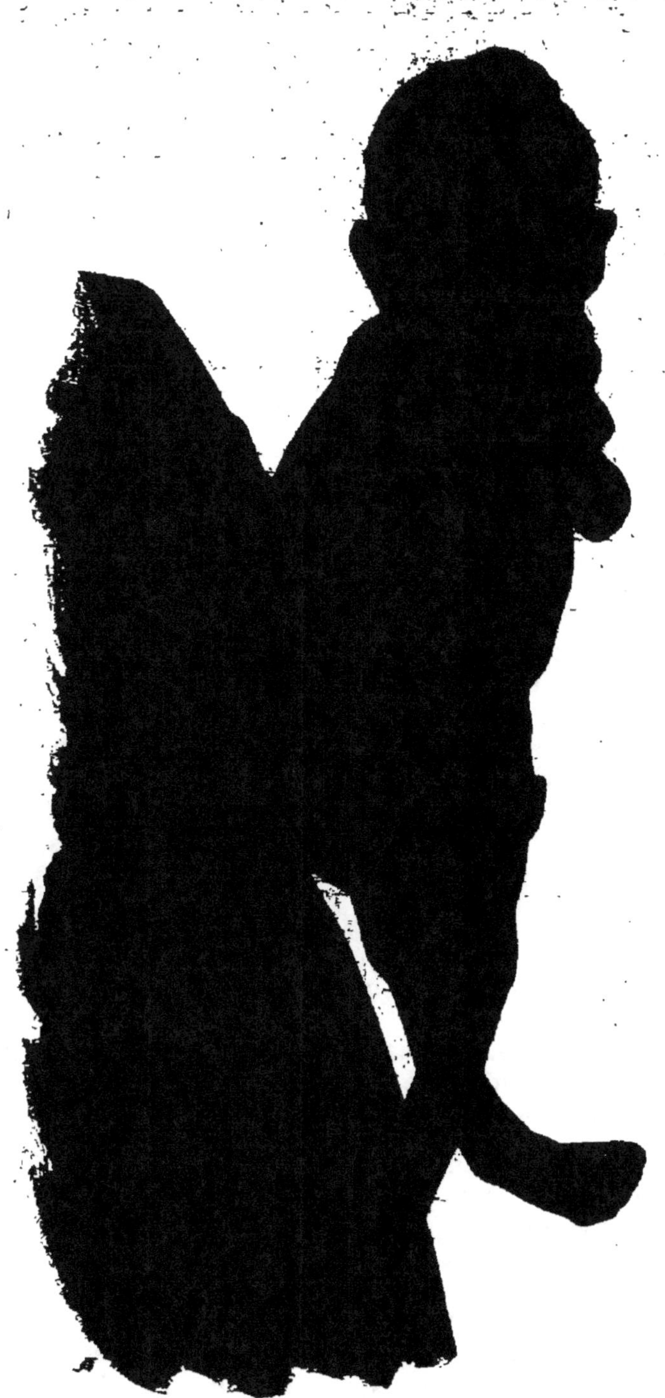

Fig. 109. — Contracture généralisée congénitale.

Fille de 18 mois; contracture des quatre membres, de la nuque et de la musculature faciale; position caractéristique en croix des membres inférieurs due à la prédominance de la contracture des adducteurs. Membre supérieur gauche en flexion plus intense qu'à droite. Expression figée du visage (masque facial).

Chorée chronique généralisée infantile. — Son début dans le plus jeune âge, son évolution chronique et la coexistence de symptômes d'altérations cérébrales la différencient facilement de la chorée essentielle décrite plus loin.

Athétose. — Elle se manifeste par la disparition des contractures et l'existence de symptômes paralytiques coexistant avec des mouvements involontaires particuliers; les extrémités supérieures sont en continuel état de flexion, de préhension, d'extension alternatives du fait de mouvements incessants mais beaucoup plus lents que dans la chorée.

La *sclérose cérébrale diffuse* constitue un type anatomique caractérisé par l'atrophie et l'induration de la corticalité cérébrale, et ultérieurement même de la substance blanche, par la prolifération névroglique et par la dégénérescence des cellules pyramidales; mais cliniquement elle ne se différencie guère des paralysies cérébrales infantiles du type diplégique.

La *sclérose en plaques*, avec foyers d'induration circonscrite dans le cerveau et la moelle, donne les mêmes signes que chez l'adulte.

PRONOSTIC. — Le *pronostic* des paralysies cérébrales infantiles est, sauf exception, mauvais *quoad restitutionem ad integrum*, bon *quoad vitam;* pourtant on peut voir la mort survenir en état de crises convulsives. Le plus souvent, guérison incomplète avec contractures permanentes, athétose, troubles intellectuels. La rééducation orthopédique permet d'améliorer bien des cas.

DIAGNOSTIC. — Impossible au stade aigu dans la forme hémiplégique; plus tard on différencie l'encéphalite et la méningite par la persistance de la fièvre, les tumeurs par la stase papillaire et le mode de début, la paralysie spinale infantile par la disposition hémiplégique ou diplégique de la paralysie et l'absence de contractures, de mouvements choréiformes ou athétosiques, d'exagération des réflexes, de strabisme, de troubles intellectuels.

TRAITEMENT. — Au stade aigu, médication révulsive et calmante; plus tard faradisation, massage, étuve sèche,

frictions alcooliques, bains chauds, mouvements passifs.
Traitement des contractures (voir *Paralysie spinale*). Traitement de l'insuffisance intellectuelle (voir *Idiotie*).

CHAPITRE VII

TUMEURS ENCÉPHALIQUES

Les plus fréquentes de beaucoup sont les *tubercules*,
petites tumeurs de la grosseur d'une noisette au maximum, solitaires ou multiples, siégeant surtout dans le
cervelet et la protubérance, nettement énucléables, parfois dures. Bien plus rares sont les *sarcomes*, les *gliomes*,
les *gommes*, les *psammomes*, les *cysticerques*, les *échino-
coques*. Les symptômes et le traitement sont les mêmes
que chez l'adulte. Il faut penser à l'existence de tubercules encéphaliques toutes les fois qu'un enfant tuberculeux par ailleurs présente des symptômes de méningite
chronique et de lésion cérébrale en foyer.

CHAPITRE VIII

PARALYSIE SPINALE INFANTILE
POLIOMYÉLITE ANTÉRIEURE AIGUE

Paralysie persistante frappant d'abord la musculature
entière d'un ou plusieurs membres pour se limiter ensuite définitivement aux muscles les plus atteints, et due
à un foyer infectieux localisé dans la substance grise des
cornes antérieures.

ANATOMIE PATHOLOGIQUE. — Dans les cas récents, on
trouve un foyer de ramollissement dans la substance
grise des cornes antérieures ; les cellules nerveuses multipolaires sont dégénérées et le tissu interstitiel est infiltré.

Dans les cas anciens, la corne antérieure est atrophiée
et sclérosée, les cellules multipolaires sont disparues, les
racines antérieures atrophiées, les nerfs, les muscles
et les tendons correspondants en dégénérescence secondaire.

Symptomes. — Quatre stades :

1° *Stade initial.* — Début en pleine santé, à la façon d'une infection aiguë, avec fièvre élevée, douleur de tête, somnolence, plus rarement convulsions et sopor. Durée trente-six à quarante-huit heures.

2° *Stade de paralysie confirmée.* — Les symptômes aigus s'amendent, et il leur survit une paralysie flasque étendue à plusieurs membres. Le plus souvent les deux membres inférieurs et un bras, ou un bras et une jambe d'un côté ou de l'autre, ou les deux jambes, ou les quatre membres. A cette période, disparition de l'excitabilité faradique des muscles. La paralysie a alors atteint son summum. Durée : une ou au plus deux semaines.

3° *Stade de régression.* — Amélioration progressive de la paralysie portant sur toute la musculature ou seulement sur quelques groupes musculaires. Début de la réaction de dégénérescence dans les parties paralysées : les muscles malades réagissent au courant galvanique par des contractions molles et vermiformes; la contraction de fermeture est plus intense que la contraction d'ouverture. Après un, deux ou plusieurs mois, l'amélioration cesse de progresser, et on entre dans la phase suivante.

4° *Stade de paralysie définitive.* — Tandis que les muscles les moins atteints se régénèrent, la paralysie persiste définitivement dans certains groupes musculaires, tantôt à une jambe, tantôt à un bras, tantôt aux deux jambes. Aux membres supérieurs, les muscles les plus souvent détruits sont le deltoïde et les muscles scapulaires, les muscles fléchisseurs et extenseurs des doigts; aux muscles inférieurs, les extenseurs et les péroniers. Les lésions sont les suivantes : atrophie et dégénérescence graisseuse du muscle devenu inexcitable au courant galvanique, parfois pseudo-hypertrophié par l'infiltration adipeuse; arrêt de la croissance de l'os et par suite raccourcissement. Le membre paralysé est aminci, ballant dans ses articulations (membre de polichinelle); les muscles sont pâles et flasques, les tendons frêles et lâches; quand le deltoïde est atteint, le doigt peut pénétrer entre l'acromion et la tête humérale. Les membres atteints sont froids et cyanosés. Les réflexes tendineux et cutanés ont disparu. La sensibilité est conservée, ainsi que les fonctions des sphincters.

Par suite de la contracture des muscles antagonistes, de l'action de la pesanteur et du manque d'activité, les membres atteints se déforment : pied bot paralytique équin, varus ou talus, main bote.

PRONOSTIC. — La guérison absolue et la terminaison fatale sont également exceptionnelles; la règle est l'infirmité définitive. Un traitement opportun et rationnel, selon les règles de la gymnastique rééducative, peut procurer des améliorations fonctionnelles notables et un grand soulagement. Au troisième stade, l'état de la contractilité électrique du muscle a une grande importance pronostique.

TRAITEMENT. — Au stade aigu, repos prolongé au lit, dérivation sur l'intestin. Plus tard, traitement électrique prolongé, massage, mouvements communiqués, gymnastique rationnelle. Au début, électrisation galvanique avec un courant faible, la cathode sur le muscle paralysé, l'anode sur l'épine dorsale au niveau du point atteint; plus tard électrisation plus énergique par le courant faradique, d'abord tous les deux jours, puis tous les jours. Prévenir les contractures par le port nocturne d'appareils de contention, fixant le membre atteint en position convenable; redressement par manipulations; au besoin, transplantations tendineuses périostiques, anastomoses tendineuses, fixation des articulations ballantes par arthrodèse.

CHAPITRE IX

MYÉLITE TRANSVERSE

Le plus souvent il s'agit de mal de Pott : la moëlle est comprimée du fait d'une vertèbre affaissée ou d'un exsudat caséeux, ou par la propagation d'un processus inflammatoire, ou par troubles circulatoires. La maladie survient aussi comme aboutissant de maladies infectieuses aiguës, de traumatismes, de syphilis.

ANATOMIE PATHOLOGIQUE. — Dans les cas récents, ramollissement et altération légère de la coloration; dans les cas anciens, amincissement et induration de la moelle. Au microscope, infiltration de petites cellules, tuméfaction des cylindres-axes et du tissu conjonctif, dégénérescence de l'enveloppe de myéline et des cellules nerveuses, corps granuleux; plus tard, prolifération du tissu conjonctif et de la névroglie; dégénérations ascendante ou descendante des faisceaux blancs.

Symptomes.— Ils peuvent apparaître brusquement ou progressivement : paresthésie, douleurs, plus tard hyperesthésie et anesthésie; contractures convulsives des membres; paralysies dont le siège varie avec celui de la lésion. Dans la *myélite lombaire*, paraplégie flasque avec atrophie, réaction de dégénérescence, abolition des réflexes, désordres de la sensibilité, paralysie du gros intestin, escarres sacrés. Dans la *myélite dorsale*, paraplégie spastique avec exagération des réflexes sans atrophie, ni réaction de dégénérescence. Dans la *myélite cervicale*, la paralysie s'étend aux membres supérieurs. Dans les *lésions unilatérales*, paralysie de Brown-Séquard, c'est-à-dire paralysie motrice et exagération des réflexes du côté malade, anesthésie du côté sain, conséquence de l'entrecroisement des faisceaux sensitifs à leur entrée dans la moelle et du trajet direct des faisceaux moteurs.

Pronostic.— En général mauvais, sauf pour les myélites syphilitiques et les myélites consécutives à des maladies infectieuses. Marche chronique, variable avec la lésion causale.

Traitement. — Dans les myélites de la syphilis et du mal de Pott, traitement dirigé contre la maladie causale. En outre, révulsion sur l'épine dorsale, iodures à l'intérieur, massage, électrisation des muscles; soins attentifs pour prévenir les escarres, les infections vésicales et leurs suites.

CHAPITRE X

PARALYSIES PÉRIPHÉRIQUES

1º *Paralysie faciale*, par lésion du rocher, hémorragies, traumatismes obstétricaux, refroidissement;

2º *Paralysie obstétricale du plexus brachial*, par tiraillement de ce plexus dans l'extraction de la tête dans les accouchements, tête dernière. La paralysie atteint le deltoïde, le sous-épineux, le brachial antérieur et le biceps; les mouvements de l'épaule et du bras sont abolis, ceux de l'avant-bras et des doigts conservés.

TRAITEMENT. — Électricité, massage.

CHAPITRE XI

[MALADIES HÉRÉDO-FAMILIALES DU CERVEAU, DE LA MOELLE ET DES MUSCLES

Les maladies hérédo-familiales sont celles qui frappent, sans changer de forme, plusieurs enfants d'une même génération ou de plusieurs générations successives; qui débutent à peu près au même âge chez tous les enfants d'une même génération, en frappant parfois exclusivement un sexe, le plus souvent le sexe masculin; qui se manifestent moins comme des maladies à proprement parler, c'est-à-dire comme des accidents pathologiques, que comme des conséquences pour ainsi dire nécessaires et naturelles de la constitution première de l'individu; qui peuvent par conséquent être considérées comme existant déjà en puissance dans le germe, et qui sont simplement rendues manifestes par le développement ultérieur de l'individu.

Les maladies familiales du système nerveux ont été les premières et les mieux étudiées. Ce sont :]

1. **Ataxie familiale, maladie de Friedreich.** — Caractérisée par des troubles ataxiques des mouvements des membres

supérieurs et inférieurs, une déformation spéciale des pieds, des troubles de l'articulation, du nystagmus, l'absence des réflexes rotuliens, le début dans le jeune âge, la marche chronique, incurable; anatomiquement par une sclérose des cordons postérieurs, non localisée au proto-neurone centripète, comme dans l'ataxie vraie, et diffusée aux cordons latéraux.

[2. **Hérédo-ataxie cérébelleuse** (Pierre Marie). — Différente de la précédente, cliniquement par l'exagération des réflexes et l'atrophie papillaire; anatomiquement par l'atrophie du cervelet, ou, dans certaines familles, du faisceau cérébelleux ventro-latéral de Gowers (Klippel et Durante)].

3. **Paraplégie spasmodique familiale** (Strumpell, Lorrain). — Caractérisée par des troubles moteurs spasmodiques des membres inférieurs et une sclérose généralisée aux cordons latéraux.

4. [**Diplégie cérébrale familiale** (Freud). — La symptomatologie est celle de la maladie de Little.

5. **Scléroses combinées familiales** (Brissaud, Crouzon). — Types cliniques et anatomiques intermédiaires entre les affections précédentes.]

6. **Myopathies familiales.**— Caractérisées par une altération primitive de certains groupes de muscles, à extension lentement progressive. Les muscles atteints sont atrophiés, ou pseudo-hypertrophiés par infiltration conjonctivo-graisseuse; la sensibilité est intacte, il n'y a pas de réaction de dégénérescence; les réflexes tendineux sont diminués en proportion du degré d'atrophie des muscles. Anatomiquement, les centres nerveux sont normaux; les muscles atteints sont pâles, indurés; histologiquement, prolifération du tissu conjonctif, amincissement des fibres musculaires; éventuellement, altérations dégénératives et infiltration graisseuse de ces fibres.

Tableau clinique. — Il varie avec la localisation :
a. *Paralysie pseudo-hypertrophique* (Duchenne, de Boulogne). — Début vers cinq à huit ans, plus fréquemment chez les garçons, par des troubles de la marche; marche dandinante, saillie de l'abdomen, ensellure lombaire;

succession d'attitudes particulières et caractéristiques quand l'enfant allongé sur le sol se remet debout : il se tourne d'abord sur le côté, se met à quatre pattes, d'abord sur les genoux, puis sur les pieds, et n'arrive à redresser le tronc qu'en hissant ses mains par de petits mouvements de bas en haut le long des membres inférieurs (atrophie des muscles sacro-lombaires). Les muscles du tronc et des cuisses sont atrophiés; les muscles jumeaux et soléaires sont au contraire hypertrophiés et indurés. L'affection ne gagne que tardivement les membres inférieurs; finalement l'atrophie est telle, que les enfants deviennent complètement impotents. La mort survient après des années, du fait de maladies intercurrentes.

b. *Forme scapulo-humérale* (type juvénile d'Erb). — Début le plus souvent aux environs de la puberté, par de la faiblesse et de l'amaigrissement, sans pseudo-hypertrophie des muscles de l'épaule et du bras : pectoraux, trapèze, grand dorsal, rhomboïde. Exceptionnellement, l'atrophie des muscles fessiers, quadriceps, péroniers, se combine à la forme scapulo-humérale, ou même existe seule (type crural). Évolution très lente. Mort par maladies intercurrentes.

c. *Type facio-scapulo-huméral*, de Landouzy-Déjerine. — Début par les muscles du visage : difficulté ou impossibilité à fermer les paupières, à siffler, à rire, à parler; affaissement des joues, chute de la lèvre inférieure, plus de mimique faciale, d'où expression stupide du visage : faciès myopathique.

[7. **Amyotrophie familiale de la première enfance** (type Hoffmann). — Début dès la première année de la vie, évolution relativement très rapide. En quelques mois ou quelques années, tous les muscles du corps sont atteints; leur atrophie est marquée par un développement considérable du tissu graisseux, la mort arrive par paralysie des muscles respiratoires. L'autopsie relève l'existence dans certaines familles d'une myopathie pure, dans d'autres d'une atrophie des cellules des cornes antérieures, myélopathie avec ou sans dégénérescence de certains cordons blancs.

8. **Amyotrophie familiale myélopathique** (type Charcot-Marie). — Début dans l'enfance vers quatre ans; prédominance aux extrémités, marche très lente et progressive;

le tronc, les épaules, la face restent intacts. Lésions atrophiques des cornes antérieures et des racines antérieures et postérieures.

9. Amyotrophie familiale névritique (type Déjerine-Sottas). — Atrophie avec contracture des quatre extrémités, cyphoscoliose, myosis, ataxie; augmentation de volume de tous les nerfs accessibles à la palpation. Névrite interstitielle hypertrophique généralisée.]

10. Myotonie congénitale familiale (maladie de Thomsen). — Maladie familiale congénitale qui se manifeste par une raideur tonique des muscles volontaires dans les mouvements brusques et suit une marche très lentement progressive et incurable.

11. Idiotie familiale amaurotique. — Dès la première enfance l'idiotie se manifeste, ainsi qu'une faiblesse de la musculature et des troubles de la vision; à l'ophtalmoscope, tache blanche avec centre rouge près de la macula. Le plus souvent, mort dans la deuxième année.

[**12.** On peut y joindre les **folies périodiques familiales**, les **diplégies spasmodiques familiales avec idiotie**, les **paralysies périodiques familiales**, le **ptosis familial**, l'**atrophie familiale du nerf optique**, la **dyschromatopsie familiale ou daltonisme**, etc.

On pourrait, au reste, multiplier à l'infini les types de maladies nerveuses familiales; cela tient à un caractère très particulier à ces maladies : autant la maladie familiale est identique à elle-même tant qu'on l'observe dans une même famille, autant elle varie d'une famille à l'autre, à tel point qu'en dehors des quelques grands types les plus fréquents on pourrait presque décrire autant de maladies familiales qu'il y a eu de familles atteintes.

Traitement uniquement symptomatique et palliatif, n'influant en rien sur la marche de la maladie.]

CHAPITRE XII

CONVULSIONS

Syn. — *All. :* Krampfe, Fraisen, Gichter, Eklampsie.

Crises de mouvements cloniques, survenant soudainement avec perte de connaissance. Elles ne constituent pas une maladie définie, mais un syndrome morbide dont les causes sont très variables.

Etiologie.— L'enfant est spécialement prédisposé aux convulsions par l'insuffisant développement de ses centres d'arrêt cérébraux et la plus grande sensibilité de ses appareils sensoriels périphériques (*Spasmophilie*, Soltmann). Elles surviennent parfois sans cause palpable, et peuvent être alors le premier symptôme d'une épilepsie vraie qui s'affirmera plus tard; elles peuvent être réflexes, et être causées par des vers intestinaux, des corps étrangers des cavités naturelles, des irritations quelconques d'un point du corps, des impressions vives psychiques ou somatiques. Plus souvent elles reconnaissent immédiatement pour cause une irritation cérébrale soit directe comme dans la méningite, les tumeurs cérébrales, l'hydrocéphalie, les abcès du cerveau, les congestions et les hémorragies cérébrales (coqueluche) et l'otite moyenne; soit par l'intermédiaire de toxines déversées dans le courant sanguin dans la fièvre, les intoxications et auto-intoxications d'origine intestinale, les entérites, la suralimentation, le rachitisme, les maladies infectieuses aiguës, où elles remplacent chez l'enfant le frisson initial; soit par l'altération asphyxique du sang dans le croup et la pneumonie, ou l'hydrémie dans l'urémie. Les convulsions sont également particulièrement fréquentes dans la tétanie et les spasmes de la glotte. On les observe surtout dans les premiers dix-huit mois de la vie.

Symptomes. — Début brusque avec pâleur du visage, fixité du regard ou fuite du globe de l'œil sous la paupière supérieure; perte de connaissance, contraction tonique de la tête et des membres, doigts fléchis, jambes en extension forcée, pieds en adduction. Après quelques secondes, secousses cloniques dans le visage, autour des commissures buccales, physionomie convulsée, mâchoires contractées. Chez les enfants assez grands, grincements de dents, balancement de la tête, secousses rythmiques des membres comme sous une excitation électrique; cyanose autour du nez et des lèvres; issue d'une écume mousseuse, parfois sanguinolente; pupilles dilatées, réflexe cornéen disparu, aucune réaction à quelque excitation que ce soit; expulsion d'urine et de matières; respiration superficielle, interrompue d'arrêts spasmodiques; pouls irrégulier et inégal.

La crise dure seulement quelques minutes, puis les convulsions s'arrêtent, le visage reprend sa coloration et sa tranquillité, l'enfant tombe dans un état de somnolence, encore interrompu de temps en temps par quelques mouvements convulsifs. La crise est très rarement unique : le plus souvent, les attaques se succèdent après des intervalles de quelques jours, quelques semaines, quelques mois; parfois les crises se succèdent, de telle façon que l'enfant n'est pas réveillé de la précédente quand la suivante se produit (crises subintrantes); dans les cas graves, les crises successives sont seulement séparées par de courts intervalles de sommeil pendant des heures entières (état de crises). La mort peut alors survenir par stase veineuse résultant de la gêne de la respiration et par épuisement. A l'opposé, il y a des crises très légères, à peine remarquées des parents, consistant en simples convulsions oculaires et légers sursauts musculaires, peu distincts de ceux que tous les nourrissons ont pendant leur sommeil.

DIAGNOSTIC.— Toutes les maladies peuvent débuter par des convulsions; il faut donc examiner soigneusement tous les organes et surveiller attentivement l'état ultérieur du malade.

Signes diagnostiques des lésions cérébrales organiques : tension de la fontanelle persistant dans l'intervalle des crises, longue durée des crises (parfois douze heures), prédominance des convulsions dans un côté du corps. Signes diagnostiques de l'épilepsie : crises revenant à longs intervalles sans cause apparente, prédisposition héréditaire, début tardif à la fin de la deuxième année.

Pronostic. — Toujours réservé et ne pouvant être affirmé qu'après une surveillance prolongée de l'enfant et un examen approfondi dans l'intervalle des crises. Il repose sur la fréquence et l'intensité des crises, et sur la considération de leur origine. Les convulsions réflexes ou toxiques guérissent totalement; la mort peut exceptionnellement survenir par asphyxie ou hémorragie cérébrale. Il n'est pas rare de voir persister ultérieurement des paralysies ou des troubles intellectuels.

Traitement. — Pendant la crise, déshabiller l'enfant, l'asperger d'eau froide, lavements de chloral (1 gramme de chloral pour 30 grammes d'excipient pour deux lavements), inhalations de chloroforme, bains tièdes avec compresses fraîches sur la tête. Contre l'hyperhémie cérébrale, compression des carotides ou sangsues à la mastoïde. Après la crise, dérivation sur l'intestin (calomel, lavements vinaigrés) et sur la peau (frictions, applications chaudes). Diète. Au besoin, anthelminthique. En cas de retour fréquent des crises, bromure, associé ou non au chloral.

CHAPITRE XIII

TÉTANIE

Contractures permanentes prédominant aux extrémités, survenant surtout chez les enfants rachitiques et mal nourris de moins de deux ans, et surtout au printemps. [Sur deux cent quarante-six cas observés par Escherich en sept ans, il y en avait vingt-neuf en janvier, cinquante et un en février, cinquante-neuf en mars, quarante-trois en avril, dix en mai, sept en juin, trois en juillet, un en août, quatre en septembre, deux en octobre, vingt et un en novembre, seize en décembre. L'affection se voit beaucoup plus rarement en France et en Italie qu'en Allemagne et en Angleterre, ce qui tient sans doute à un régime alimentaire et hygiénique différent. La tétanie ne s'observe guère que chez les nourrissons élevés au biberon et suralimentés, constipés, confinés dans des habitations peu aérées.] Il n'existe aucune lésion anatomique constante.

SYMPTOMES. — Contracture tonique symétrique durable, d'abord localisée aux doigts, puis aux mains et aux orteils, plus tard pouvant s'étendre aux bras et aux jambes, très rarement au tronc (fig. 110). La position de la main est caractéristique : les articulations phalango-phalangiennes sont étendues, les articulations métacarpo-

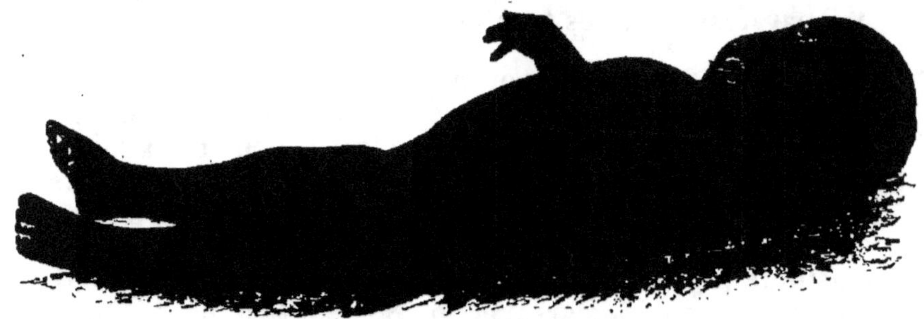

Fig. 110. — Tétanie, forme persistante ;
fille de dix-huit mois, constipation chronique, mauvaise hygiène.

Contracture des quatre membres, mains en position d'accoucheur, pieds en flexion plantaire. Ces contractures persistèrent pendant trois jours sans interruption, puis cessèrent après une abondante évacuation intestinale. Pendant longtemps encore persistance du signe de Trousseau, du signe du facial, et exagération de l'excitabilité électrique (NFC = 1 milliampère ; NOC = 3,2 milliampères).

phalangiennes fléchies, le pouce en extension dans la concavité de la main ; la main est ainsi disposée comme celle de l'accoucheur pour s'introduire dans le vagin (main d'accoucheur, fig. 111) ; les jambes sont étendues, les orteils fléchis.

Cet état peut durer des jours et des mois (*forme persistante*) ou disparaître et revenir après quelque temps (*forme intermittente*) ; cette dernière éventualité est la plus fréquente. Dans l'intervalle persiste une irritabilité que l'on peut mettre en relief par la recherche des « signes latents » décrits ci-après. Ceux-ci sont parfois le seul symptôme de la maladie : *forme latente*. Ce sont :

1. *Le signe de Trousseau*. — Par pression sur le paquet vasculo-nerveux le long du bord interne du biceps bra-

chial, on provoque, au bout d'environ une minute, la contracture typique de la main (main d'accoucheur). Quand il existe, ce signe est pathognomonique, mais il peut faire défaut.

2. *Le signe de Erb.* — Augmentation de l'excitabilité galvanique des nerfs moteurs. Électricité faradique, électrode indifférente sur le sternum, électrode active sur le nerf médian au creux de l'aisselle. A l'état normal, le courant nécessaire pour provoquer une contraction musculaire (C) par la fermeture du courant (F) au pôle néga-

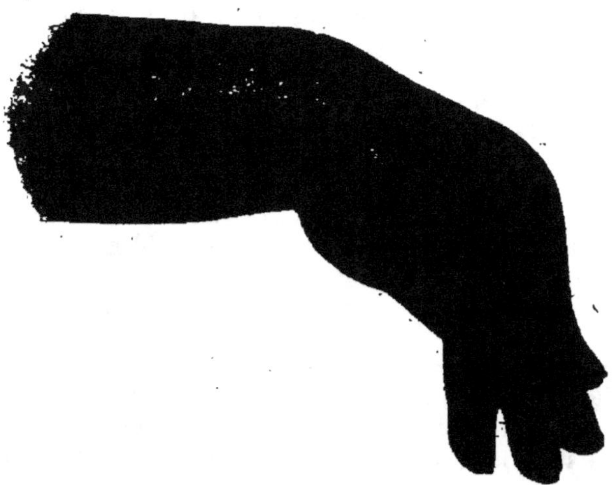

Fig. 111. — Main d'accoucheur dans la tétanie, chez le même enfant que dans la figure précédente.

tif (N) est égal à 1,5 milliampères, ce que l'on exprime en écrivant NFC = 1,5. Dans la tétanie, NFC tombe au-dessous de 0,7. En outre, la contraction (C) à l'ouverture (O) du pôle positif (P) est plus forte que la contraction à l'ouverture du pôle négatif (N), ce qui s'exprime POC > NOC. Enfin et surtout le courant nécessaire pour une contraction musculaire (C) à l'ouverture (O) du pôle négatif (N) est notablement inférieur à la normale qui est de 8,22 milliampères. NOC < 8,22. NOC tombe à 2,23 dans la tétanie latente, à 1,94 dans la tétanie manifeste. Symptôme constant et pathognomonique.

3. *Le signe de Chvostek.* — Phénomène du facial. Augmentation de l'excitabilité mécanique; le choc de la pulpe du

doigt ou le frottement sur un point situé à égale distance de l'arcade zygomatique et de la commissure labiale (émergence des branches du facial) provoque une contraction en éclair dans tout ou partie de la musculature faciale. Ce symptôme existe le plus fréquemment, mais on peut le retrouver dans d'autres névroses.

4. *Laryngospasme.* — Spasme des cordes vocales; il se produit dans beaucoup de cas de tétanie, surtout latents (voir page 248). Il en est de même des crises de *convulsions* (voir page 241).

Les deux premiers signes sont appelés *signes obligatoires ;* les deux derniers, *signes facultatifs.*

MARCHE ET PRONOSTIC.—Durée de trois à cinq semaines; pronostic favorable, simple réserve à faire relative au laryngospasme et aux convulsions.

DIAGNOSTIC.— Quand les contractures manifestes manquent, la constatation d'un des symptômes obligatoires suffit au diagnostic de tétanie latente. Tout spasme de la glotte doit faire rechercher la tétanie latente

TRAITEMENT. — Évacuations intestinales, régime; le remplacement du lait de vache par les farineux est suivi d'une amélioration de la tétanie et des spasmes glottiques (Furkelstein). Traitement de l'irritabilité par le phosphore, les bromures, le chloral. Hygiène de l'habitation; bains tièdes.

CHAPITRE XIV

PSEUDO-TÉTANOS D'ESCHERICH

Escherich décrit sous ce nom un syndrome morbide survenant chez les enfants de quatre à dix ans, ressemblant au tétanos infectieux : raideur de la tête (fig. 112) et du tronc, les membres restant indemnes, absence du signe de Trousseau et du signe d'Erb. Diminution des contractures dans le sommeil, augmentation par les excitations extérieures. Guérison en quatre à six semaines. [Il n'est pas prouvé qu'il ne s'agisse pas d'une forme atténuée et cryptogénique de tétanos. L'inefficacité du sérum antité-

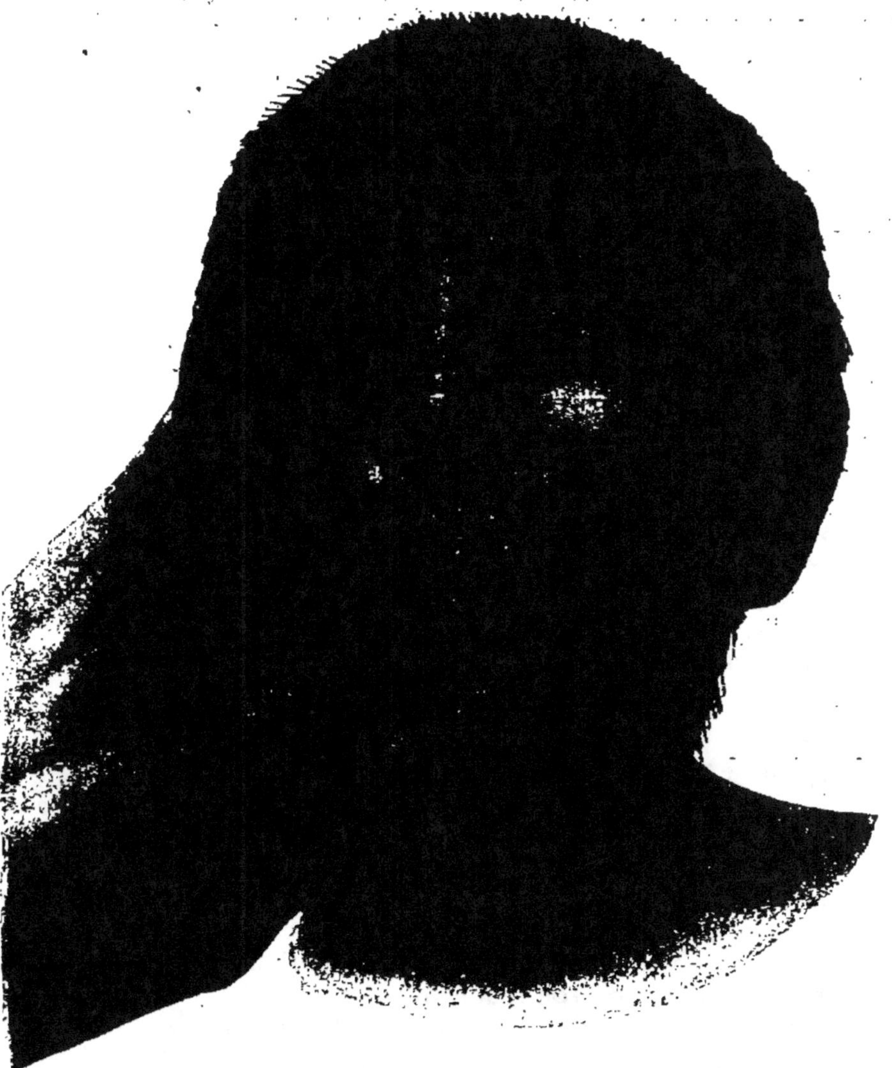

Fig. 112. — Pseudo-tétanos d'Escherich. Garçon de neuf ans.

Contracture tonique des muscles du visage, expression souriante du visage, contraction des mâchoires, contracture du muscle peaucier du cou.

Le malade présentait de la raideur de tout le corps à l'exception des bras, des mains et des yeux; elle disparaissait en grande partie dans le sommeil: l'alimentation était impossible. Guérison après huit semaines (Clinique d'Escherich).

tanique ne prouve rien, puisque ce sérum n'a pas d'action certaine sur le tétanos confirmé.]

CHAPITRE XV

SPASMES DE LA GLOTTE

Syn. — *All.* : Laryngospasmus, Stimuritzenkrampf, Wegbleiben.

Crises d'asphyxie dues à un spasme convulsif des muscles constricteurs de la glotte et des autres muscles respiratoires.

Il survient dans les premières années de la vie, souvent dans les mêmes familles, tantôt isolément, tantôt en rapport avec le rachitisme, les convulsions, la tétanie; et, comme ces trois affections, le laryngo-spasme a sa plus grande fréquence au printemps. On l'observe aussi à la suite de la coqueluche, de troubles intestinaux, de dentition laborieuse; les causes occasionnelles des premières crises sont les émotions, les cris prolongés, les refroidissements, les catarrhes, l'acte de boire; ultérieurement, les crises surviennent sans cause occasionnelle appréciable.

Symptomes. — La crise de spasmes de la glotte débute par un arrêt soudain de la respiration, un renversement en arrière de la tête, de la fixité ou une expression angoissante du regard, une coloration livide et cyanotique du visage; puis surviennent des constrictions convulsives du visage et des membres, ou de la raideur de ces derniers. Après dix à soixante secondes, la respiration reparaît sous forme de quelques inspirations précipitées, bruyantes, sifflantes, que suit bientôt un mouvement expiratoire. La respiration redevient normale, les symptômes inquiétants disparaissent et l'enfant s'endort. Les crises varient beaucoup de nombre et d'intensité. Dans les cas légers, il y a seulement quelques secondes d'apnée suivie de quelques bruyantes inspirations; les plus graves sont mortelles. Elles reviennent tantôt tous les jours ou tous les deux jours, tantôt jusqu'à vingt, trente fois et plus par jour.

Marche et pronostic. — La maladie dure au moins trois mois. On peut y distinguer trois stades : période d'augment, trois à quatre semaines; période d'état, quatre à huit semaines; période de déclin, quatre semaines. Le pronostic est plutôt favorable; cependant la mort peut survenir par une brusque asphyxie, ou par l'aspiration de la langue au cours d'une crise.

DIAGNOSTIC. — L'apnée brutale suivie d'inspiration bruyante est absolument caractéristique.

TRAITEMENT DE LA CRISE. — Aspersions et flagellations avec de l'eau fraîche; introduire le doigt dans la bouche et relever l'épiglotte, ce qui calme la suffocation et empêche l'aspiration de la langue; tapotements dans le dos; éponge chaude au devant du cou; éventuellement, respiration artificielle, tubage, trachéotomie. Dans les crises subintrantes, lavement de 0 gr. 50 de chloral, inhalations d'oxygène. Comme calmants nervins : phosphore, bromures, alimentation farineuse; relever l'état moral par un traitement hygiénique et antirachitique.

CHAPITRE XVI

SPASME NUTANS

SYN. — *All. :* Spasmus nutans.

Mouvements rythmiques involontaires alternatifs d'inclinaison et de redressement de la tête, presque toujours associés à un nystagmus spécial. Les mouvements s'arrêtent quand la tête est appuyée, mais alors le nystagmus devient plus intense; le sommeil ou la simple fermeture des yeux arrête les mouvements de la tête. L'affection survient à l'époque de la première dentition, dure des mois et guérit toujours. Elle survient surtout les mois d'hiver et chez les enfants qui séjournent dans des chambres éclairées vicieusement (Raudnitz).

CHAPITRE XVII

TIC DE SALAAM (ou mieux CONVULSIONS DE SALAAM)

SYN. — *All.* : Salaam Krampfe, Eclampsia nutans.

Inclinaisons convulsives profondes de la tête et du haut du tronc, survenant par crises, accompagnées de troubles intellectuels et de convulsions épileptiformes. Issue le plus souvent fatale.

CHAPITRE XVIII

ÉPILEPSIE

SYN. — *All.* : Fallsucht.

Maladie caractérisée par des crises de convulsions toniques et cloniques, avec perte absolue de la connaissance, et dont le malade ne conserve aucun souvenir.

Environ 60 $^0/_0$ des cas d'épilepsie débutent dans l'enfance au-dessous de seize ans (Beau). Dans la première enfance, elle se distingue très difficilement des convulsions d'autre origine, d'autant plus que les crises à cet âge ne se présentent jamais par séries régulières, mais interrompues par des intervalles d'une ou plusieurs années.

ÉTIOLOGIE.— [Il faut distinguer l'*épilepsie essentielle*, où on ne trouve d'autre étiologie qu'une] hérédité défectueuse, épileptique ou alcoolique; [et l'*épilepsie symptomatique*, secondaire à des affections diverses], traumatismes craniens, augmentation de la pression intracranienne par néoplasmes, épanchements, épaississement des os du crâne, irritation des nerfs périphériques par cicatrices ou plaies douloureuses, corps étrangers, vers (épilepsie réflexe), auto-intoxications, alcoolisme infantile. Les lésions cérébrales limitées (paralysie cérébrale infantile) provoquent surtout l'épilepsie partielle (*épilepsie jacksonnienne*). Les émotions violentes, les écarts alimentaires, peuvent être la cause occasionnelle des crises; mais le plus souvent elles surviennent spontané- ment.

Symptomes. — La crise est souvent précédée d'une *aura* très-courte et de forme très variée : douleur de tête, hallucinations auditives, hochement de tête, pal- pitations, sensation de strangulation, tremblement, four- millement. Chez l'enfant, la crise peut durant des années se réduire à l'aura.

La crise elle-même débute par une chute brusque avec fixité du regard et, dans la règle, un grand cri; la chute est soudaine et peut causer des traumatismes graves. Puis le corps se raidit dans des convulsions toniques, la tête rejetée en arrière, les jambes en extension forcée, les bras en extension ou en flexion, les mâchoires serrées convulsivement, le thorax immobilisé en expiration. Le visage est pâle, les pupilles élargies et immobiles, les yeux convulsés sous la paupière supérieure. Cet état dure quelques secondes, une minute au plus. Alors, tan- dis que le visage commence à rougir et que de l'écume vient aux lèvres, commencent des secousses cloniques de la tête, du tronc et des membres; les dents grincent, la respiration s'accompagne de râles bruyants, le visage se couvre de sueurs, la langue est pincée entre les dents et saigne; souvent évacuation d'urines et de matières. Après quelques minutes, les convulsions s'apaisent, les enfants demeurent quelque temps encore sans connais- sance, puis s'éveillent. Les crises se répètent à inter- valles très irréguliers, tantôt plusieurs fois par jour, tan- tôt seulement deux ou trois fois par an.

Dans l'enfance, plus souvent que chez l'adulte, les crises prennent la forme abortive : absence épileptique, petit mal, trouble passager de la connaissance avec fixité du regard et inconscience absolue, durant parfois seulement quelques secondes, et pouvant paraître une simple dis- traction; parfois persistant plus longtemps avec vertige, expression angoissée, mouvements convulsifs du visage.

Sous le nom d'*épilepsie jacksonnienne*, on décrit des convulsions cloniques limitées d'abord à un groupe de muscles, visage, bras ou jambe, et prédominant d'un côté du corps. Le cri initial manque, la connaissance est conservée au moins au début. [Cette épilepsie, habituellement symptomatique d'une lésion cérébrale en foyer, n'est pas de même nature que l'épilepsie vraie.]

MARCHE ET PRONOSTIC.— La maladie est chronique, la guérison complète exceptionnelle. Les malades restent parfois tout à fait sains d'esprit et peuvent même être supérieurement doués (César, Napoléon), ou bien le caractère s'altère, devient acariâtre, emporté, coléreux ; le sens moral disparaît, tendance au mensonge, au vol, au vagabondage, aux violences ; l'intelligence s'altère jusqu'à l'imbécillité et l'idiotie. Le pronostic est d'autant meilleur que le traitement est plus précoce. Quand la maladie guérit, les crises vont diminuant peu à peu d'intensité et de fréquence, prennent les caractères du petit mal et finalement disparaissent.

DIAGNOSTIC. — Avec les *convulsions*, voir le chapitre correspondant ; avec l'*hystérie* : la crise hystérique survient presque constamment à l'occasion d'émotions et pendant le jour ; elle peut durer des heures, n'a pas le cri initial, la morsure de la langue, l'émission d'urine et de matière, n'est pas suivie d'état de somnolence, et en général ne s'accompagne pas de perte absolue de la connaissance. La crise épileptique est le plus souvent indépendante d'une émotion, dure au plus sept minutes, arrive fréquemment la nuit, laisse des traces sanglantes au coin des lèvres, résultat de la morsure de la langue.

TRAITEMENT. — Régime végétarien et léger, lait et farineux, interdiction d'alcool, de café et de thé ; lotions chaudes suivies d'ablutions froides, bains froids ; craindre le surmenage intellectuel.

Cure bromurée : Bromure de potassium et bromure de sodium, ââ, 1 ou 2 gr. ; bromure d'ammonium, 50 centigr. pour une dose journalière, à prendre en solution dans 100 à 200 gr. d'eau. Elixir polybromuré de Yvon, une cuillerée à dessert par jour ; à continuer des mois, en augmentant plus tard la dose. En cas d'insuccès, essayer le traitement de Flechsig ; pendant quatre ou cinq semaines, opium deux fois par jour ; commencer par 5 milligr., aller jusqu'à 1 et 3 centigr. ; ce traitement donne des résultats inconstants.

Traitement de Ch. Richet ; déchloruration ; suppression du sel et des aliments riches en chlorure de sodium ; l'action du bromure en devient plus efficace.

CHAPITRE XIX

CHORÉE

Syn. — *Fr.* : Danse de Saint-Guy. — *All.* : Veitstanz.
Névrose psychomotrice caractérisée par des gesticula-
tions involontaires, brusques, pouvant atteindre tout le
domaine des muscles de la vie de relation. L'affection
frappe les enfants entre deux et quinze ans, le plus souvent vers sept ans, les filles en plus grande proportion
que les garçons (70 ou 75 $^0/_0$).

Etiologie.— La chorée serait une maladie infectieuse,
causée par des agents morbides bactériens, identiques à
ceux des arthrites et des endocardites rhumatismales, et
localisant leur action sur les centres psychomoteurs de
la corticalité cérébrale et sur les voies pyramidales [(Tri-
boulet.)] La maladie a en effet des rapports intimes avec
le rhumatisme articulaire et l'endocardite ; elle peut
coexister avec ces affections ou alterner avec des crises
rhumatismales, ou survenir comme première manifestation d'un rhumatisme qui affectera plus tard les articulations [(G. Sée)]; aussi Heubner l'appelle « l'équivalent
infantile du rhumatisme » ; toutefois on voit également la
maladie à la suite de grippe, scarlatine, rougeole, angine
lacunaire, gonorrhée, érythème noueux.

Anatomie pathologique: — [Elle ne révèle aucune
lésion constante.]

Symptomes. — Début par une altération de l'état
général et du caractère ; irritabilité, inattention, maladresse ; puis apparition des mouvements anormaux. Au
début, contractions des muscles du visage, soulèvements
involontaires de l'épaule, instabilité, mouvements divers
des doigts ; plus tard les bras et la main sont en continuelle agitation, l'épaule avance, recule, se soulève,
s'abaisse, le visage dessine toutes les grimaces possibles
et prend successivement toutes les expressions : peine,
colère, joie, angoisse, etc. ; les mouvements ont quelque
chose de théâtral et sont souvent comiques ; tous les actes
exigeant des actions coordonnées s'en trouvent gênés :

la parole, l'écriture, la préhension, la mastication, la déglutition, la marche, la respiration, parfois même la circulation (chorée du cœur). Les troubles s'accroissent à l'occasion des mouvements intentionnels, des émotions ou par la simple présence d'un assistant; ils disparaissent le plus souvent complètement dans le sommeil. Parallèlement s'accroissent l'anorexie, l'amaigrissement, la pâleur, l'irritabilité, l'inattention, l'émotivité.

Dans les cas intenses, les membres sont le siège de mouvements de circumduction étendue; la marche, la station debout sont impossibles, l'alimentation pénible : anarchie des muscles (Eulenbourg), folie musculaire; les troubles psychiques, confusion mentale, hallucinations, ne sont pas rares.

La chorée est dans la règle prédominante sur un côté du corps et parfois même complètement unilatérale (*hémichorée*). Dans des cas rares, les mouvements choréiques s'accompagnent d'une faiblesse musculaire extrême (*chorée molle*).

MARCHE ET PRONOSTIC. — La chorée dure deux à trois mois en moyenne, mais peut parfois persister plus d'un an ; elle récidive facilement, tant que la puberté n'est pas effectuée. Le pronostic est en général bon, sauf la coexistence d'endocardite en évolution ou de rhumatisme. Les psychoses choréiques guérissent toujours.

DIAGNOSTIC.— [On a à tort décrit sous le nom de *chorée électrique, chorée rythmique, chorée saltatoire*, des affections qui n'ont avec la chorée que des ressemblances superficielles. La chorée électrique consiste en contractions brusques d'un corps musculaire, se renouvelant à intervalles égaux sur les mêmes muscles, et se rattache aux tics et aux myoclonies plus qu'à la chorée. La chorée rythmique, la chorée saltatoire sont de nature hystérique. L'hystérie joue du reste un rôle étiologique, même dans certaines chorées à symptomatologie classique, et peut expliquer les épidémies de chorée à extension rapide dans les pensionnats (*chorée imitatoire*).]

TRAITEMENT.— Repos prolongé au lit, calme complet, isolement; sudation, provoquée, au besoin, par l'administration de 0 gr. 005 à 0 gr. 01 de pilocarpine; alimentation rafraîchissante et nourrissante ; salicylates, arsenic,

fer. Dans les cas intenses : chloral, bromures, morphine.
Dans la convalescence : distractions, bonnes paroles,
suggestion à l'état de veille, séjour à la campagne.

CHAPITRE XX

NEURASTHÉNIE

Syn. — *All.* : Nervenschwache.
Tendance anormale à la fatigue physique et intellectuelle.

Etiologie.— Hérédité névropathique similaire ou dis-
semblable, établissement de la puberté, souffrances
de tout genre, insolation, intoxications chroniques par
l'alcool, le café, le tabac, usage immodéré de la viande,
maladies aiguës ou chroniques; affections du cerveau et
de la moelle; impressions psychiques violentes, peurs,
punitions, émotions religieuses; onanisme; éducation
défectueuse; surmenage scolaire.

Symptomes principaux. — Sensation de fatigue invincible, envie de dormir après les plus petits efforts, difficulté de la réflexion, impossibilité de la concentration
de l'esprit, sensibilité anormale aux notes aiguës et à la
lumière vive, céphalalgie diurne diminuant le soir. Asthé-
nopie nerveuse; dyspepsie nerveuse avec constipation ou
diarrhée, gastralgies, hyper- ou hypo-acidité, conservation de l'appétit; altération du caractère; frissonnement
de la paupière dans la fermeture légère de l'œil (phénomène de Rosenbach).
Sous le nom d'*amoindrissement mental* ou *psychopathique* (geistiger oder psychopathische Minderwertigkeit),
Koch décrit un état observé surtout chez les enfants entachés d'hérédité névropathique et consistant en une difficulté extrême à réagir contre les influences extérieures,
qui fait que ces enfants présentent très facilement des
troubles nerveux et, d'autre part, n'ont pas la force de les
supporter aussi bien que les autres enfants. Les amoin-
dris, qui souvent ont belle apparence, souffrent plus tard
du manque de force d'âme dans la vie. Beaucoup d'amoin-
dris se suicident.

Traitement. — Voir *Hystérie*.

CHAPITRE XXI

HYSTÉRIE

Émotivité anormale du système nerveux, faiblesse irritable avec tendance marquée à réagir sous des influences diverses par des troubles psychiques et des troubles corporels anormalement intenses. Ce qui est caractéristique de l'hystérie, c'est que les troubles en apparence les plus graves disparaissent complètement en un temps très court, quitte parfois à revenir ou à faire place à d'autres troubles non moins graves en apparence, non moins bénins en réalité.

ÉTIOLOGIE. — Comme la neurasthénie. En plus, influence de l'imitation, des mauvais exemples.

SYMPTOMES.— L'hystérie infantile se distingue de l'hystérie de l'adulte en ce qu'elle est monosymptomatique ; les stigmates font défaut. Souvent l'accident hystérique semble d'abord organique parce qu'il est provoqué par une altération organique ; il ne se révèle comme hystérique que par sa persistance après la guérison de l'altération organique primitive. Exemples : contractures hystériques survivant au rhumatisme ; « tubards » qu'un spasme hystérique de la glotte oblige à conserver leur tube laryngien longtemps après la guérison de leur croup ; ces contractures et spasmes hystériques disparaissent dans le sommeil chloroformique.

Les enfants hystériques ont habituellement une grande instabilité d'idées ; ils passent en un instant d'un extrême à l'autre ; ils attachent à leur personne une importance exagérée. Leur inattention est extrême, leur auto-suggestibilité facile ; ils gardent pendant des heures l'immobilité, même dans des positions fatigantes, ou répètent à satiété les mêmes mouvements ou les mêmes paroles, ou sont sujets à des *secousses musculaires* consécutives à un effort exagéré du muscle atteint ; ils inventent de toutes pièces des *histoires mensongères.* Douleurs vagues, hyperesthésies, *paralysies* et *contractures* dans les muscles des membres, du larynx, de la déglutition, de la respiration ; ces paralysies ne se systématisent pas régulièrement à un territoire organique, ne s'accompagnent d'aucune altération des réflexes, ni d'aucun trouble de l'excitabilité électrique; *bâillements, pleurs et rires spasmodiques,* crises de danses, de sauts, de contorsions, chorée épidémique; aphasie ou mieux *aphonie hystérique,* impossibilité de produire un son articulé; *astasie-abasie hystérique,* impossibilité de se tenir debout et de marcher, malgré la persistance de toute la force et de toute l'agilité des membres inférieurs dans la position couchée; *catalepsie,* contracture généralisée de tout le corps avec perte absolue ou incomplète de la connaissance et du souvenir pouvant durer plusieurs heures; *somnambulisme,* réveils incomplets, actes plus ou moins compliqués accomplis dans le sommeil partiel et ne laissant aucun souvenir conscient au réveil. A l'hystérie appartiennent aussi les *vomissements matinaux des écoliers,* survenant chez les enfants ayant un grand amour-propre, habituellement à la suite d'une préoccupation angoissante relative à une leçon, un devoir, une composition.

Marche et pronostic. — La marche de l'hystérie est très variable, le plus souvent intermittente; ou bien un accident disparaît pour faire place à un autre. Le pronostic, quand on peut écarter les influences nuisibles, est habituellement bon, surtout en cas d'accidents isolés; il ne manque pourtant pas de cas graves, incurables.

Prophylaxie et thérapeutique. — Interdiction des unions entre névropathes; entraînement du corps et de l'esprit par des exercices rationnellement progressifs; éloignement des influences pernicieuses, pas de surmenage, éducation de la volonté; alimentation rafraîchissante; hydrothérapie; au besoin, fer, quinquina, valériane.

CHAPITRE XXII

PEURS NOCTURNES

Symptomes. — L'enfant s'éveille brusquement d'un sommeil tranquille, présentant tous les signes d'une grande angoisse et d'une peur horrible; il pousse des cris, sursaute, est en proie à des hallucinations, ne reconnaît pas les personnes de son entourage ; il semble continuer longtemps encore un cauchemar. Au bout de quelque temps, il se recouche calmé, se rendort, et le lendemain matin n'a aucun souvenir ou seulement un souvenir confus. Le retour se fait à intervalles rapprochés ou éloignés.

ÉTIOLOGIE. —Anémie, hystérie, alcoolisme, végétations adénoïdes, vers intestinaux, cauchemars, punitions.

TRAITEMENT. —Régime calmant, pas de récits effrayants, pas de surmenage; interdiction du vin et du café; régularité des garde-robes et des mictions; traitement des circonstances étiologiques; hygiène de la chambre et du lit; bromure dans les cas graves.

CHAPITRE XXIII

MASTURBATION

Survient à tout âge, même chez les nourrissons. Causes : démangeaisons de l'eczéma génital, oxyures, phimosis; balanoposthite; mauvais exemples ou mauvaises lectures. L'enfant emploie les mouvements de friction des cuisses rapprochées ou les manipulations directes. Localement on constate l'hypertrophie du pénis ou du clitoris, la rougeur du prépuce ou des petites lèvres et éventuellement toutes les formes possibles de la neurasthénie infantile.

TRAITEMENT. — Alimentation végétale rafraîchissante; pas d'alcool, de café, de thé; matelas durs; régularisation des évacuations rectales et vésicales; hygiène corporelle et morale; propreté de la peau; éloignement des causes étiologiques.

CHAPITRE XXIV

PSYCHOSES

ETIOLOGIE. — La même que dans les névropathies en général (voir *Neurasthénie*). — L'idiotie reconnaît en outre pour cause les processus destructeurs du cerveau, la porencéphalie ; la fermeture prématurée des fontanelles ; la sclérose, l'hypoplasie ou l'atrophie du corps thyroïde (pour l'idiotie myxœdémateuse, voir page 117).

§ 1er. — *Idiotie*.

SYN. — *All. :* Schwachsinn, Imbecillitat.

Arrêt du développement intellectuel, impossibilité d'effectuer et de coordonner les opérations mentales les plus simples ; elle est congénitale ou acquise et présente tous les degrés, depuis la simplicité d'esprit jusqu'à la déchéance intellectuelle la plus absolue.

SYMPTOMES PRINCIPAUX. — L'enfant ne devient propre, n'apprend à se tenir debout, à marcher, à parler, que très tardivement ; il n'accomplit que les actes mécaniques simples, toute opération quelque peu compliquée est impossible ; formation intellectuelle incomplète ; tendance aux mensonges, aux explosions de colère, aux violences. Lenteur des réactions aux impressions sensorielles ; familiarité grossière avec les étrangers ; agitation continuelle ; retard dans la perception des excitations sensitives.

L'idiot n'est capable d'aucune réaction psychique, ou ne dépasse pas le niveau intellectuel d'un enfant de un à deux ans. Expression stupide, cris inarticulés, malpropreté. Il y a des idiots apathiques et immobiles.

Les idiots et les imbéciles peuvent atteindre un âge avancé, mais dans les cas les plus accentués la mort arrive de bonne heure par pneumonie, convulsions, entérite.

§ 2. — *Folie morale.*

Perte du sens moral, sans amoindrissement intellectuel ; au début, on croit simplement à de l'inconscience, à de la méchanceté. Tendance au mensonge, aux cruautés, aux raffinements dans le mal, aux colères, vols, incendies, attentats contre les personnes. L'éducation reste sans action.

§ 3. — *Folie des adolescents, hébéphrénie.*

État de faiblesse mentale survenant progressivement avec la puberté. Début par de l'irritabilité, de la dépression, des hallucinations ; au cours de la maladie surviennent des états catatoniques (délire des négations, stéréotypie, manies, automatisme) ; puis le sujet tombe dans l'imbécillité.

SEPTIÈME PARTIE

MALADIES DE L'APPAREIL CIRCULATOIRE

CHAPITRE PREMIER

GÉNÉRALITÉS

Les maladies des artères sont rares dans l'enfance. Au contraire, on trouve assez souvent des altérations pathologiques du cœur, surtout à partir de la cinquième année, le plus souvent causées par des infections ou des toxiinfections. Les processus athéromateux ne jouent aucun rôle dans l'enfance. Les maladies causales sont les infections aiguës, en première ligne le rhumatisme articulaire aigu, qui peut déjà survenir chez le nourrisson ; des angines insignifiantes, mais dont la nature rhumatismale est vraisemblable, peuvent être suivies d'endocardites. Quant aux anomalies congénitales du cœur, elles sont parfois la suite de troubles du développement auxquels participent tantôt l'appareil vasculaire exclusivement, tantôt d'autres organes (bec-de-lièvre, inversions viscérales, etc.) ; ou bien elles résultent d'une endocardite fœtale causée par le passage de germes morbides du sang de la mère au sang du fœtus à travers le placenta ; de là des altérations des orifices qui peuvent gêner l'hydraulique cardiaque fœtale et entraîner secondairement des modifications dans le parachèvement ultérieur du développement cardiaque.

Symptomes. — La symptomatologie des affections cardiaques chez l'enfant est beaucoup moins variée que chez l'adulte. Le meilleur état de la musculature cardiaque et la tachycardie physiologique rendent la compensation plus facile, ce qui explique la rareté de l'anasarque et des altérations secondaires du foie, des reins, de la rate et des poumons, et comment les maladies congénitales ou acquises du cœur peuvent exister depuis longtemps chez l'enfant sans que la matité précardiaque soit notablement accrue. La nutrition du muscle cardiaque est également plus active à cette époque. Aussi le pronostic des maladies acquises du cœur est chez l'enfant, jusqu'au début de la puberté, en général plus favorable que dans les années ultérieures.

Séméiologie. — Quelques particularités anatomiques du cœur de l'enfant sont nécessaires à connaître pour le diagnostic. La *pointe du cœur* se trouve dans les deux premières années à environ 2 centim. en dehors de la ligne mamillaire gauche, dans le quatrième espace intercostal ; à quatre ans, elle se trouve dans le cinquième espace intercostal, sur la ligne mamillaire, et passe en dedans de cette ligne dans les années suivantes.

La *matité cardiaque absolue* est limitée dans la première année en haut par le bord inférieur de la troisième côte, en dehors par la ligne mamillaire gauche, en dedans par le bord gauche du sternum. Ultérieurement, tandis que les limites internes et externes ne changent point, la limite supérieure descend, à quatre ans, au bord supérieur de la quatrième côte ; à douze ans, au bord inférieur de cette quatrième côte.

La *matité cardiaque relative* s'étend dans la première année en haut jusqu'à la deuxième côte, en dehors jusqu'à la pointe du cœur, en dedans jusqu'à la ligne parasternale droite ; ensuite sa limite supérieure s'abaisse et atteint à douze ans la troisième côte, et en même temps la limite interne se retire jusqu'au bord droit du sternum.

L'*auscultation* présente les particularités suivantes : 1° Jusqu'à la deuxième année, le premier bruit est normalement fortement accentué ; 2° Chez les enfants craintifs, il est fréquent qu'au début de l'auscultation les quinze ou vingt premières pulsations cardiaques soient accompagnées d'un bruit dit *bruit cardio-pulmonaire*, renforcement et affaiblissement alternatifs du bruit inspiratoire dans les lames antérieures du poumon, causés par les déplacements rythmiques du cœur et synchrones avec eux, en relation avec l'augmentation de force et de fréquence des contractions cardiaques et l'accélération de la respiration; 3° Les souffles inorganiques n'existent pas chez les enfants au-dessous de trois ans, et un souffle systolique est chez eux pathognomonique d'une affection organique, même quand il n'existe aucun autre symptôme cardiaque appréciable.

CHAPITRE II

MALADIES CONGÉNITALES DU CŒUR

Les monstruosités telles que l'acardie, l'ectopie cardiaque, n'ont aucune importance clinique, et nous n'étudierons que les anomalies plus légères, compatibles avec l'existence. En général, plusieurs anomalies coexistent sous la dépendance de l'une d'elles qui est primitive; ainsi le rétrécissement d'un gros tronc artériel entraîne une déviation du cours du sang et la persistance anormale d'une communication entre les cœurs droit et gauche. La constitution de la circulation fœtale (voir page 2 et fig. 1) permet en effet au sang fœtal rencontrant un obstacle à son cours normal de dériver par des voies différentes.

[Voici les combinaisons les mieux caractérisées cliniquement :

1° *Sténose le plus souvent endocarditique de l'artère pulmonaire, persistance du canal artériel, ouverture de la cloison ventriculaire* (fig. 113).

SYMPTOMES. — Cyanose se manifestant surtout au moment des cris, des efforts. Ongles hippocratiques, pigmentation cutanée aux mamelons, aux plis de la peau, aux extrémités. Insuffisance du développement corporel, infantilisme. Souffle systolique râpeux au foyer de l'artère pulmonaire; souffle mésocardiaque.

2° *Perforation isolée de la cloison interventriculaire* (*Maladie de Roger*). — SYMPTOMES. — Pas de cyanose; troubles généraux et locaux peu marqués; souffle systolique mésocardiaque intense, sans frémissement.

3° *Perforation isolée du trou de Botal.* — Quand elle est minime, elle ne donne aucun symptôme et ne peut être diagnostiquée qu'à l'occasion d'une affection surajoutée, cardiaque ou pulmonaire, qui augmente la pression

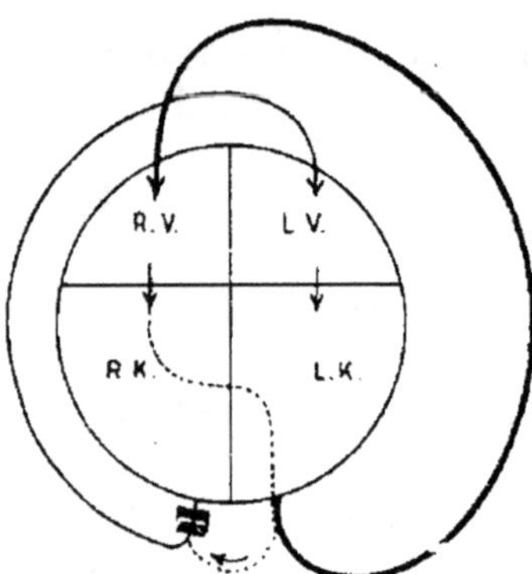

Fig. 113. — Sténose de l'artère pulmonaire, persistance du canal artériel, ouverture de la cloison ventriculaire. Souffle systolique à l'artère pulmonaire, sans accentuation du deuxième bruit; souffle systolique à la pointe, deuxième bruit accentué à cause de la réplétion du ventricule droit par le sang.

La petite circulation est surtout troublée.

Explication des lettres : RV, oreillette droite; LV, oreillette gauche; RK, ventricule droit; LK, ventricule gauche.

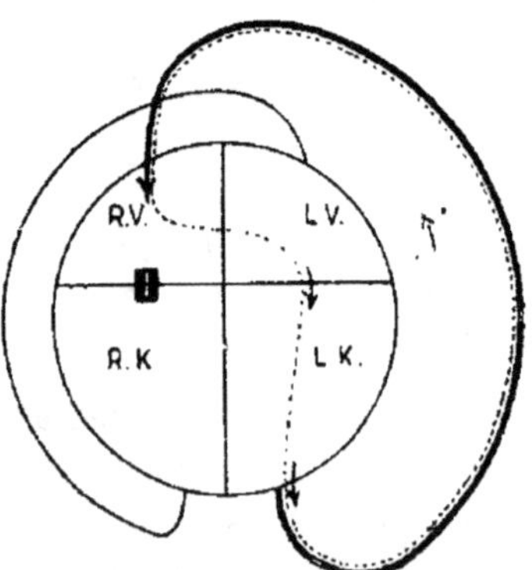

Fig. 114. — Insuffisance et sténose de la valvule tricuspide; béance du trou de Botal.

Souffle systolique et diastolique à la tricuspide; deuxième bruit affaibli à la pulmonaire à cause de la diminution de pression dans le poumon; stase intense; cyanose, pouls veineux. (La béance du trou de Botal ne donne lieu à aucun souffle.)

La grande circulation est surtout troublée.

dans le cœur droit. La cyanose apparaît alors (*Cyanose tardive*, type Bard).

4° *Rétrécissement musculaire de l'infundibulum avec*

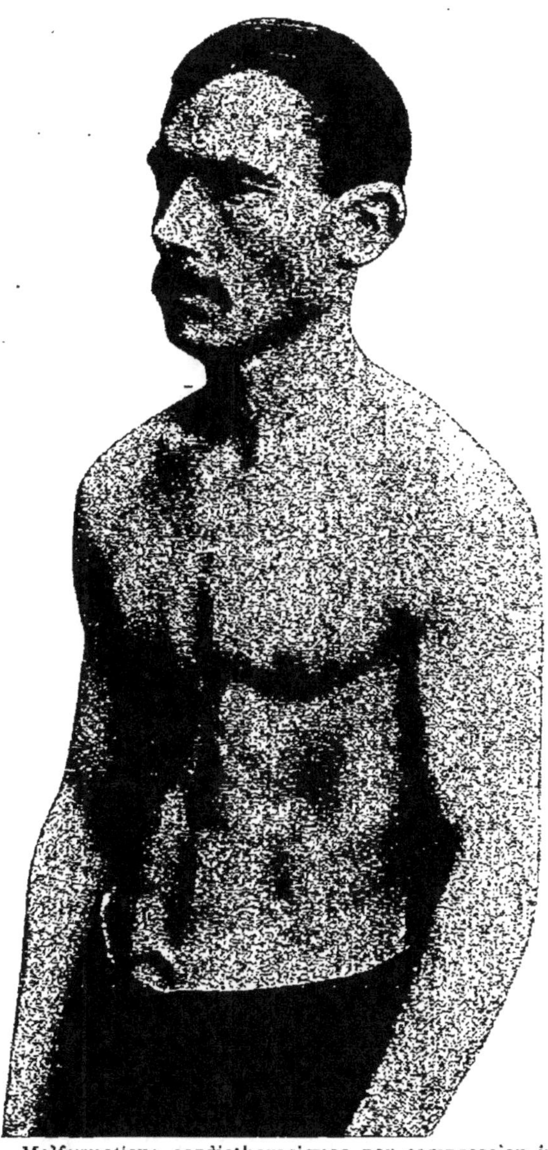

Fig. 115. — Malformations cardiothoraciques par compression intra-utérine.
Souffle systolique de l'artère pulmonaire ; profonds entonnoirs de chaque côté du sternum où peuvent se loger les coudes du sujet. (Malade présenté à la Société médicale des Hôpitaux, 26 mai 1899, par Apert.) Un sujet presque identique est figuré par Huchard dans son *Traité des maladies du cœur et des vaisseaux*, 1904.

rétrécissement de l'orifice et du tronc de l'artère pulmo- naire; communication interventriculaire ; naissance de l'aorte dans le ventricule droit, hypertrophie du ventri- cule droit. — Souffle systolique à l'artère pulmonaire; cyanose intermittente survenant par crises accompa- gnées de dyspnée (*Cyanose congénitale paroxystique*, type Variot).

5° *Rétrécissement pulmonaire, enfoncements profonds du squelette thoracique;* souffle systolique de la base, pas de cyanose (*Malformations cardiothoraciques par com- pression intra-utérine*, type Apert-Huchard) (fig. 115).]

Outre ces types pris parmi les mieux caractérisés cli- niquement, on rencontre les combinaisons les plus variées (fig. 114), et s'il est ordinairement facile de diagnostiquer une maladie congénitale du cœur par la localisation et le caractère des souffles et par les symp- tômes associés, il est bien souvent impossible de pré- ciser le type anatomique de la malformation.

CHAPITRE III

PÉRICARDITE

Les maladies du cœur les plus fréquentes chez l'enfant sont la péricardite et l'endocardite; elles relèvent des mêmes affections et coexistent fréquemment; ou bien elles sont dues à la propagation directe d'une inflam- mation d'un organe voisin (poumon, plèvre, péritoine), ou bien elles sont dues à la fixation d'agents morbides pénétrés dans le courant sanguin. Chez les nouveau- nés, la péricardite et l'endocardite ne s'observent guère qu'au cours des processus septicémiques; chez les enfants plus âgés, ce sont la tuberculose, le rhumatisme articu- laire aigu, certaines angines, la diphtérie, la scarlatine, la rougeole qu'il faut incriminer le plus souvent.

La péricardite est caractérisée par une inflammation circonscrite ou totale des deux feuillets du péricarde, avec exsudat fibrineux, séro-fibrineux ou purulent (dans les maladies infectieuses), ou hémorragique (dans les affections hémorragiques).

Symptomes. — Les symptômes cliniques sont souvent marqués au début par les manifestations de la maladie causale. D'autres fois, le début de la maladie est bruyant : frisson, fièvre atypique, angoisse, douleurs précardiaques, arythmie, dyspnée. Localement, dans la péricardite sèche, frottement rude perceptible à l'auscultation et à la palpation ; dans la péricardite avec épanchement, voussure de la paroi thoracique, élargissement de la matité cardiaque en forme de triangle à base inférieure, limité à gauche à la ligne axillaire, étendu souvent à droite jusqu'à la ligne parasternale ; disparition complète du choc de la pointe et des bruits de frottement dans l'étendue de la région mate ; bruits du cœur assourdis. La maladie peut guérir en deux ou trois semaines sans aucune séquelle ; dans d'autres cas, la durée de la maladie est prolongée des semaines par des récidives et des complications diverses (endocardite, pleurésie, pneumonie, péritonite). Fréquemment, il persiste des plaques laiteuses chondroïdes ou des adhérences à la paroi thoracique, qui entraînent ultérieurement la dilatation et l'hypertrophie du cœur. Parfois la péricardite conduit rapidement à la mort par paralysie cardiaque.

Diagnostic. — Il repose sur les frottements, la forme caractéristique de la matité, la diminution et ensuite la disparition du choc de la pointe, et sur l'accentuation des bruits cardiaques dans la position penchée en avant, ou lorsque l'on appuie fortement la tête ou le stéthoscope sur le thorax (ce qui chasse la lame de liquide interposé). La fièvre hectique et l'altération rapide de l'état général doivent faire penser à une péricardite purulente ; le retrait systolique intercostal à de la symphyse péricardo-thoracique. Dans l'hydropéricarde, les bruits de frottement manquent et il existe d'autres hydropisies.

Traitement. — Repos absolu ; la position assise est souvent mieux supportée que la position debout. Vessie de glace sur le cœur ; digitale, 15 à 30 centigr. de poudre de feuilles de digitale en infusion dans 120 gr. d'eau ; alimentation légère, nourrissante, exempte de viande. Ultérieurement, pour augmenter les sécrétions urinaire et sudorale : caféine, 5 à 10 centig. deux fois par jour, associée au benzoate ou au salicylate de soude en quantité égale, nécessaires pour la dissoudre ; en cas d'augmentation exagérée de l'exsudat, ponction évacuatrice à l'aspirateur Dieulafoy ; en cas d'exsudat purulent, évacuation et drainage.

CHAPITRE IV

ENDOCARDITE

L'endocardite infantile survient primitivement ou plus souvent à la suite de rhumatisme, de chorée, de scarlatine ; elle prend le plus souvent la forme verruqueuse, avec formation d'excroissances rugueuses, fibrineuses sur les valvules du cœur gauche (l'endocardite fœtale frappe le plus souvent au contraire le cœur droit). La forme ulcéreuse avec nécrose de l'endothélium et du tissu fibreux sous-jacent et état toxique grave (endocardite infectieuse) est exceptionnelle dans l'enfance.

Symptomes. — En général, début fébrile avec oscillations irrégulières, état général notablement altéré, contractions cardiaques brusques, irrégulières, pouls accéléré, parfois dyspnée. Dans des cas plus rares , début insidieux ; l'unique symptôme est un souffle cardiaque.

L'examen du cœur donne des résultats très variables : dans l'endocardite des parois ventriculaires (rare), aucun souffle n'est perçu ; quand l'endocardite frappe l'endocarde d'une valvule, ce qui est la règle, les bruits cardiaques s'altèrent, deviennent sourds, puis soufflants et même râpeux. Dans l'endocardite mitrale, on entend un souffle systolique en jet de vapeur dont le maximum s'entend à la pointe du cœur et qui se propage dans l'aisselle (insuffisance mitrale), et on perçoit un frémissement cataire présystolique (rétrécissement mitral). Le choc de la pointe est affaibli, la matité cardiaque élargie (dilatation de l'oreillette gauche, dilatation consécutive du ventricule droit) ; le deuxième bruit est accentué à l'orifice pulmonaire (augmentation de la pression dans la petite circulation). Dans l'endocardite de la valvule aortique, beaucoup plus rare , on entend à l'orifice aortique un souffle diastolique (insuffisance aortique), parfois accompagné d'un souffle systolique (rétrécissement aortique).

L'endocardite chez l'enfant n'a pas en général de conséquences aussi graves que chez l'adulte, et peut même guérir complètement et définitivement. Dans les cas les plus favorables, les symptômes ont déjà disparu au bout de deux à trois semaines. Dans un certain nombre de cas, surtout chez les tout jeunes enfants, l'affection peut, après la terminaison du stade aigu fébrile, évoluer d'une façon subaiguë, sournoise, sous la forme d'une anémie essentielle. Ou encore l'affection devient chronique, le souffle systolique mitral persiste définitivement, ainsi qu'une légère augmentation de la matité cardiaque et une accentuation du deuxième bruit de l'artère pulmonaire. Chez les enfants plus âgés, les affections valvulaires entraînent plus facilement des troubles secondaires comme chez l'adulte, cependant la *restitutio ad integrum* reste possible.

PRONOSTIC. — Il est en tout cas réservé, une embolie cérébrale mortelle est toujours possible.

TRAITEMENT. — Repos au lit, alimentation légère, vessie de glace sur le cœur; dans la faiblesse arythmique du cœur, infusion de digitale. Dans l'endocardite rhumatismale, salicylate de soude 3 grammes. Dans la convalescence, reconstituants, fer, arsenic; pendant longtemps, interdiction de toute fatigue physique ou intellectuelle.

CHAPITRE V

MYOCARDITE

Inflammation du muscle cardiaque diffuse ou en foyers limités, avec ou sans dégénérescence graisseuse du muscle cardiaque. La myocardite diffuse survient comme complication de la diphtérie; la dégénérescence graisseuse du muscle cardiaque, le plus souvent limitée au ventricule droit, se voit dans les maladies infectieuses aiguës, les bronchopneumonies prolongées, les affections valvulaires chroniques; la myocardite en foyers, dans les infections prolongées, la tuberculose et la diphtérie; la suppuration des foyers de myocardite se voit dans la septicémie.

Symptomes. — Etat général grave, affaiblissement et irrégularité des battements cardiaques sans bruit de souffle, dyspnée, choc cardiaque atténué, pâleur, cyanose; puis dilatation ventriculaire, assourdissement des bruits du cœur, éventuellement souffle systolique doux à la pointe. Mort plus ou moins rapide par affaiblissement progressif du cœur.

Diagnostic. — L'état général grave, la dilatation du cœur, l'altération arythmique des bruits rendent le diagnostic vraisemblable, mais non certain pendant la vie.

Traitement. — Repos absolu, régime substantiel, stimulants, caféine.

CHAPITRE VI

ADÉNITES

L'inflammation des ganglions lymphatiques reconnaît toujours une origine infectieuse, soit une infection banale localisée, siégeant sur la peau ou les muqueuses dans le territoire lymphatique correspondant, soit une infection généralisée et spécialement la scrofulo-tuberculose. On distingue une forme aiguë et une forme chronique : dans la première, hyperhémie inflammatoire; dans la seconde, hyperplasie cellulaire ou infiltration tuberculeuse. Toutes deux peuvent aboutir à la suppuration.

Symptomes cliniques. — 1º *Forme aiguë :* tuméfaction et sensibilité douloureuse du ganglion atteint, empâtement du tissu cellulaire environnant, légère altération de l'état général. Tantôt résolution complète, tantôt suppuration, ramollissement ou induration.

Sous le nom de *fièvre ganglionnaire*, on a décrit une tuméfaction aiguë bénigne des ganglions du cou et de la nuque, étendue parfois à d'autres groupes ganglionnaires, évoluant à la façon d'une maladie infectieuse avec

fièvre, anorexie, durant quelques jours et guérissant toujours sans suppuration.

2º *Forme chronique :* tuméfaction indolore et insidieuse

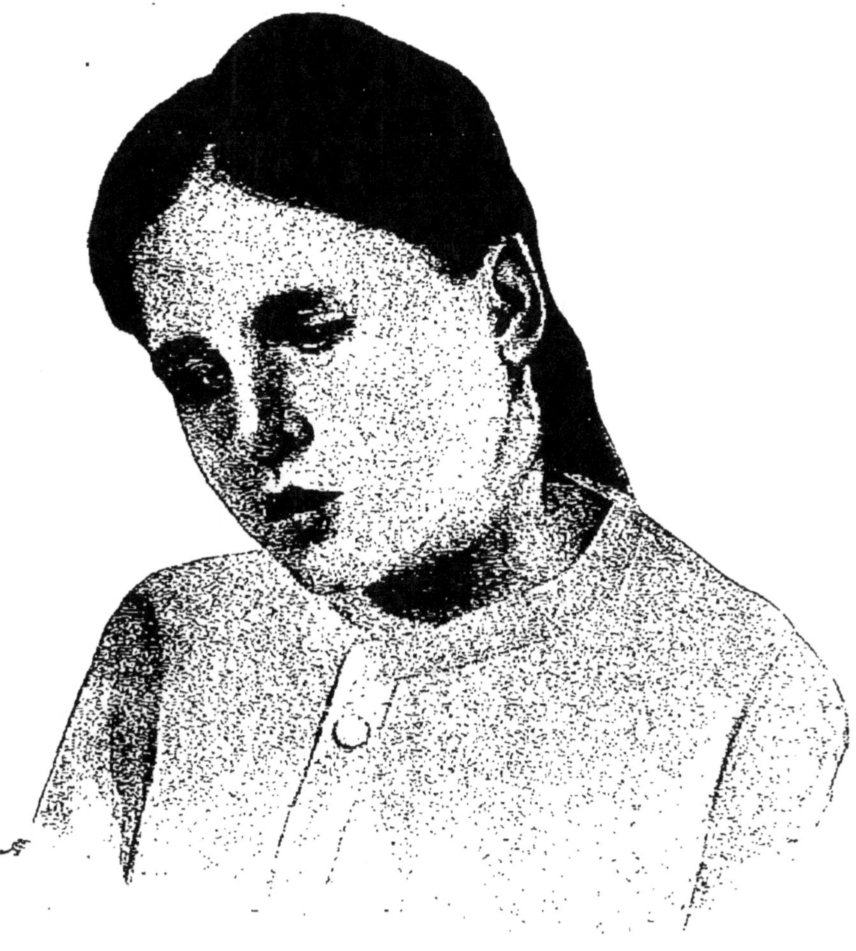

Fig. 116. — Adénite cervicale chronique.

Fillette de dix ans. Depuis trois ans et demi, hypertrophie ganglionnaire au côte
gauche du cou. Aucun symptôme de tuberculose. Traitement iodé sans résultat appréciable. Opération : on extirpe dix ganglions gros comme des noi-
settes ou des œufs de pigeon, la plupart caséeux. Plaie cicatrisée au bout
de dix-sept jours. Au bout de deux mois, récidive dans la cicatrice, ouverture spontanée au dehors, guérison par les badigeonnages iodés et les applications boriquées.

d'un ou plusieurs ganglions, sans aucun phénomène douloureux ; évolution lente, souvent terminaison par suppuration, ramollissement, induration (fig. 116).

Les adénites chroniques sont le plus souvent symptomatiques de syphilis et de scrofulo-tuberculose, et les adénites tuberculeuses peuvent être le point de départ de tuberculose d'autres organes (voir page 140). Chez les jeunes enfants, l'existence de petits ganglions indurés nombreux à la nuque, dans les aisselles, dans les aines, ressemblant à des grains de plomb sous la peau (*polymicroadénopathie*, Potier), doit faire craindre la tuberculose.

Traitement. — Préparations iodées (voir *Scrofule*).

En cas d'hypertrophie énorme, de suppuration imminente, extirpation.

En cas de suppuration confirmée avec amincissement de la peau, incision qui évite les cicatrices difformes plus que ne fait l'ouverture spontanée.

CHAPITRE VII

HYPERPLASIE DU THYMUS

L'augmentation anormale de volume du thymus, et surtout les tumeurs leucémiques ou lympho-sarcomateuses de cet organe peuvent produire mécaniquement une sténose trachéale et bronchique à marche chronique. Plus éloignés sont les rapports du thymus avec le laryngospasme.

Paltauf, Escherich considèrent l'hypertrophie du thymus comme pouvant faire partie d'un complexus morbide spécial (*état lymphatico-thymique*), caractérisé par le gonflement des organes lymphoïdes en général, et pouvant amener la mort subite pour des causes occasionnelles insignifiantes; [cette conception, couramment admise en Allemagne, est considérée en France comme une hypothèse insuffisamment démontrée.]

Symptomes. — On reconnaît l'hyperplasie du thymus à une matité rétro-sternale débordant le sternum des deux côtés, mais davantage à gauche et se continuant en bas avec la matité cardiaque. [Le cornage, d'origine thymique, augmente dans le décubitus horizontal et dans le sommeil; il s'exagère par moments, par suite de poussées congestives de la glande, et on peut observer de violentes crises dyspnéiques que calme le tubage *avec un tube long*. Il y a de la dysphagie. La voix n'est pas altérée (Marfan).] La radioscopie aide puissamment au diagnostic.

TRAITEMENT. — Opothérapie thymique, éventuellement extirpation opératoire de la glande.

HUITIÈME PARTIE

MALADIES DES ORGANES RESPIRATOIRES

CHAPITRE PREMIER

GÉNÉRALITÉS

Les voies respiratoires supérieures, cavités nasale, buccale et pharyngée, sont regardées comme des organes de protection qui préservent des influences nocives les muqueuses plus sensibles des organes respiratoires proprement dits. La muqueuse de la partie respiratoire des fosses nasales est tapissée d'un épithélium cilié qui refoule vers l'extérieur les poussières et les bactéries; il sécrète, en outre, un mucus bactéricide; l'anneau lymphoïde de l'isthme du gosier doit également être considéré comme une sorte de filtre pour les bactéries. Ainsi, l'air inspiré est filtré avant sa pénétration dans l'arbre respiratoire; il est, en outre, réchauffé par le contact avec la muqueuse nasale richement irriguée. Les altérations de ces organes protecteurs sont, dans bien des cas, suivies d'une maladie des voies respiratoires. L'obstruction des fosses nasales, entraînant la respiration buccale, diminue notablement la protection et entraîne des états irritatifs et des catarrhes inflammatoires; mais il en est surtout ainsi dans la trachéotomie, où, si l'on ne prend pas des mesures prophylactiques spéciales, l'air avec ses influences nocives pénètre directement dans la trachée et les bronches.

A ce point de vue, les affections des voies respiratoires supérieures méritent une étude d'autant plus sérieuse que les enfants y sont tout particulièrement disposés.

CHAPITRE II

RHINITE AIGUE, CORYZA

Syn. — *Fr. vulg.* : Rhume de cerveau. *All.* : Schnup-
fen.

Inflammation catarrhale de la muqueuse nasale, avec
rougeur, gonflement, augmentation des sécrétions; elle
est très fréquente chez les enfants, même chez les nourrissons. Elle est primitive du fait de bactéries variées, ou
symptomatique de maladies infectieuses diverses, et sous
la dépendance des agents de cette maladie ou de microbes
associés. Dans le coryza primitif, les irritations thermiques, mécaniques ou chimiques, jouent le rôle de
causes occasionnelles.

Symptomes. — L'affection est caractérisée par la production en abondance d'une sécrétion nasale d'abord
séreuse et fluide, puis épaisse et jaunâtre; chez les jeunes
enfants, surtout chez les nourrissons, altération de l'état
général, troubles digestifs et respiratoires. [La succion est
gênée chez les nourrissons du fait de l'obstacle apporté à
la respiration nasale.] Fièvre plus ou moins élevée. L'inflammation peut se propager à la trompe, d'où cavité
close auriculaire, otite moyenne suppurée, avec propa-
gations possibles à distance.

Diagnostic. — Facile, avec cette réserve que la diphtérie nasale primitive débute parfois avec les allures
d'un coryza fébrile.

Traitement. — Chez les jeunes enfants, bottes de ouate
ou bas de laine; sudation qui arrête parfois rapidement
le mal; insufflations d'acide borique finement pulvé-
risé, au moyen d'un cornet de papier ou d'un insufflateur (fig. 117); se garder d'envoyer la poudre vers les
parties supérieures des fosses nasales. Irrigations nasales;
au moyen d'une cuillerée à café, verser dans la narine
de l'enfant un peu d'eau de lavage, la tête de l'enfant
étant légèrement renversée en arrière; le liquide employé peut être ainsi composé : acide borique, chlorure
de sodium, glycérine, aa 1 gramme; eau, 100 grammes.

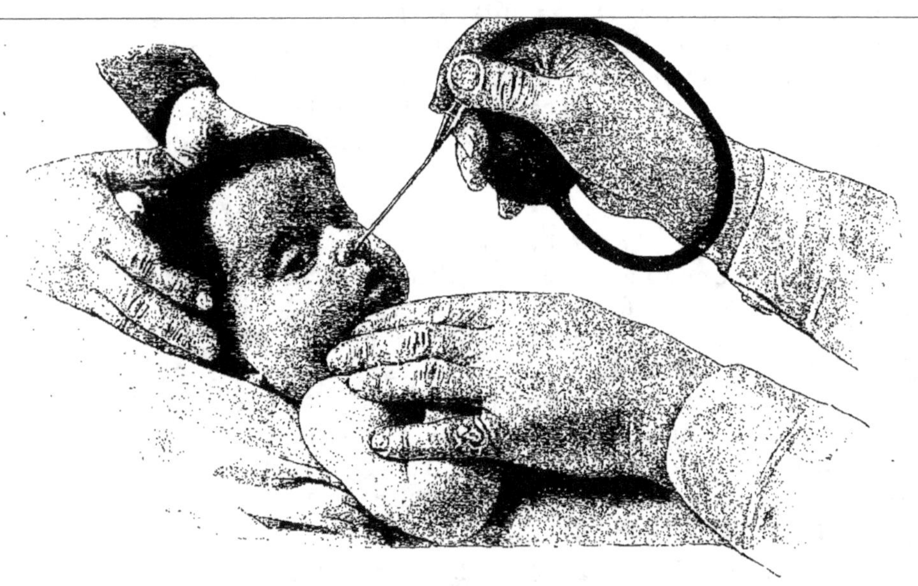

Fig. 117. — Insufflations nasales d'acide borique avec l'insufflateur à poire.

A un stade plus avancé, badigeonnages des fosses nasales avec un pinceau imbibé d'huile d'amandes douces. Contre la dyspnée réflexe, instillation dans la narine d'une goutte de solution de cocaïne au centième, puis lavage avec la solution salée physiologique, ou onctions avec la pommade mentholée : vaseline, 30 grammes; menthol, 5 centigr. Suspension des bains; éventuellement, alimentation à la cuiller.

CHAPITRE III

RHINITE CHRONIQUE, OZÈNE

Syn. — *All.* : Stinknase.

Catarrhe chronique des fosses nasales, survenant tantôt après une série de coryzas aigus récidivants, tantôt à la suite de séjour prolongé dans une atmosphère poussiéreuse ou humide; il peut être aussi symptomatique de syphilis héréditaire ou de scrofulo-tuberculose. Fréquemment, il coexiste avec les affections de l'anneau lymphatique du gosier, avec les végétations adénoïdes, avec les polypes du nez.

Symptomes. — La muqueuse nasale est rouge vif, gonflée, suintante; elle sécrète un pus jaune grisâtre; la respiration nasale est gênée, l'audition est affaiblie du fait du catarrhe de la trompe. L'hyperplasie inflammatoire fait ultérieurement place à l'atrophie de la muqueuse et même de son support cartilagineux. On voit alors, par les narines béantes, la muqueuse pâle et lisse, tapissée de croûtes brunâtres; la stagnation et la putréfaction des produits de sécrétion cause l'odeur nauséabonde qui caractérise l'ozène.

Traitement. — Irrigations nasales à l'eau oxygénée, introduction de tampons de vaseline boriquée ou à l'oxyde de zinc, levure de bière.

CHAPITRE IV

LARYNGITE AIGUE ET LARYNGITE STRIDULEUSE

SYN. — Faux croup. *All.* : Pseudo-croup.

L'inflammation catarrhale de la muqueuse laryngée reconnaît les mêmes causes que le coryza (refroidissement, infections spécifiques ou banales) et lui succède souvent.

SYMPTOMES. — Au début, sensation de chatouillement et de chaleur brûlante dans la gorge, fièvre modérée. Bientôt, petite toux sèche et enrouement. Au laryngoscope, rougeur et tuméfaction de la muqueuse laryngée et trachéale. Dans les cas graves, le tissu conjonctif sous-muqueux participe à l'inflammation, et le vestibule laryngé est tuméfié, comme cela peut se voir aussi dans la rougeole (*œdème inflammatoire sus-glottique*). Le rétrécissement de la lumière du larynx qui en résulte, augmenté par les sécrétions, peut causer chez les jeunes enfants des symptômes analogues à ceux du croup (*faux croup*); ils surviennent par crises qui éclatent seulement pendant le sommeil. L'enfant, qui ne présentait en s'endormant que les signes d'un rhume léger, se réveille au milieu de la nuit avec une forte fièvre, une voix enrouée, une toux aboyante ; l'enrouement peut aller jusqu'à l'aphonie ; l'inspiration est pénible, sifflante et dure (*laryngite striduleuse*), et la vie peut, pendant quelque temps, paraître menacée. Mais bientôt la tempête se calme, un état de bien-être lui succède et l'enfant se rendort. La crise toutefois peut récidiver la même nuit ou les nuits suivantes. Très rarement, la suffocation est intense et la mort s'ensuit.

Les particularités anatomiques du larynx de l'enfant expliquent les allures spéciales de la laryngite infantile. La charpente laryngée est molle et flexible, et la lumière laryngée est plus étroite que chez l'adulte, non seulement en chiffres absolus, mais même en chiffres relatifs, et cela surtout dans le diamètre antéro-postérieur; la glotte est par suite très courte. La glotte respiratoire, en particulier, est à peine formée, et le gonflement de la muqueuse qui la tapisse, particulièrement riche en tissu lymphoïde et en vaisseaux, suffit à amener son obstruction. Toute inflammation de la muqueuse laryngée peut amener ce gonflement ; en outre, dans le catarrhe laryngé, les sécrétions gluantes s'accumulent pendant le sommeil et provoquent une contracture réflexe de la glotte qui explique le début nocturne et soudain du faux croup.

DIAGNOSTIC. — Il est parfois difficile, non seulement rétrospectivement, mais même pendant la crise (voir les chapitres suivants).

Chez les enfants indociles, les tentatives d'examen local sont impossibles et ne font qu'augmenter le spasme.

L'examen de la gorge donne les mêmes résultats dans le faux croup et dans la diphtérie laryngée primitive : rougeur et gonflement de la muqueuse, épiglotte tuméfiée et écarlate. La considération des circonstances anamnestiques est encore le point le plus important pour le diagnostic.

En faveur de la diphtérie plaident le début lent, mais progressif, et la persistance des symptômes de catarrhe et de sténose laryngées et de l'enrouement vocal allant jusqu'à l'aphonie.

Après l'accès de suffocation du croup, la dyspnée est plus persistante, le sommeil reste agité et les crises de suffocation se renouvellent à intervalles plus ou moins prolongés.

En faveur du faux croup plaide la survenue inattendue et brutale de symptômes alarmants, avec timbre aboyant de la toux et conservation de la voix (enrouée, mais non éteinte). Après la crise, le malade s'endort habituellement, le sommeil est calme, et il ne persiste que des symptômes de catarrhe modéré.

TRAITEMENT. — Le lit, boissons chaudes, sudation. Dans la crise de faux croup, boissons chaudes, éponge chaude au devant du larynx ; éventuellement, vomitif ; en cas de dyspnée inquiétante, tubage.

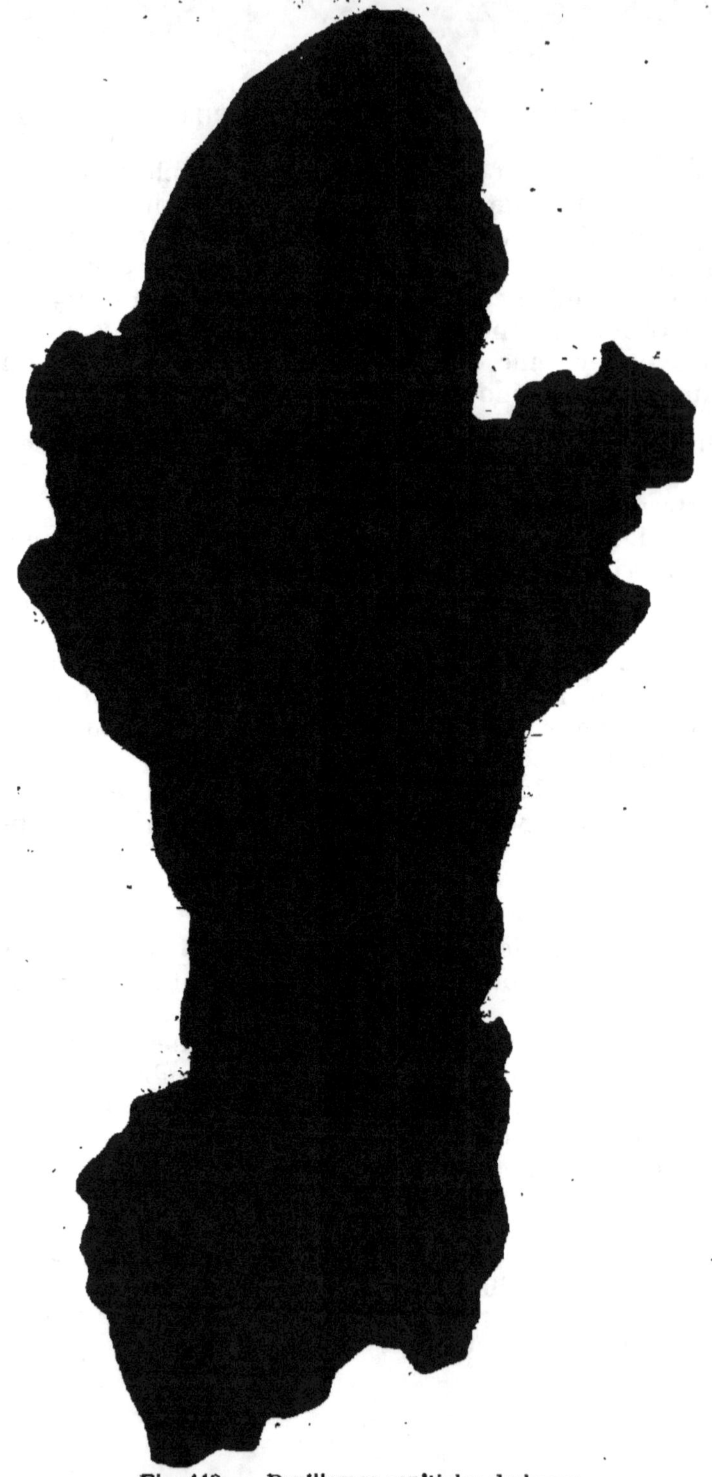

Fig. 118. — Papillomes multiples du larynx.

Enfant de deux ans et demi ; début à un an par de l'enrouement résistant à tout procédé thérapeutique ; à deux ans, ablation de végétations adénoïdes, suivie d'amélioration. Peu après, aggravation de l'enrouement aboutissant à

CHAPITRE V

PAPILLOMES DU LARYNX

Les papillomes du larynx sont les tumeurs laryngées les plus fréquentes dans l'enfance. Ils peuvent être congénitaux, ou consécutifs à des affections irritatives chroniques. Selon leur siège, leur grosseur et leur nombre (fig. 118), ils peuvent causer une sténose progressive ou seulement gêner momentanément l'accès de l'air. Ils causent un enrouement persistant, pas de fièvre. Pronostic en général sérieux.

TRAITEMENT. — Intubation avec des tubes métalliques lourds, curetage avec le tube fenétré d'O'Dwyer, ou laryngotomie, excision et tubage secondaire.

CHAPITRE VI

CORPS ÉTRANGERS DES VOIES AÉRIENNES

L'introduction de corps étrangers dans les voies aériennes est un accident très fréquent dans l'enfance et entraînant souvent des conséquences mortelles. Le plus souvent, il s'agit d'aliments ou d'objets qui de la bouche sont aspirés dans le larynx ou la trachée par une violente inspiration involontaire, provoquée par le rire, la toux, la frayeur; tantôt ils forment par eux-mêmes obstacle mécanique à la respiration, tantôt ils s'implantent dans la muqueuse et sont le point de départ d'un œdème de la glotte. Ils peuvent pénétrer jusque dans les bronches et causer des complications telles que bronchite puru-

l'aphonie complète; puis crises de suffocation, cornage. Examen laryngoscopique rendu impossible par l'indocilité de l'enfant et le spasme qu'il provoque; tubage : introduction facile du tube, résultat momentané peu satisfaisant; rejet du tube par une quinte de toux suivi d'un grand soulagement, disparition de la cyanose, et même, retour de la phonation; l'enfant quitte l'hôpital amélioré. Quatre semaines plus tard, mort dans une crise subite de suffocation pendant la nuit.

Autopsie : partie supérieure du larynx remplie d'une masse blanche papillomateuse en chou-fleur. Lumière laryngée rétrécie et obstruée à la partie médiane du larynx par une partie ulcérée détachée flottante.

lente, pneumonie, abcès, gangrène pulmonaire entraînant la mort.

[SYMPTOMES. — *Corps étrangers du larynx*. — Accès brutal et prolongé de suffocation, spasmes de la glotte, asphyxie aiguë; ultérieurement, cornage plus ou moins strident, accès de toux coqueluchoïde, voix rauque ou éteinte.

Corps étrangers de la trachée. — Accès brusque de suffocation rapidement calmé, retours irréguliers à l'occasion de mouvement, d'accès de toux; bruit de grelottement trachéal, voix conservée.

Corps étrangers d'une bronche. — Accès initial de suffocation peu marqué, gêne respiratoire modérée, absence de murmure respiratoire dans le territoire de la bronche atteinte ou souffle strident. Longue période de tolérance silencieuse; abcès pulmonaire, vomiques.

DIAGNOSTIC. — Laryngoscopie, bronchoscopie, radioscopie.

TRAITEMENT. — Le corps étranger est parfois expulsé dans une vomique; plus souvent un spasme de la glotte s'oppose constamment aux tentatives d'expulsion; l'extraction par les voies naturelles est parfois possible dans les corps étrangers du larynx et même de la trachée ou des bronches (électro-aimant pour les objets en fer, Lermoyez); parfois, le traitement chirurgical, laryngotomie, trachéotomie, pneumotomie, devient nécessaire.]

CHAPITRE VII

ASTHME

L'asthme essentiel, la névrose respiratoire due à la contracture réflexe de la musculature bronchique, débute dès le jeune âge avec les mêmes symptômes que chez l'adulte. Il atteint les enfants héréditairement prédisposés, arthritiques, eczémateux. Parfois aussi, il reconnaît pour cause une lésion irritative des fosses nasales, particulièrement les végétations adénoïdes (asthme nasal). On a décrit aussi un asthme dyspeptique, et un asthme cardiaque, reconnaissant pour origine une malformation congénitale du cœur.

TRAITEMENT. — *Traitement prophylactique.* — Les influences climatiques jouent un grand rôle ; un changement
d'air, la mer, la montagne suffit parfois à interrompre les
crises. Traitement des lésions nasales, de la dyspepsie.

Traitement de la crise. — Bicarbonate de soude et iodure
de potassium toutes les deux heures, une cuillerée à café
d'une solution à 2 $^0/_0$ de chaque ; sudations ; inhalations
de vapeur. Dans l'intervalle des crises, arsenic.

CHAPITRE VIII

TRACHÉITE ET BRONCHITE AIGUES

Elles reconnaissent les mêmes causes que la laryngite
aiguë et sont souvent l'aboutissant des catarrhes des
voies supérieures.

ANATOMIE PATHOLOGIQUE. — La muqueuse de la trachée
et des grosses bronches est d'abord rouge, gonflée, recouverte de flocons muqueux, ultérieurement gris pâle,
atrophiée. La sécrétion est gluante, transparente, aérée ;
plus tard, épaisse, muco-purulente, jaune ou gris jaunâtre.

SYMPTOMES. — La maladie commence par une toux quinteuse, pénible, sèche, une certaine difficulté de la respiration, de la fièvre, de la perte de la bonne humeur et
de l'appétit. Les petits enfants avalent leurs crachats.
Râles dans tout le thorax, sensibles à la palpation ; à
l'auscultation, au début, râles ronflants et sibilants secs ;
ultérieurement, quand la sécrétion augmente, râles humides à grosses et moyennes bulles ; à la percussion,
aucune modification. Le murmure vésiculaire est rude,
souvent recouvert par les râles. Les lobes inférieurs sont
souvent les plus atteints. Après une durée de plusieurs
jours, défervescence progressive, atténuation de tous les
symptômes ; la toux devient grosse et dure encore le plus
souvent une ou deux semaines. Chez les enfants affaiblis,
les symptômes aigus peuvent ne s'amender que partiellement et l'affection passer à l'état chronique ; la mauvaise
ventilation pulmonaire prépare alors le terrain à la tuberculose des ganglions bronchiques.

TRAITEMENT. — Chercher à arrêter dès le début le développement de la maladie, en provoquant une sudation abondante par des boissons chaudes ou par un bain chaud suivi d'un enveloppement dans des couvertures. Tenir l'enfant au chaud, en renouvelant néanmoins l'air. Demi-diète ; boissons chaudes aidant l'expectoration et la transpiration. Inhalation de vapeurs. A l'intérieur, infusion de racine d'ipéca, 30 centigr. pour 120 gr. d'eau, une cuillerée à café toutes les deux heures ; potion au sirop de codéine ou de belladone additionné d'eau de laurier-cerise pour calmer la toux. Chez les tout petits enfants, sirop d'ipéca, pur ou associé au séné (sirop de Desessarts), une cuillerée à café toutes les deux heures.

CHAPITRE IX

BRONCHITE CAPILLAIRE

Des grosses et des moyennes bronches, la bronchite peut s'étendre aux petites et aux très petites bronches (bronches capillaires) ; il n'est pas rare que cette extension se fasse rapidement sur un territoire étendu de l'arbre bronchique ; elle constitue alors la maladie la plus dangereuse des voies respiratoires, la bronchite capillaire.

ANATOMIE PATHOLOGIQUE. — La muqueuse bronchique est fortement tuméfiée et rouge jusque dans ses plus fines divisions et recouverte d'une sécrétion gommeuse, vitreuse, ultérieurement muco-purulente. Les bronchioles sont en partie complètement obstruées par la tuméfaction et la sécrétion, et il n'est pas rare qu'une partie du territoire alvéolaire correspondant soit affaissée et atélectasiée du fait de la résorption de l'air. Les lobules atélectasiés sont violacés, mollasses, hyperhémiés, rétractés. A la surface de coupe, une pression légère fait sourdre du pus des bronchioles.

La tuméfaction inflammatoire de la muqueuse rétrécit encore le calibre des bronches infantiles, et la lumière rétrécie est facilement obstruée par la sécrétion gommeuse. Les conséquences immédiates sont une insuffisante ventilation pulmonaire, la réduction de l'absorption d'oxygène et la diminution d'acide carbonique, et par suite une insuffisance des échanges respiratoires dans les tissus ; les conséquences médiates sont l'augmentation de la fatigue du cœur et la diminution de sa résistance à la fatigue.

Symptomes. — Ces modifications se traduisent par un tableau clinique des plus graves : dyspnée, cyanose, fièvre intense ; respiration superficielle, irrégulière, pénible, accélérée (soixante à cent inspirations par minute chez le nourrisson), soulèvement inspiratoire des ailes du nez ; expiration prolongée, bruyante ; toux fréquente, courte, pénible, et, par suite, retenue le plus possible ; agitation, anorexie ; peau blanc bleuâtre, muqueuses cyanotiques. Pouls petit, 120 à 180. Température 39° à 39°5, avec rémissions irrégulières. A l'auscultation, mêmes signes que dans la bronchite aiguë, mais, en plus, foyers de râles à petites bulles, souvent couverts par un murmure vésiculaire exagéré, et se différenciant des râles crépitants de la muqueuse par ce fait qu'ils ne sont pas seulement inspiratoires, mais également expiratoires ; parfois le murmure respiratoire disparaît au contraire complètement dans les parties répondant aux bronchites obstruées. La maladie peut guérir complètement par atténuation progressive de tous les symptômes, après une durée d'une semaine, ou elle laisse à sa suite de l'atélectasie persistante et de la bronchopneumonie.

Pronostic. —Toujours réservé, surtout chez les enfants affaiblis, rachitiques ou entachés de tuberculose ; la brusque extension du processus à tout l'arbre bronchique est fatale.

Diagnostic, Traitement. — Voir *Bronchopneumonie*.

CHAPITRE X

BRONCHOPNEUMONIE

Quand l'inflammation des bronches capillaires envahit le tissu pulmonaire lui-même, les alvéoles s'emplissent de productions inflammatoires, exsudation séreuse et séro-fibrineuse, globules de pus, cellules épithéliales desquamées; la partie atteinte du poumon est alors indurée et fonctionnellement détruite. Il y a bronchopneumonie.

Le tissu pulmonaire est envahi tantôt par la propagation directe de l'inflammation de la bronchite aux cavités alvéolaires qui lui font suite, tantôt par la propagation de l'inflammation à travers la paroi de la bronchiole au territoire pulmonaire voisin; dans les deux cas, se forment dans le tissu pulmonaire des noyaux inflammatoires tantôt lobulaires, tantôt péribronchiques. Leur extension amène leur confluence, et tout un lobe peut ainsi être pris dans son entier (*forme pseudo-lobaire*).

La bronchopneumonie dérive donc toujours d'une inflammation bronchique préexistante; aussi l'observet-on surtout à la suite des maladies à localisation bronchique, rougeole, coqueluche, diphtérie, grippe; mais, qu'elle soit primitive ou secondaire, on trouve comme agents microbiens de la maladie les diverses bactéries pyogènes, le pneumocoque ou le pneumobacille. Elle peut encore être consécutive à la pénétration dans les voies aériennes de particules alimentaires ou de sécrétions muqueuses pendant l'anesthésie ou la trachéotomie.

ANATOMIE PATHOLOGIQUE. — Les lobules atteints sont reconnaissables à la superficie du poumon, à leur augmentation de volume et à leur coloration foncée; au toucher, ils sont sentis comme des noyaux indurés. La plèvre dans le territoire atteint est souvent le siège d'un pointillé hémorragique, et est parfois recouverte d'un mince enduit fibrineux; à la coupe, le poumon présente l'aspect d'une mosaïque : à côté de sections lobulaires aérées et de coloration rosée normale, on en voit d'autres de coloration rouge brun, proéminentes, vides d'air, parfois plus pâles en leur centre, et d'autres violettes, mollasses, rétractées, atélectasiées. La surface de coupe des nodules inflammatoires est luisante, granuleuse et comme sableuse, ce qui tient à la forte proportion de fibrine qui les infiltre. A la pression, du pus sort des bronchioles.

Les lames antérieures des poumons sont souvent emphysémateuses ou atélectasiées. Quand la maladie se prolonge, il survient de la dilatation cylindrique des bronchioles (sur celles qui ont été atteintes de péribronchite), de l'hypertrophie des ganglions bronchiques, de la dégénérescence graisseuse du cœur avec dilatation des cavités droites.

Au microscope (Pl. XXXIV, fig. 1 et 2), on trouve les parois alvéolaires ainsi que le tissu péribronchique fortement vascularisés et infiltrés de petites cellules ; les cavités des alvéoles sont pleines de cellules en partie en dégénérescence graisseuse et d'exsudation inflammatoire peu riche en fibrine. Cette particularité de l'exsudat bronchopneumonique d'être plus muqueux que fibrineux est propre à l'enfance.

Il est utile de signaler la présence fréquente de cellules géantes dans les alvéoles infiltrées d'exsudat bronchopneumonique à la suite de rougeole ou de diphtérie.

Symptomes. — Dans beaucoup de cas, c'est seulement la percussion qui permet de différencier la bronchopneumonie de la bronchite capillaire. Il faut que les nodules d'induration pulmonaire aient conflué sur une certaine étendue pour qu'on perçoive une zone de matité, le plus souvent le long de la colonne vertébrale ou dans le creux axillaire. L'auscultation révèle des râles bronchiques muqueux retentissants, parfois presque métalliques, des râles sous-crépitants à fines bulles, et ultérieurement du souffle bronchique et de la bronchophonie. Les vibrations vocales sont augmentées si la bronchopneumonie est confluente. La marche de la maladie et ses symptômes généraux et locaux varient au reste beaucoup selon les cas, en rapport avec le plus ou moins d'étendue du processus et les caractères de l'exsudat. Dans les bronchopneumonies confluentes à exsudat cellulo-fibrineux, les symptômes se rapprochent beaucoup de ceux de la pneumonie, à tel point que la distinction des deux maladies est parfois impossible.

La maladie dure parfois plusieurs semaines, dans les cas les plus favorables une à deux semaines ; la guérison s'annonce par la disparition de la matité, la chute progressive de la fièvre, l'amélioration des symptômes locaux et de l'état général. L'issue mortelle peut survenir par affaiblissement progressif ou par asphyxie. Assez souvent la maladie passe à l'état chronique par caséification du contenu alvéolaire et inflammation du tissu interstitiel du poumon. Elle peut se compliquer de tuberculose et se terminer par tuberculose miliaire ; il s'agit parfois d'emblée de bronchopneumonie tuberculeuse (voir page 146). Souvent surviennent des complications de pleurésie, de gastro-entérite, plus rarement d'otite.

[DIAGNOSTIC. — Le peu d'importance des signes physiques au début de la maladie en rapport avec la limitation des altérations premières, ou avec la prédominance des symptômes de la maladie primitive, fait souvent méconnaître plus ou moins longtemps la maladie.

En faveur de la *bronchopneumonie* plaident :

1º L'élévation brusque et intense de la température au cours d'une bronchite ou la prolongation inusitée d'une température élevée au cours d'une maladie cyclique (rougeole, etc.) ;

2º La toux qui, d'abord forte, devient faible et pénible, la gêne et la difficulté de la respiration, la mise en jeu des muscles respirateurs accessoires, le soulèvement des ailes du nez ;

3º Les signes physiques d'induration pulmonaire ;

4º La bilatéralité, l'amélioration progressive en cas d'issue favorable, la défervescence en lysis, sans amélioration brusque au jour critique, la longueur de la convalescence.

Dans l'*atélectasie,* la matité n'est pas aussi intense, elle s'accompagne habituellement d'un retentissement tympanique. Il n'y a ni souffle bronchique, ni bronchophonie, mais seulement des râles sous-crépitants inspiratoires disparaissant après les inspirations profondes.

Dans la *pneumonie,* la maladie arrive primitivement, est unilatérale, il n'y a pas de râles humides, la matité adopte la forme d'un lobe pulmonaire, la fièvre est intense et tombe brusquement au moment de la crise.

Dans la *pleurésie,* la matité est absolue, caractéristique de forme et de situation ; les vibrations vocales sont affaiblies.

Dans la *pneumonie caséeuse tuberculeuse,* les commémoratifs mettent sur la voie : la faiblesse est hors de proportion avec les lésions ; la marche de la maladie est traînante ; souvent surviennent des signes d'excavation ou d'extension de la tuberculose à d'autres organes.

PRONOSTIC. — La maladie est beaucoup plus dangereuse que la pneumonie et beaucoup plus souvent suivie d'altération durable des organes respiratoires. Le pronostic est très réservé chez les enfants faibles, rachitiques, scrofuleux. [Au-dessus de deux ans, il est le plus souvent favorable quand il s'agit d'enfants antérieurement bien portants.]

Traitement. — Hygiène et alimentation comme dans la bronchite aiguë ; changer fréquemment l'enfant de position dans son lit pour prévenir l'hypostase ; s'il s'agit d'un nourrisson, le prendre de temps en temps dans les bras. Au début de la maladie, vomitif pour évacuer les bronches. Pilocarpine, 1 décimilligramme à l'intérieur, ou poudre de racine d'ipéca, 0 gr. 50 à 2 gr. 50 dans 40 gr. de sirop d'althœa, une cuillerée à café toutes les dix minutes dans une cuillerée à bouche d'eau tiède jusqu'à vomissement. Plus tard, pour calmer l'excitation fébrile, pour combattre la fièvre élevée, pour amplifier la respiration et pour exciter l'expectoration, bains à 25°-35°, selon la température et l'état des forces, suivis d'une courte affusion froide (se méfier toutefois des moyens antithermiques énergiques dans les bronchopneumonies de la grippe, de la coqueluche, du rachitisme). Quand la température est hypothermique et la respiration ralentie, par le fait d'un début d'asphyxie, douche sur l'occiput et la nuque avec un jet d'eau aussi chaude que possible de 1 centimètre de diamètre, d'une durée d'une seconde, répétée une dizaine de fois, avec pauses de dix à vingt secondes (Jürgensen). Eventuellement, à la place de bains, enveloppements froids du tronc, renouvelés toutes les dix minutes jusqu'à baisse suffisante de la température. Suppositoires de quinine, 10 à 30 centigr. Infusion d'ipéca à 30 p. $^0/_0$, additionnée de 1 gramme d'acétate d'ammoniaque ; injections sous-cutanées d'huile camphrée au dixième. Dans l'asphyxie menaçante, inhalations d'oxygène ; dans l'affaiblissement cardiaque, champagne, injections d'éther ; dans les crises de suffocation, saignée.

CHAPITRE XI

PNEUMONIE

Outre la bronchopneumonie avec son exsudat alvéolaire atypique, on rencontre également chez les enfants, surtout dans les cinq premières années, la pneumonie franche à début brusque hyperpyrétique, à marche aiguë cyclique, à exsudat alvéolaire formé de fibrine pure, contenant à peine quelques éléments cellulaires. Elle est causée par les mêmes microbes que la bronchopneumonie; mais elle frappe directement et d'un seul coup tout un lobe pulmonaire, au lieu de se développer par petits foyers inflammatoires, qui ne confluent qu'ultérieurement. Elle se déclare souvent à la suite d'un refroidissement qui vraisemblablement diminue la résistance de l'organisme aux bactéries par l'intermédiaire de troubles circulatoires.

La maladie ne se distingue de la pneumonie de l'adulte ni par l'étiologie, ni par l'anatomie, ni par la clinique. Il faut toutefois noter, chez le jeune enfant, le début fréquent par des vomissements, des convulsions, de petits frissons, remplaçant le frisson solennel chez l'adulte; l'accélération plus grande du pouls et des mouvements respiratoires relativement à l'élévation de la température; la fréquence des symptômes d'irritation cérébrale; la rapidité de la convalescence.

La pneumonie peut survenir au déclin de maladies infectieuses aiguës; la réaction de l'organisme est alors peu marquée, la marche n'est pas toujours cyclique, et la résolution de l'exsudat insuffisante. La maladie traîne alors en longueur, se termine fréquemment par la mort ou aboutit à la caséification ou à la sclérose pulmonaire. Chez les tout jeunes enfants, les signes subjectifs manquent, ainsi que les crachats caractéristiques et le frisson initial; la toux, les troubles respiratoires et le point de côté sont en général peu marqués; de là une difficulté pour le diagnostic. Le diagnostic est également difficile dans la pneumonie du lobe supérieur, parce que

des symptômes cérébraux peuvent en imposer pour une
affection de l'encéphale ou des méninges.

DIAGNOSTIC. — *Eléments de diagnostic à rechercher :*
leucocytose polynucléaire, acétonurie, diacéturie, herpès
labial (plus rare dans l'enfance que chez l'adulte), abolition du réflexe patellaire (seulement à partir de trois ans,
Pfaundler).

Dans la *bronchite capillaire*, l'*atélectasie* et la *bronchopneumonie*, les enfants sont pâles et cyanotiques ; dans la
pneumonie, les joues sont colorées au moins au début.
Dans les premières affections, le pouls est petit et faible ;
il est plein et dur dans la pneumonie. La bronchopneumonie survient habituellement à la suite de symptômes
catarrhaux, la matité est par foyers limités, la température n'a pas la continuité et l'élévation de celle de la
pneumonie. Dans l'atélectasie, la respiration manque au
niveau de la matité, la température est normale ou peu
élevée.

Dans la *pneumonie caséeuse* (voir p. 147), la dyspnée est
minime, la température est rarement aussi élevée que
dans la pneumonie, les températures du matin sont très
variables, et on observe à certains jours le type inverse.

La pneumonie avec irritation méningée se distingue de
la *méningite* par le peu d'intensité et de constance des
symptômes nerveux, la régularité et l'accélération du
pouls, la coexistence de symptômes pulmonaires ; éventuellement, l'absence de réflexe patellaire, qui est au
contraire exagéré dans la méningite ; la ponction lombaire assurera au besoin le diagnostic.

PRONOSTIC. — Il est favorable chez les enfants sains et
vigoureux, vivant dans de bonnes conditions d'hygiène.
La mort peut arriver par asphyxie ou par intoxication
dans les pneumonies très étendues ou par complication de
pleurésie, de péricardite, de méningite, d'otite, de néphrite ; ultérieurement, par tuberculisation de l'exsudat
chez les enfants affaiblis, scrofuleux.

TRAITEMENT. — Mêmes mesures hygiéno-diététiques
que dans la bronchite et la bronchopneumonie ; alimentation semi-liquide et substantielle, soins de la bouche,
régularisation des selles, enveloppements froids, bains
avec affusions fraîches, suivis de frictions excitantes ;
cesser l'hydrothérapie dès que la crise s'annonce. Dans la

faiblesse cardiaque avec somnolence, injections d'huile camphrée, éther, champagne. Dans l'asphyxie menaçante, inhalations d'oxygène; en cas de symptômes nerveux graves, vessie de glace sur la tête.

CHAPITRE XII

BRONCHITE CHRONIQUE, PNEUMONIE CHRONIQUE, SCLÉROSE PULMONAIRE, DILATATION DES BRONCHES

Les affections aiguës des bronches et du poumon peuvent passer à l'état chronique; les parois bronchiques s'amincissent, le tissu conjonctif interstitiel prolifère, le contenu alvéolaire s'organise, le parenchyme pulmonaire se rétracte. Les dilatations bronchiques (bronchectasies) surviennent moins facilement à la suite de pneumonies franches que consécutivement à des affections d'origine bronchique ayant affaibli les parois des bronches, bronchites, bronchopneumonies, surtout compliquant la rougeole, la coqueluche ou la diphtérie.

Symptomes. — Les enfants sont anémiques, amaigris, blafards, anhélants au moindre effort, toussant fréquemment. Fièvre rémittente ou intermittente avec périodes d'apyrexie complète. Dyspepsie, sueurs profuses. Localement matité, expiration soit affaiblie soit soufflante, râles ronflants, expectoration mucopurulente. Dans la sclérose pulmonaire, rétraction du côté atteint. Dans la dilatation des bronches, la toux survient par accès le matin et le soir; elle est quinteuse, tenace, et aboutit à l'expulsion d'une mucosité puriforme verdâtre, parfois jaillissant en jet par la bouche et le nez, et formant des couches dans le crachoir. Caractéristiques sont les modifications alternantes de l'auscultation et de la percussion, selon que la cavité est pleine ou vide. Les ectasies bronchiques volumineuses et superficielles simulent des cavernes.

Pronostic. — La guérison est impossible dans la sclérose interstitielle et la dilatation bronchique. La résorption d'un exsudat induré de pneumonie chronique peut cependant se voir après des semaines, si toutefois la caséification ou la tuberculisation ne survient pas.

TRAITEMENT. — Il est surtout hygiénique : air pur, mer, montagne, stations d'hiver; vêtements de laine ; nourriture fortifiante, riche en graisse ; huile de foie de morue; bains tièdes; inhalations de térébenthine.

CHAPITRE XIII

PLEURÉSIE

La pleurésic ne frappe guère les enfants que dans la seconde enfance; elle est en général consécutive à une autre affection générale ou locale; exceptionnellement, elle est primitive et due à un traumatisme local ou à un refroidissement. Comme chez l'adulte, elle est tantôt sèche, tantôt exsudative, et l'exsudat est séro-fibrineux, purulent ou hémorragique. Une proportion importante de pleurésies sont de nature tuberculeuse; les pleurésies consécutives à la pneumonie sont souvent dues au pneumocoque, les pleurésies compliquant les maladies générales aiguës au streptocoque ou au staphylocoque.

SYMPTOMES. — La maladie débute souvent tout à fait progressivement par des symptômes peu saillants, de la toux sans caractère spécial, un peu d'essoufflement, une légère augmentation vespérale de la température. Dans d'autres cas, le début est tempêtueux : céphalalgie, vomissements, frissons, fièvre élevée, point de côté exacerbé par la respiration et le mouvement.

Les symptômes locaux varient avec la forme anatomique. Dans la *pleurésie sèche*, le côté du thorax affecté est, chez l'enfant, habituellement rétracté, et l'excursion respiratoire est diminuée de ce côté. La percussion est normale, l'auscultation révèle une diminution du murmure respiratoire, et souvent des frottements circonscrits à la fin de l'inspiration.

Dans la *pleurésie avec épanchement*, qui succède parfois au bout de quelques jours à la pleurésie, le côté malade est au contraire voussuré ; les sillons intercostaux sont aplanis et participent peu ou pas aux mouvements respiratoires, qui sont pénibles et dyspnéiques ; les malades se couchent sur le côté atteint pour faciliter la respiration. La percussion, pour peu que l'épanchement dépasse 60 centim. carrés, révèle une matité intense, pas toujours pourtant aussi complètement absolue que chez l'adulte, à cause de la mobilité des lobes pulmonaires chez l'enfant. Dans les gros épanchements droits, le foie est refoulé en bas ; dans les grands épanchements gauches, le cœur est refoulé à droite et l'espace de Traube est mat. La palpation montre dans la zone mate une sensibilité à la pression et une résistance évidente aux doigts avec affaiblissement des vibrations vocales. L'auscultation révèle une diminution du murmure respiratoire, un souffle à timbre plaintif et de la bronchophonie qui s'entendent même quand les poumons sont complètement comprimés, parce que les dimensions du thorax sont trop petites pour empêcher la production de ces signes.

Dans la *pleurésie purulente,* on observe parfois l'œdème de la paroi au niveau de l'épanchement purulent : la fièvre est élevée, l'état général gravement troublé ; si l'exsudat est abondant, collapsus rapide, asphyxie.

Marche et terminaison. — Elles varient beaucoup selon l'étiologie, l'âge et la force de résistance du malade. La pleurésie sèche et la pleurésie séro-fibrineuse à petit épanchement peuvent guérir en une semaine ; si l'exsudat est abondant, la maladie peut durer des semaines et des mois ; les cas à épanchement abondant et rapide sont d'un pronostic très réservé, surtout chez les jeunes enfants ; les épanchements purulents peuvent s'ouvrir spontanément soit à la peau, soit dans une bronche par effraction pulmonaire. [La guérison peut arriver ainsi, mais le plus souvent la fistule ne se ferme pas et l'épanchement s'éternise ; le malade meurt d'épuisement.]

Des adhérences survivent à la pleurésie et sont l'origine de difformités thoraciques, de scoliose. La maladie se complique facilement d'affections des organes voisins, de tuberculose, de bronchite chronique et de dilatation des bronches.

Diagnostic. — Il est souvent longtemps incertain : les vibrations vocales, si précieuses au diagnostic chez

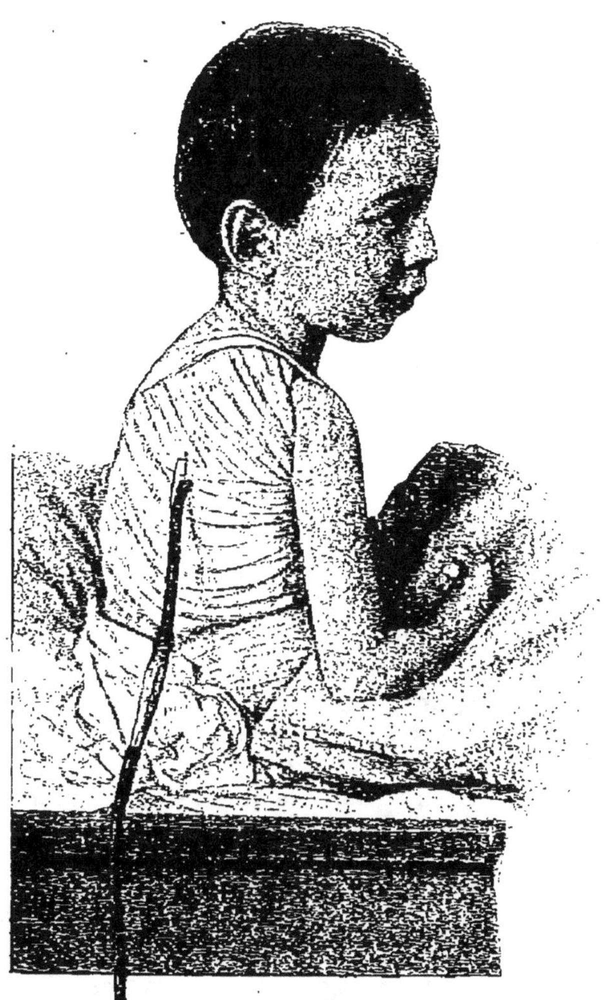

Fig. 119. — Drainage et pansement
après résection costale.

l'adulte, sont chez l'enfant d'une
recherche trompeuse ; les crachats
manquent presque toujours ; la
matité n'est hydrique que dans les
grands épanchements ou dans les
pleurésies avec congestion sous-jacente ; le murmure respiratoire et
la transmission de la voix ne sont
pas aussi affaiblis que chez l'adulte.
On doit tenir compte de la position
couchée toujours opiniâtrément
sur le même côté, de la toux, du
point de côté, de la respiration dys-

pnéique sans l'accentuation du bruit respiratoire qui se voit dans la pneumonie, de la voussure thoracique, de la résistance au doigt qui percute, du souffle à timbre aigre. Souvent il faut la ponction exploratrice pour résoudre le problème. Elle permet le cytodiagnostic de l'épanchement après centrifugation du liquide ; le culot de centrifugation, formé de mononucléaires sans microbes visibles, plaide pour la nature tuberculeuse de la pleurésie ; s'il est formé de polynucléaires et s'il est riche en bactéries, il ne s'agit pas de tuberculose (Widal).

TRAITEMENT. — Repos au lit tant que la fièvre dure, nourriture légère, limitation de la boisson. Au début, vessie de glace sur la région malade ; narcotiques pour calmer la toux ; pour hâter la résorption, enveloppements chauds, applications locales de vasogène iodé ou ichthyolé. Dans les épanchements abondants, ou causant de la dyspnée, ponction évacuatrice, évacuation partielle avec l'aspirateur Dieulafoy ou Potain, dans le cinquième ou le sixième espace intercostal, sur la ligne axillaire postérieure. Dans la pleurésie purulente, incision pleurale avec résection costale de la septième côte sur la ligne axillaire postérieure ; la résection costale est nécessaire chez l'enfant pour assurer un drainage suffisant, à cause de l'étroitesse des espaces intercostaux. [Les lavages de la plèvre sont inutiles et même nuisibles, car ils peuvent provoquer des convulsions réflexes. Un simple drain de caoutchouc suffit à assurer le drainage ; il faut le fixer solidement à la peau ou au pansement, car il tomberait dans la cavité pleurale]. On peut aussi installer un drain-siphon (fig. 119). Chez les jeunes enfants ou chez les enfants déjà affaiblis, on peut éviter ou retarder la résection costale, en employant la canule à demeure de Muller, canule métallique courbe, munie d'un bouclier et d'un trocart avec lequel on transperce la paroi thoracique.

NEUVIÈME PARTIE

MALADIES DES ORGANES DIGESTIFS

I. — MALADIES DE LA CAVITÉ BUCCO-PHARYNGIENNE

CHAPITRE PREMIER

STOMATITES

[Inflammation de la muqueuse de la cavité buccale, se traduisant, soit par de la rougeur et de la tuméfaction de la muqueuse, avec salivation exagérée (stomatites érythémateuses), soit par des lésions ulcéreuses recouvertes ou non de fausses membranes (stomatites ulcéreuses, ulcéro-membraneuses et pseudo-membraneuses). La stomatite gangréneuse ou noma sera décrite dans un chapitre spécial.

Stomatites érythémateuses. — Elles se développent chez les enfants affaiblis sous l'influence de causes irritatives locales : éruption dentaire, bouche malpropre, biberon mal tenu, contact de liquides trop chauds ou d'aliments irritants.

On observe au début des fièvres éruptives, et spécialement de la rougeole, une *stomatite érythémato-pultacée* (Comby) avec rougeur et gonflement de la muqueuse et desquamation épithéliale sur les gencives. La stomatite localisée aux commissures labiales, entretenue par la mauvaise habitude de passer constamment la langue sur la commissure, porte le nom de *perlèche ;* elle peut être épidémique.

Stomatites ulcéreuses et ulcéro-membraneuses (Pl. XXV, fig. 1). — Elles consistent en l'apparition à la sertissure des dents ou sur la face interne des joues, de préférence au niveau de la commissure dentaire, ainsi qu'au fond des sillons labio-gingivaux et sur les bords de la langue, d'ulcérations plus ou moins régulièrement circulaires, de la dimension habituelle d'une lentille, recouvertes d'une exsudation grisâtre, sanieuse, et accompagnées de salivation et de fétidité de l'haleine. L'exsudation peut être plus ou moins chargée de fibrine qui se concrète en fausses membranes; il y a tous les intermédiaires entre les stomatites ulcéreuses, les stomatites ulcéro-membraneuses et les stomatites pseudo-membraneuses diphtéroïdes.

La nature de ces stomatites est des plus variables; beaucoup sont contagieuses, ce qui prouve leur nature microbienne; en fait, on trouve à leur surface les microbes les plus variés, le plus souvent le streptocoque et le staphylocoque. Certaines de ces stomatites sont spécifiques, comme le démontrent soit les allures spéciales, soit la notion épidémique, soit une flore microbienne particulière; mais il faut avouer qu'il est parfois impossible de déterminer la nature d'un cas donné de stomatite, et ce n'est que dans des circonstances particulières qu'il est possible de le détacher du groupe des stomatites banales pour le ranger dans l'un des groupes suivants.

Stomatites aphteuses. — La fièvre aphteuse des bovidés se transmet à l'homme sous forme d'une stomatite ulcéreuse à points blancs lenticulaires, siégeant aussi bien sur la langue que sur la face interne des lèvres et des joues, mais n'ayant par elle-même rien de caractéristique (pl. XXXV, fig. 1). Le microbe de la fièvre aphteuse n'est ni visible (il traverse les filtres très fins), ni jusqu'à présent cultivable; la bactériologie n'est donc, dans l'état actuel de nos connaissances, d'aucun secours; l'inoculation à un bovidé permettrait le diagnostic, si elle n'était trop dispendieuse. En fait, la notion étiologique permet seule de soupçonner le diagnostic. Dans certains cas, l'apparition de vésico-pustules sur la pulpe des doigts ou des orteils, symptôme rare chez l'homme, mais presque constant chez les bovidés, permet d'affirmer la nature de la stomatite.

Stomatites herpétiques. — Débutant par des vésicules d'herpès analogues aux vésicules labiales (boutons de

fièvre), mais qui se transforment très vite en petites ulcérations cycliques ou polycycliques semblables à celles
de toutes les stomatites; le diagnostic ne peut être fait
que tout à fait au début, ou encore par la coexistence
d'un herpès labial.

Stomatites impétigineuses. — Propagation à la muqueuse
buccale d'un impétigo du pourtour des lèvres. Elles se
séparent des stomatites précédentes par leur ténacité et
leur marche extensive.

Stomatites fuso-spirillaires de Vincent. — Elles sont net-

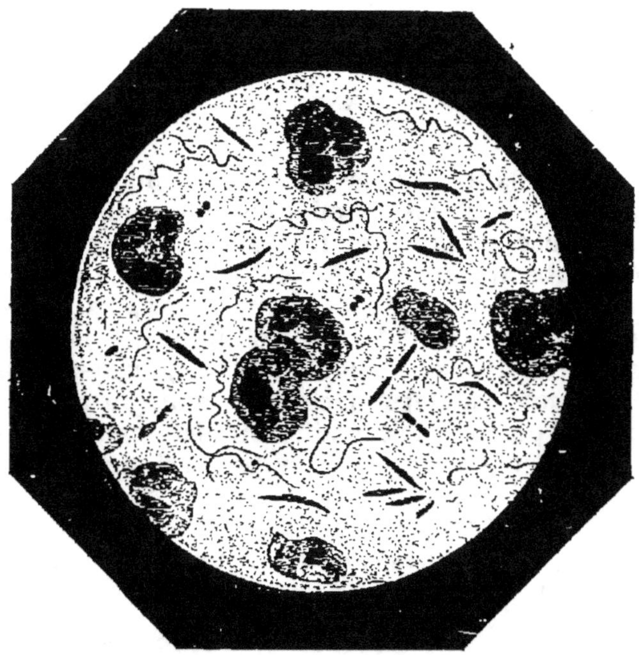

Fig. 120. — Frottis de stomatite fuso-spirillaire de Vincent.

On y voit, outre des cellules à gros noyau, des bacilles fusiformes fortement
colorés, des spirilles prenant moins bien la matière colorante, et |quelques
rares diplocoques ou diplobacilles.

tement ulcéreuses, creusantes; le bord des petites excava-
tions est net, comme à l'emporte-pièce, le fond gris sale
sphacélique. Le frottis de l'exsudat sur lame est caractéristique; on y trouve un grand nombre de microbes ap-
partenant à peu près exclusivement à deux espèces vivant
en symbiose, un bacille fusiforme et un spirille (fig. 120).
Ces microbes ne sont pas cultivables.

TRAITEMENT. — Dans les stomatites dites banales, attouchements à l'eau oxygénée pure ; lavages de bouche à l'eau oxygénée diluée au dixième ; attouchements au chlorure de chaux suivis de lavages à l'eau boriquée ; comprimés de chlorate de potasse à laisser fondre dans la bouche ; lavages de bouche avec la solution de chlorate de potasse à 3 $^0/_0$.

Dans la stomatite fuso-spirillaire, attouchements avec la solution de bleu de méthylène à 5 $^0/_0$.]

CHAPITRE II

ANGINES

[L'inflammation de la muqueuse pharyngée se présente avec les mêmes modalités que l'inflammation de la muqueuse buccale, et les variétés d'angines correspondent absolument aux variétés de stomatites (angines érythémateuses, pultacées, ulcéreuses, pseudo-membraneuses, voilà pour l'aspect clinique ; — angines herpétiques, aphteuses, impétigineuses, fuso-spirillaires, diphtériques, indéterminées, voilà pour la nature nosologique). Toutefois, la constitution histologique différente de la muqueuse bucco-pharyngée, si riche en tissu lymphoïde au niveau du pharynx, et spécialement la présence des amygdales, qui souvent sont exclusivement touchées (amygdalites), entraîne un tableau clinique un peu spécial.

SYMPTÔMES. — Début souvent très fébrile, avec agitation, altération de l'état général, vomissements, douleur à la déglutition. Les ganglions du cou sont souvent douloureux, sans être aussi tuméfiés que dans la diphtérie pharyngée ; les amygdales sont grosses, rouge vif et recouvertes d'un exsudat pultacé qui s'accumule surtout dans les cryptes amygdaliens sous forme de points blancs (*amygdalite lacunaire*)] (voir Pl. XXV, fig. 2). L'exsudat, examiné au microscope, est riche en microbes variés et en cellules, pauvre en fibrine (voir fig. 83). [Les microbes sont des streptocoques, des cocci, plus rarement des pneumocoques ou des tétragènes. L'angine à tétragènes

virulents a un aspect « sableux » spécial.] La tuméfaction
et la sensibilité des parties molles enflammées est parfois
telle, que la déglutition et la respiration même en sont
gênées; la parole est nasonnée. En général, la défervescence survient après quelques jours, et au bout de huit
à dix jours la guérison est complète. La maladie est
sujette à récidives, parfois périodiques. Elle peut être le
point de départ d'endopéricardite, de pleurésie purulente, d'arthrites, de septicémie généralisée.

Moins dangereuse, mais particulièrement douloureuse est la suppuration locale consécutive, *phlegmon
de l'amygdale, abcès de l'amygdale;* une telle éventualité
est à craindre quand, au bout de quatre à cinq jours, la
fièvre persiste et que les symptômes locaux et généraux
redoublent d'intensité. L'amygdale atteinte est repoussée
en dedans par une tuméfaction phlegmoneuse rouge vif,
tendue, douloureuse au contact. L'incision amène immédiatement un soulagement.

Diagnostic. — La différenciation clinique entre l'angine
diphtérique et l'angine non diphtérique est souvent facile.
Contre la diphtérie parlent l'élévation intense de la température, l'intensité de la rougeur, de la tuméfaction et
de la sensibilité des parties molles, le début bilatéral, le
peu d'extension et la non confluence de l'exsudat, sa consistance mollasse, son peu d'adhérence au niveau des
cryptes, la consistance pâteuse et non indurée des ganglions (Pl. XXVIII, fig. 2, et XXV, fig. 1 et 2). Mais tous
ces critères manquent de sécurité, et seul l'examen bactériologique donne une certitude (voir page 189 et fig. 81
et 82).

Prophylaxie. — Soins de la bouche et des dents; les
dents cariées recèlent dans leurs cavités les microbes
virulents qui sont l'origine des angines récidivantes.

Traitement. — Lit, alimentation liquide, lavages de
gorge, gargarismes au chlorate de potasse.
Dans le *phlegmon de l'amygdale :* au début, cataplasmes; le pus une fois collecté, incision.

CHAPITRE III

NOMA

SYN. — *All.* : Wasserkrebs.

Maladie rare, due à la mortification de la joue sous l'influence de bactéries anaérobies (Veillon).

SYMPTOMES. — Elle débute par un bouton sanieux à la face interne de la joue, recouvert d'une phlyctène noirâtre dont l'ulcération laisse à découvert une escarre brun grisâtre. Le processus gagne en profondeur vers la peau, qui devient d'abord rouge ; puis au milieu de la partie enflammée apparaît une tache brune, et finalement une escarre noirâtre à marche extensive (Pl. XXXVI). Etat général grave. Mort en dix à vingt jours, dans 95 $^{0}/_{0}$ des cas.

TRAITEMENT. — L'excision complète précoce est le traitement qui donne les meilleurs résultats.

CHAPITRE IV

MUGUET

SYN. — *All* : Soor.

Espèce particulière de stomatite due au développement sur la muqueuse buccale du champignon du muguet (*Monilia candida,* ou *Oidium albicans*).

SYMPTOMES. — Le champignon pénètre dans l'intervalle des rangées de cellules épithéliales. La muqueuse est enflammée, rouge, tuméfiée et douloureuse ; bientôt apparaissent à la surface des petits points laiteux qui sont des colonies d'oïdium ; ils grossissent rapidement et confluent en placards épais (fig. 121), blanc sale, qui couvrent de toutes parts la muqueuse (Pl. XXXV, fig. 2). En général, le début se fait par la langue et la face interne des joues ; les lèvres et le palais ne se prennent qu'en dernier. Parfois le muguet pénètre dans le pharynx et jusque dans l'estomac. Le muguet pénètre parfois dans le torrent circulatoire et peut se développer dans les organes internes (*infection oïdienne,* Charrin, Roger).

TRAITEMENT. — Détacher le plus tôt possible les taches de muguet avec un tampon d'ouate imbibé de solution alcalinée, boratée ou salée ; cela n'est pas facile quand le muguet dure depuis longtemps , et la muqueuse saigne

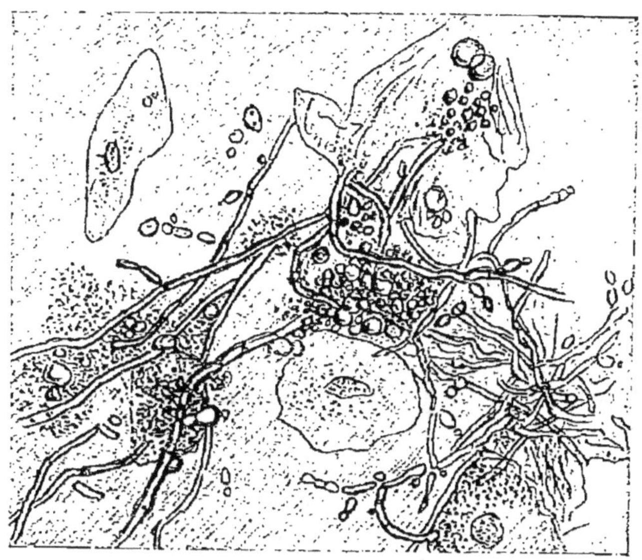

Fig. 121. — Muguet buccal, examen microscopique d'un frottis grossi trois cent cinquante fois.

si le foyer mycélien a pénétré dans les couches profondes; toucher ensuite avec un pinceau imbibé de solution de nitrate d'argent à 1 $^0/_0$. Surveillance constante pour recommencer à la moindre récidive.

CHAPITRE V

ABCÈS RÉTROPHARYNGÉS

Ils ne s'observent guère que chez les nourrissons. Ils sont la conséquence d'un adéno-phlegmon rétro-pharyngien ; ils siègent en général au niveau des troisième ou quatrième vertèbres cervicales et compriment l'œsophage et le larynx pour peu qu'ils atteignent une certaine grosseur, d'où dysphagie, régurgitation des liquides, respiration cornante et finalement asphyxie ; parfois, extérieurement, œdème cervical. Guérison rapide après ouverture artificielle ou spontanée.

La différenciation avec le croup repose sur la voix, qui n'est pas éteinte, mais nasillarde et gargouillante, et sur le toucher pharyngé, qui doit toujours être pratiqué dans les cas douteux.

Les mêmes symptômes accompagnent les abcès *rétrolaryngés*, qui peuvent se voir à la suite d'ulcérations dues à des tubages prolongés, mais qui peuvent aussi être primitifs chez les nourrissons.

CHAPITRE VI

HYPERPLASIE DE L'ANNEAU LYMPHATIQUE DU PHARYNX (HYPERTROPHIES AMYGDALIENNES ET VÉGÉTATIONS ADÉNOIDES).

A l'union de la cavité buccale et de la cavité nasale avec la cavité pharyngée, la muqueuse est infiltrée de productions lymphoïdes dont l'ensemble forme un anneau complet ; les plus importantes sont les amygdales vraies ou amygdales palatines, et l'amygdale pharyngée, qui siège à la partie supérieure du pharynx nasal. Dans le jeune âge, l'hypertrophie de ces organes lymphoïdes est fréquente.

Hypertrophie des amygdales palatines. — Elle ne cause le plus souvent que de légers inconvénients ; ce n'est que lorsqu'elle atteint un haut degré qu'elle gêne la déglutition et la respiration. On remédie à ces inconvénients par l'amygdalotomie ; [dans les hypertrophies moins accentuées, on amène avec plus de fruit la régression progressive au moyen de quelques séances de pointes profondes de galvanocautère.]

Hypertrophie de l'amygdale pharyngée ou végétations adénoïdes. — Cette maladie a une beaucoup plus grande importance clinique. L'amygdale pharyngée, formation lymphoïde spongieuse et ramifiée, est très développée dans l'enfance (fig. 122) jusqu'à la puberté, où elle subit une involution complète. Dès la plus tendre enfance,

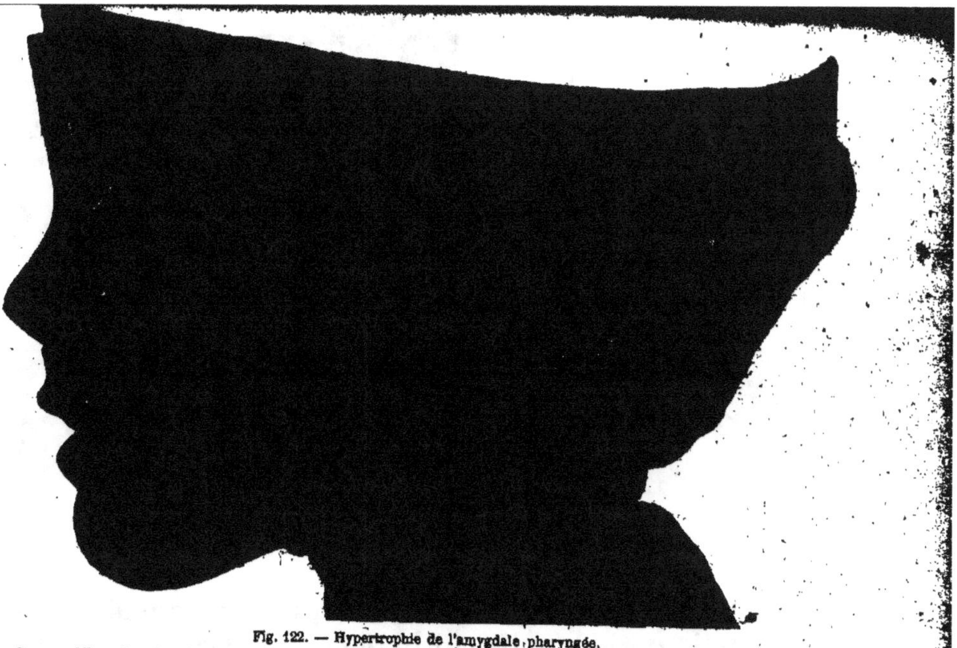

Fig. 122. — Hypertrophie de l'amygdale pharyngée.
Coupe médiane du crâne d'un enfant d'un an. Sur la paroi supérieure du pharynx nasal, amygdale pharyngée hypertrophiée (végétation adénoïde).

elle est fréquemment le siège d'inflammations aiguës avec fièvre, dyspnée, dysphagie ; le sommeil est interrompu par des crises d'asphyxie, et chez les nourrissons par des convulsions ; dans l'intervalle, le sommeil est profond (incontinence d'urine). Si l'affection est strictement limitée à l'amygdale pharyngée (amygdalite pharyngée), le diagnostic est facilement méconnu.

Si ces poussées aiguës se répètent fréquemment ou si une autre cause (scrofule, disposition héréditaire) amène l'hypertrophie chronique de l'amygdale pharyngée, des

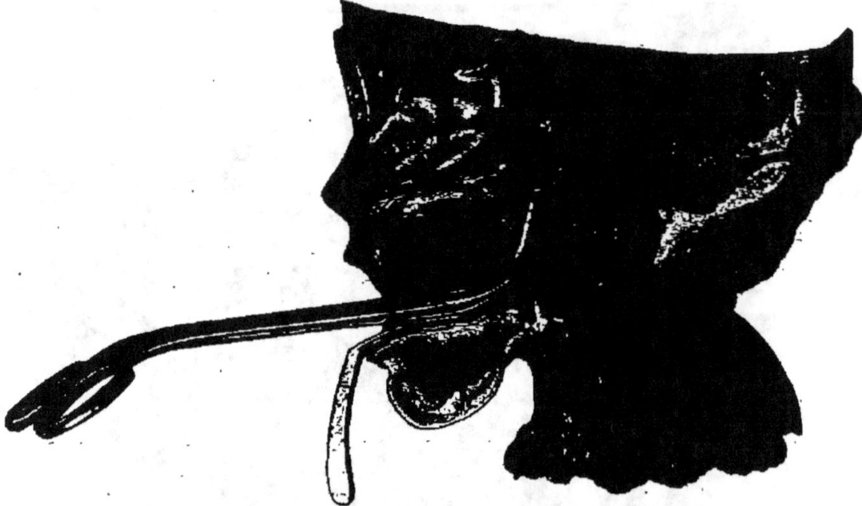

Fig. 123. — Ablation de végétations adénoïdes à la pince tranchante.

désordres importants de la santé surviennent. Les productions qui emplissent le pharynx nasal entraînent par l'occlusion de l'orifice postérieur des fosses nasales une entrave à la respiration et à l'olfaction, par l'occlusion de l'orifice pharyngien de la trompe une imperfection de l'audition, par la compression des vaisseaux pharyngés une stase sanguine et lymphatique à la base du crâne. L'entrave à la respiration nasale force l'enfant à tenir constamment la bouche ouverte, ce qui le dispose aux inflammations du pharynx et des bronches ; pendant le sommeil, la respiration est bruyante (ronflement), irrégulière. Avec le temps surviennent des troubles de développement du nez, de la voûte palatine, du maxillaire supérieur et du thorax. Souvent les enfants se plaignent

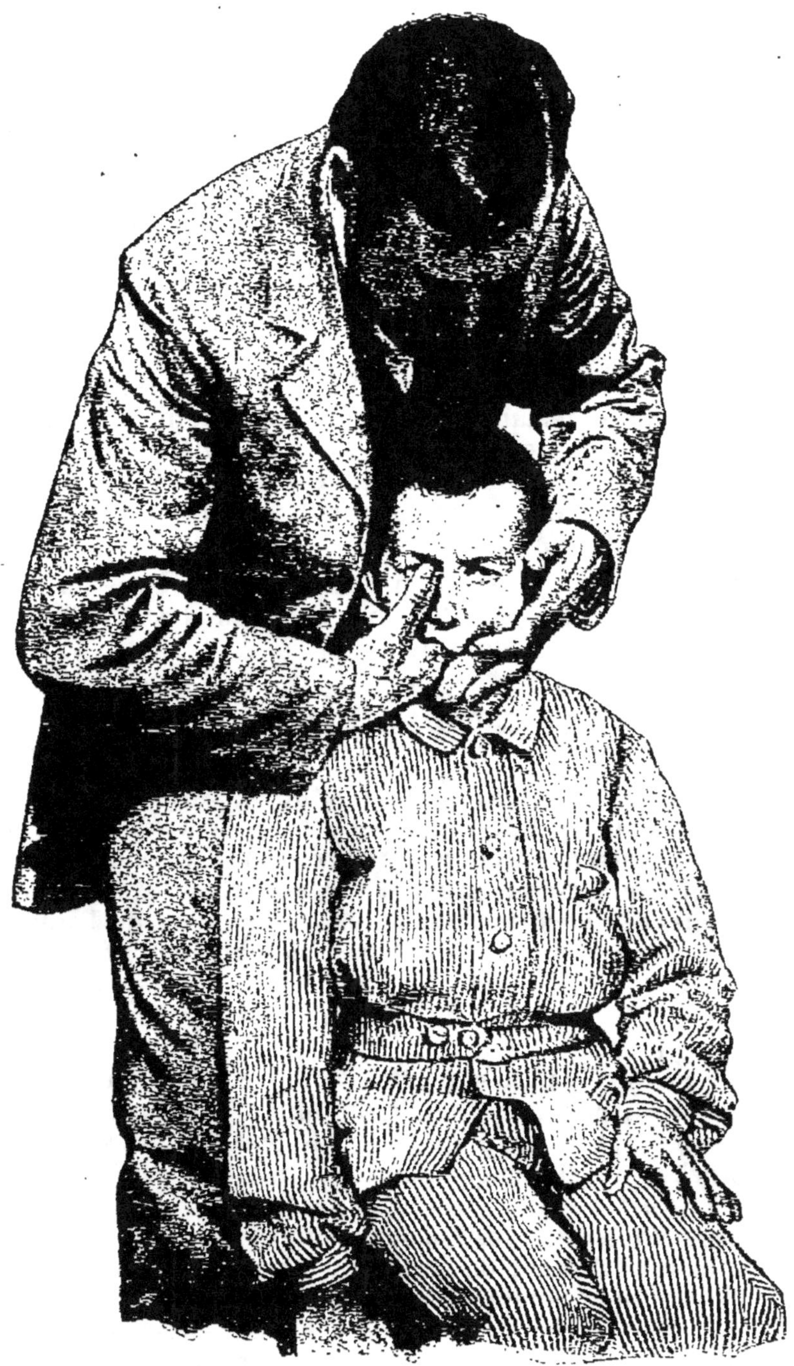

Fig. 124. — Toucher pharyngé pour la recherche des végétations adénoïdes.

Tandis que l'index de la main droite s'introduit derrière le voile du palais,
celui de la main gauche pousse la joue du malade entre les arcades dentaires,
ce qui l'empêche de pouvoir mordre le doigt buccal.

de mal de tête; il est difficile de fixer leur attention (*apro-sexie*, peut-être due à la stase vasculaire); on note parfois des troubles de la parole (impossibilité de prononcer les nasales, due à l'obstruction du pharynx nasal qui ne peut faire caisse de résonance).

DIAGNOSTIC. — Il se fait par le toucher pharyngé (fig. 124) ou par la rhinoscopie postérieure, mais l'apparence de l'enfant est souvent caractéristique (fig. 100). Les yeux sont mi-clos, fatigués; les narines sont étroites, pincées; la bouche, constamment entr'ouverte, donne au visage une expression de naïveté; la voûte du palais est ogivale, surélevée; le voile du palais est épaissi, et, dans la phonation, son mouvement de recul vers la paroi postérieure du pharynx est entravé.

TRAITEMENT. — Ablation à la curette fenétrée ou à la pince tranchante (fig. 123), habituellement suivie d'une guérison rapide et durable.

II. — MALADIES DE L'ESTOMAC ET DE L'INTESTIN

Dans la seconde enfance, la pathologie de l'estomac et de l'intestin ne diffère guère de celle de l'adulte; il en est tout autrement chez le nourrisson. Des symptômes dyspeptiques graves peuvent survenir chez lui à la suite d'influences nocives auxquelles les organes de l'adulte sont à peine sensibles; les processus morbides s'étendent rapidement chez le nourrisson à la plus grande partie ou à la totalité du tube digestif; les plus légères atteintes dyspeptiques peuvent se transformer rapidement en affections graves, gastro-entérites aiguës et diarrhées infantiles. La disposition spéciale du nourrisson aux troubles digestifs graves s'explique par les particularités anatomiques et physiologiques du tube digestif à cet âge (voir p. 11 et 21).

La petitesse de l'estomac du nourrisson, sa position verticale, l'absence de grande tubérosité, la faible musculature du sphincter cardiaque, la sensibilité des terminaisons nerveuses stomacales, expliquent la facilité du vomissement chez l'enfant. Certains enfants vomissent dès leur naissance une partie de chaque repas, et cela jusque vers trois ou quatre mois, jusqu'à ce que la grosse tubérosité se soit développée (*vomissements habituels*);

ces vomissements surviennent sans nausées et sans effort et n'ont en général aucune influence sur la santé générale. [Quant aux *vomissements acétonémiques* (Marfan), qui surviennent chez les enfants arthritiques par crises durant environ trois ou quatre jours et revenant à intervalles variables, ils semblent reconnaître pour origine une auto-intoxication dont la présence d'acétone dans l'urine et l'air expiré sont le témoignage.]

La faiblesse de la musculature de l'intestin et de l'abdomen, la longueur relativement considérable de l'intestin et surtout du gros intestin, sont fréquemment l'origine de la *constipation habituelle;* celle-ci peut, il est vrai, reconnaître également d'autres causes : alimentation défectueuse, suralimentation, ragades douloureuses à l'anus.

La dilatation congénitale et l'augmentation anormale de longueur du côlon, avec faiblesse de sa musculature, peuvent aboutir à un degré extrême d'ectasie et d'hypertrophie du gros intestin. C'est la *maladie de Hirschsprung* (fig. 125 et 126). [La flexuosité exagérée et la coudure de l'S iliaque peuvent produire les mêmes effets (Marfan.)]

[Beaucoup plus importants et particulièrement fréquents sont les troubles pathologiques résultant d'une alimentation vicieuse. L'intestin de l'enfant est, il est vrai, proportionnellement plus long que celui de l'adulte; mais la quantité de nourriture absorbée relativement au poids du corps est encore plus considérable, aussi son appareil digestif doit effectuer un travail d'élaboration disproportionné dès qu'il reçoit une nourriture trop abondante, ou difficilement transformable par les ferments digestifs (lab, pepsine, trypsine), d'activité encore insuffisante dans les premiers mois.

Le lait de vache, plus riche en caséine, se coagulant en gros flocons et nécessitant des transformations plus complètes pour que ses albumines soient transformées en albumine humaine, laisse souvent des résidus plus abondants, ce dont témoignent les selles plus fortes et plus compactes. Ces résidus sont un appel pour les causes irritatives et peuvent suffire à entretenir un état dyspeptique chronique; mais les états aigus reconnaissent surtout pour cause les altérations chimiques ou bactériennes du lait. Elles sont au maximum dans les mois d'été, et ce sont aussi les mois où s'exercent les ravages de

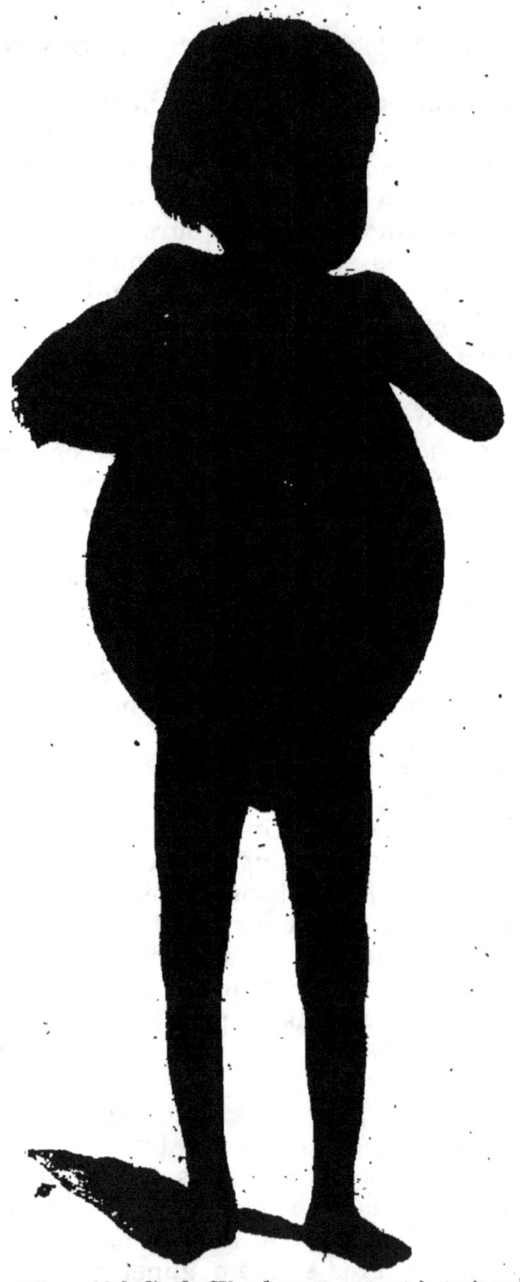

Fig. 125. — Maladie de Hirschsprung avant le traitement.

Enfant de trois ans trois quarts; depuis la naissance, catarrhe intestinal, constipation opiniâtre avec débâcles diarrhéiques, augmentation progressive de volume du ventre. Circonférence abdominale, 77 centimètres pour une taille de 87 centimètres. Appétit conservé.

Thorax très court et élargi à sa partie inférieure par le refoulement extrême du diaphragme; paroi abdominale anormalement distendue, réseau veineux abdominal extrêmement développé; mouvements péristaltiques intenses visibles à travers la paroi, bruyants, au côté gauche de l'abdomen. La per-

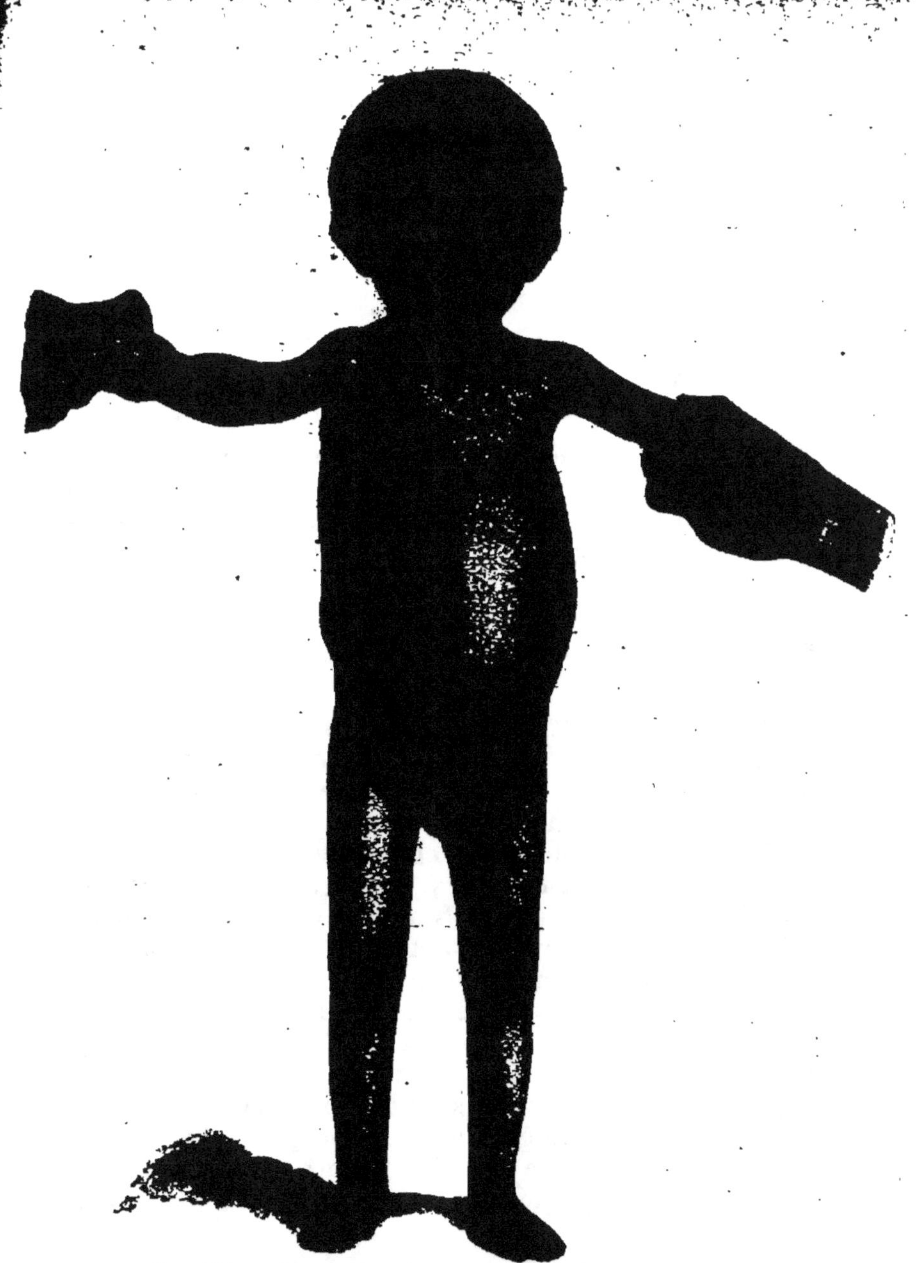

Fig. 126. — Le même enfant après six mois de traitement.

cussion montre le foie refoulé par les anses intestinales ballonnées ; l'auscultation révèle
des gargouillements sonores ; la palpation permet de sentir le foie, la rate et les reins
anormalement mobiles ; la rate est hypertrophiée et dure. Exploration rectale : élargissement énorme de l'ampoule rectale, transformée en une vaste cavité à parois lisses
de 20 centimètres de diamètre, dont les parois antérieure et supérieure ne peuvent
être atteintes.

Des irrigations ramènent, avec des gaz abondants, des matières mi-liquides, mi-argi-
leuses, bien digérées.

Traitement : irrigations rectales régulières avec la solution thymolée, massage, faradisation. Six mois après on constate le parfait retour à l'état normal. (Cas de Escherich.)

la gastro-entérite, parallèlement aux élévations exagérées
de la température.

CHAPITRE PREMIER

GASTRO-ENTÉRITE INFANTILE AIGUE. CHOLÉRA INFANTILE

Maladie infectieuse aiguë, caractérisée par de la diarrhée profuse, souvent des vomissements, de la fièvre, un
état général rapidement grave, avec abattement, desséchement. Elle frappe surtout les enfants élevés au biberon entre cinq et sept mois, ou les enfants déjà sevrés,
dyspeptiques depuis leur sevrage. Elle est provoquée
par l'absorption de lait altéré, chargé de microbes et de
toxines.

SYMPTOMES. — L'enfant est pris de fièvre, d'agitation,
de vomissements; il a des selles fréquentes, séreuses,
mélangées de gaz au point de former une mousse verdâtre, tenant en suspension des particules verdâtres
ou blanchâtres; rapidement elles deviennent tout à fait
aqueuses, incolores, inodores; leur réaction est alcaline.
Bientôt l'enfant tombe dans un état grave : face pâle ou
violacée; teinte bistre des orbites et du pourtour des
lèvres; amaigrissement rapide; ventre ballonné au début,
puis déprimé; peau plissée; fontanelle excavée; pouls
faible, respiration ralentie; parfois convulsions, sclérème, hémorragies. Température à 39°, 40°, 41° au début, tombant aux approches de la mort à 36°, 35°.
Formes moins suraiguës à évolution plus lente; diarrhée ressemblant à de l'oscille hachée, ou jaunâtre et
fétide; fièvre, agitation; guérison avec un traitement
approprié.

TRAITEMENT. — Voir plus loin, p. 314.

CHAPITRE II

ATHREPSIE ET HYPOTROPHIE

Syn. — *All. :* Pœdatrophie, atrophia infantum.

Quand l'alimentation est défectueuse dès la naissance, c'est insensiblement que les troubles digestifs, vomissements et diarrhée, retentissent sur l'état général; les enfants semblent frappés d'une impossibilité d'élaborer et surtout d'assimiler les aliments qui leur sont fournis, même quand une alimentation régulière a été substituée à l'alimentation vicieuse originelle. Ces enfants cessent

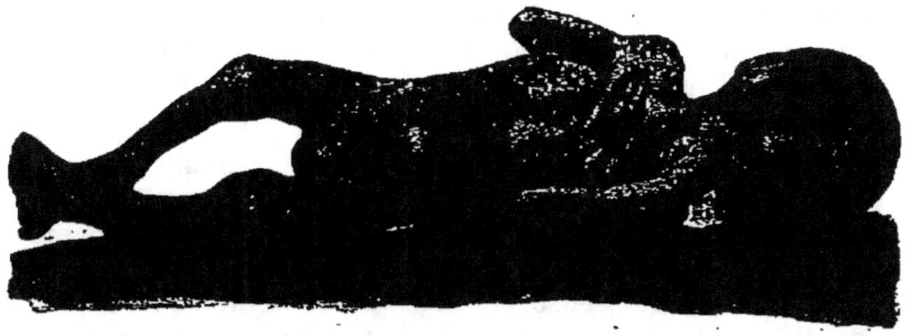

Fig. 127. — Athrepsie.

Enfant de cinq mois, gastro-entérite chronique, amaigrissement squelettique (poids, 3350 grammes). Immobilité presque absolue, de temps en temps mouvements convulsifs des membres; peau livide, sèche, flétrie, lâche, plissée. Pannicule adipeux complètement disparu. Facies sénile. Ventre mou, rétracté. Muguet. Intertrigo fessier.

de se développer; ils dépérissent, maigrissent, se dessèchent; leur peau se ride, la face devient simiesque; l'enfant peut à deux et trois mois peser moins qu'à la naissance. Cet état constitue l'*athrepsie* de Parrot (fig. 127). A un degré moindre, l'enfant continue à vivre, à maintenir son poids; mais il cesse de se développer, ses dents ne poussent pas, ses noyaux épiphysaires n'apparaissent pas; il est à un an au même état anatomique et physiologique qu'un enfant de quatre ou cinq mois, seul l'état intellectuel se rapproche de celui de son âge. Cette forme atténuée a été désignée par Variot du nom d'*hypotrophie infantile*. Elle guérit au bout d'un temps variable, sous l'influence d'un retour à une alimentation de qualité choisie et de quantité surabondante. Au contraire, l'athrepsie de Parrot se termine, quoi qu'on fasse, par la mort, le plus souvent par infections colibacillaires intestinales ou pulmonaires terminales.

CHAPITRE III

DYSPEPSIES CHRONIQUES

Les défectuosités alimentaires longtemps bien supportées, ou ne s'étant traduites que par des poussées gastro-entériques légères, mais répétées, aboutissent à des états dyspeptiques de types assez variables. Les enfants sont souvent gros et gras ; leur ventre est énorme, proéminent, et tantôt dur et tendu (gros ventre ballonné), tantôt mou et étalé (gros ventre flasque) (Marfan).

Symptomes. — Les selles sont rares, compactes, blanchâtres, volumineuses, et contiennent des débris alimentaires non digérés (dyspepsie par insuffisance de ferments digestifs des Allemands) ; ou bien elles sont diarrhéiques, blanchâtres, graisseuses, et présentant au microscope des gouttes huileuses, des cristaux d'acides gras et de graisses saponifiées (dyspepsie par insuffisance spéciale de la digestion des graisses). Dans la dyspepsie par fermentation gastrique acide, régurgitations acides, odeur aigre de l'haleine, selles nombreuses avec débris alimentaires non élaborés, acides, dont l'émission s'annonce par de l'agitation et des rejets bruyants de gaz (Pl. XXXVII) ; coliques, anorexie. Au microscope, détritus graisseux, caséine, débris épithéliaux. Il s'y joint souvent du mucus et des glaires (catarrhe intestinal) (Pl. XXXVIII, fig. 1). L'entérocolite glaireuse est susceptible de poussées aiguës avec sang dans les selles (colite dysentériforme) (Pl. XXXVIII, fig. 2). La dysenterie vraie avec ténesme, selles glaireuses et sanglantes et bacille de Chantemesse-Widal dans les selles, peut au reste se voir chez les jeunes enfants.

Traitement des gastro-entérites aigues et chroniques. — Dans les *gastro-entérites aiguës*, la *diète hydrique :* on ne donne à l'enfant d'autre alimentation que des cuille-

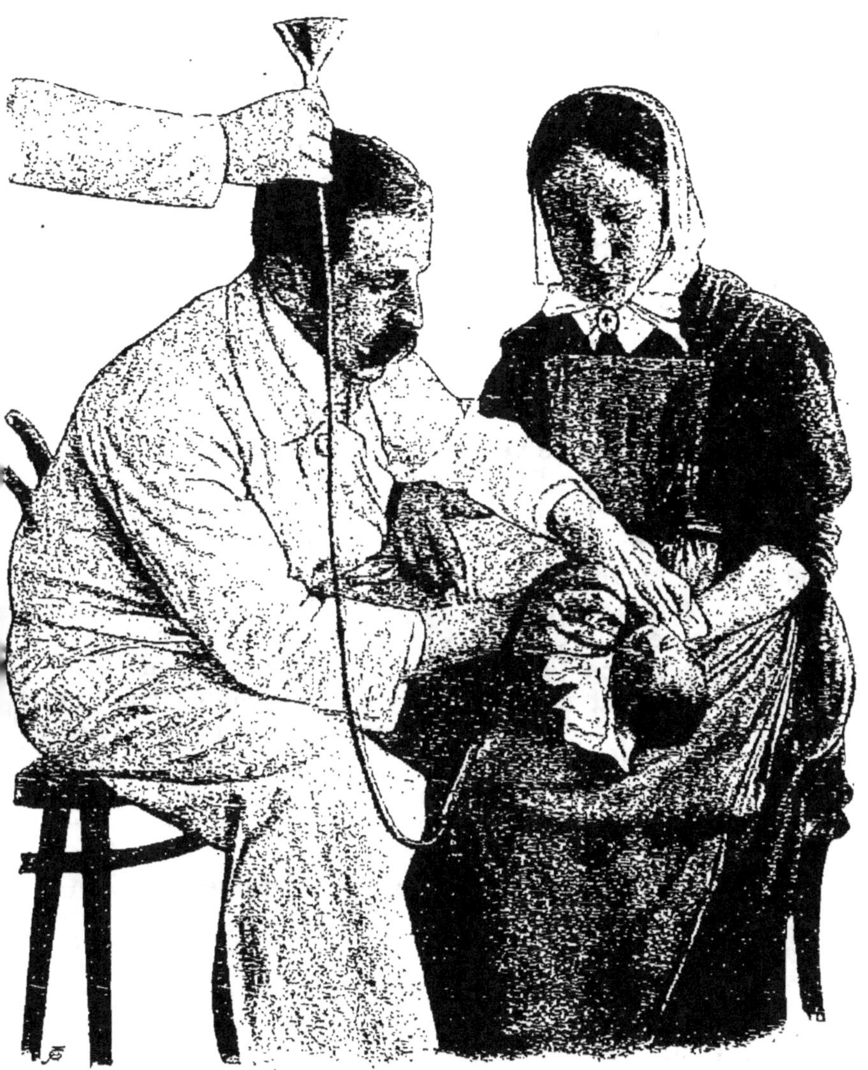

Fig. 128. — Lavage de l'estomac (nourrisson).

rées d'eau bouillie tiède toutes les demi-heures, ou tous les quarts d'heure, de façon à lui faire prendre au moins autant d'eau qu'il doit prendre habituellement de lait. Après vingt-quatre heures, quarante-huit heures, trois jours, selon la gravité des cas et la résistance de l'enfant, revenir progressivement au lait, d'abord largement coupé d'eau et donné à longs intervalles. Si la diète aqueuse ne donne pas des résultats rapides, lui substituer l'alimentation par l'eau albumineuse, le bouillon de légumes, l'eau de riz, l'eau panée, l'eau d'orge.

Dans les *gastro-entérites aiguës avec déshydratation, abattement, injections sous-cutanées* de 20 à 120 centim. cubes de sérum artificiel à 7 $^0/_{00}$. S'en méfier; elles peuvent provoquer l'œdème et le sclérème.

Lavages de l'estomac (fig. 128). — On emploie une sonde urétrale en caoutchouc rouge de Nélaton n° 18 à 20, reliée par un tube de verre de 50 centim. à un tube de caoutchouc de 50 centim. de longueur, adapté d'autre part à un entonnoir d'une contenance de 30 centim. cubes. L'enfant est étendu sur les genoux de sa mère, la tête vers le côté gauche de celle-ci; la mère a le pied droit sur un tabouret, le pied gauche sur le sol, de façon que l'enfant ait le haut du corps un peu renversé. Le médecin, placé en face d'elle, déprime avec l'index gauche la langue de l'enfant et fait pénétrer avec la main droite la sonde dans le pharynx sur une longueur d'environ 25 cent. (La distance du bord alvéolaire au cardia est de 15 à 25 centim. chez un enfant de un an.) Après évacuation du contenu stomacal, emplir l'entonnoir de solution salée chaude à 6 $^0/_{00}$ et baisser et relever successivement l'entonnoir. Finalement, évacuer l'eau en renversant l'entonnoir baissé. A recommander dans la *dyspepsie gastrique*, deux heures après la tétée.

Lavages de l'intestin. — Même instrumentation, mais l'enfant est placé en sens inverse; la sonde est graissée et introduite doucement dans l'anus et enfoncée presque totalement (longueur du gros intestin dans la première année, 50 centim. à 1 mètre). On verse l'eau dans l'entonnoir tenu à une dizaine de centimètres au-dessus de l'anus, et on verse jusqu'à ce que l'eau ressorte par l'anus; on fera passer un litre d'eau salée tiède à 6 $^0/_{00}$. Indiqués surtout dans les *colites dysentériformes*.

Massages intestinaux. — Surtout indiqués dans la constipation, la paresse intestinale (fig. 129).

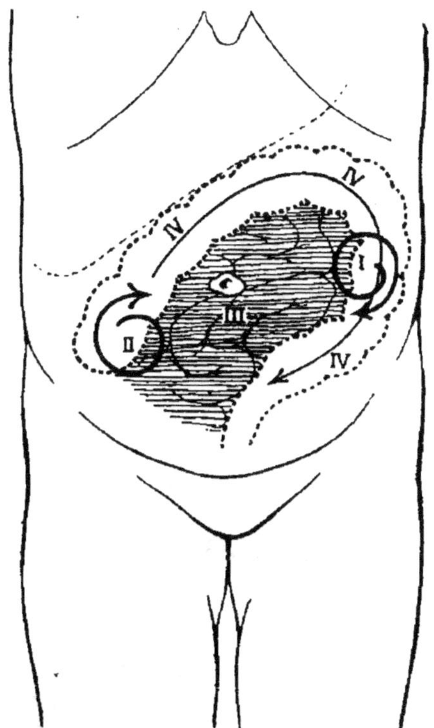

Fig. 129. — Massage du ventre (nourrisson).

I. Massage du côlon descendant.   Mouvements circulaires de la main dans le sens de la flèche, avec accentuation de la pression au moment où la direction du mouvement devient parallèle à celle de l'intestin.

II. Massage du cœcum.

III. Massage de l'intestin grêle. La main posée doucement sur la région ombilicale décrit des mouvements alternatifs de pronation et de supination, et
presse l'abdomen tantôt avec la pulpe des doigts, tantôt avec le talon de la
main. Terminer par un tapotage et un pianotage de la région.

IV. Frictions tout le long du côlon dans le sens de la flèche.

Thérapeutique médicamenteuse. — Il faut être très
sobre de médicaments dans les affections gastro-intesti-
nales des jeunes enfants. Balayage et désinfection de
l'intestin avec un purgatif (une cuillerée d'*huile de ricin*,
ou 5 centigr. de *calomel*).

Dans les diarrhées profuses, préparations de *tanin* et
de *bismuth* (tannigène ou tannalbine, 25 centigr. toutes

les deux à trois heures; sous-nitrate ou salicylate de bismuth en émulsion, 2 à 5 gr. pour 100 grammes, une cuillerée à café toutes les deux heures), opiacés à doses très minimes et en surveillant (une goutte de *laudanum*, en lavement, dans les entérites avec coliques douloureuses).

CHAPITRE IV

RÉTRÉCISSEMENTS ET OBLITÉRATIONS CONGÉNITALES DU TUBE DIGESTIF

Le tube digestif peut être congénitalement rétréci ou même complètement atrésié en un ou plusieurs points

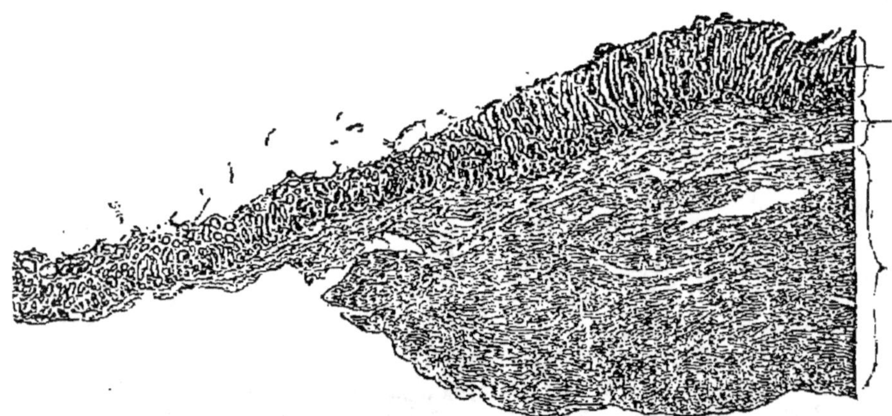

Fig. 130. — Prétendue hypertrophie congénitale du pylore.
(Grossi trente fois.)

L'enfant présenta dès la naissance des symptômes qui furent considérés comme des signes évidents de sténose pylorique : vomissements après chaque tétée, selles et urines diminuées, amaigrissement, voussure stomacale avec contractions péristaltiques; finalement, petite tumeur perceptible dans la région pylorique. Amélioration ultérieure par l'addition au lait de pégnine (lab-ferment) et l'administration d'extrait de belladone. Lavages stomacaux infructueux. Mort au bout de quatre semaines par inanition.

Autopsie : épaississement et induration du pylore, lumière réduite à 3 millim.

1. Muqueuse; 2. sous-muqueuse; 3. sphincter pylorique.

de son trajet. Sous l'influence d'altérations survenues pendant la vie intra-utérine, il s'est transformé en un cordon scléreux, plus ou moins volumineux, sur une plus ou moins grande longueur. L'œsophage peut présenter de ces solutions de continuité ; à l'intestin, elles siègent le plus souvent sur la dernière partie de

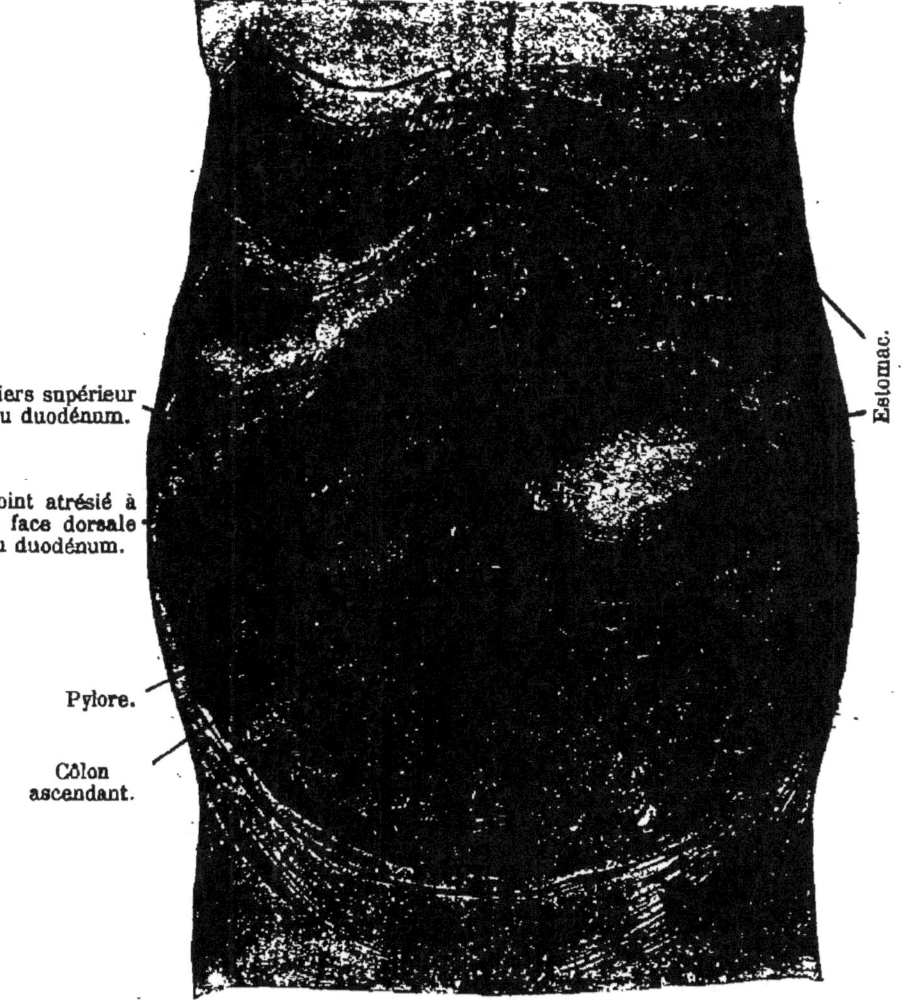

Fig. 131. — Atrésie congénitale sous-vatérienne du duodénum.

Enfant jumeau âgé de quatre jours, né à sept mois et demi. Après la naissance, deux selles méconiales, puis aucune selle nouvelle. Lait constamment vomi. Écoulement nasal sanglant, ictère, sclérème, bronchopneumonie, albuminurie. Abdomen un peu rétracté. Hypothermie. Mort.

Autopsie : dilatation de l'estomac et du duodénum dans son tiers supérieur, formant deux énormes poches réunies par un canal annulaire au niveau du pylore ; tiers moyen du duodénum transformé en un cordon dur, fibreux, blanc ; immédiatement au-dessus de ce cordon, l'ampoule de Vater s'ouvre dans la portion dilatée du duodénum ; canal cholédoque et canal pancréatique facilement perméables. Le reste de l'intestin est rétracté.

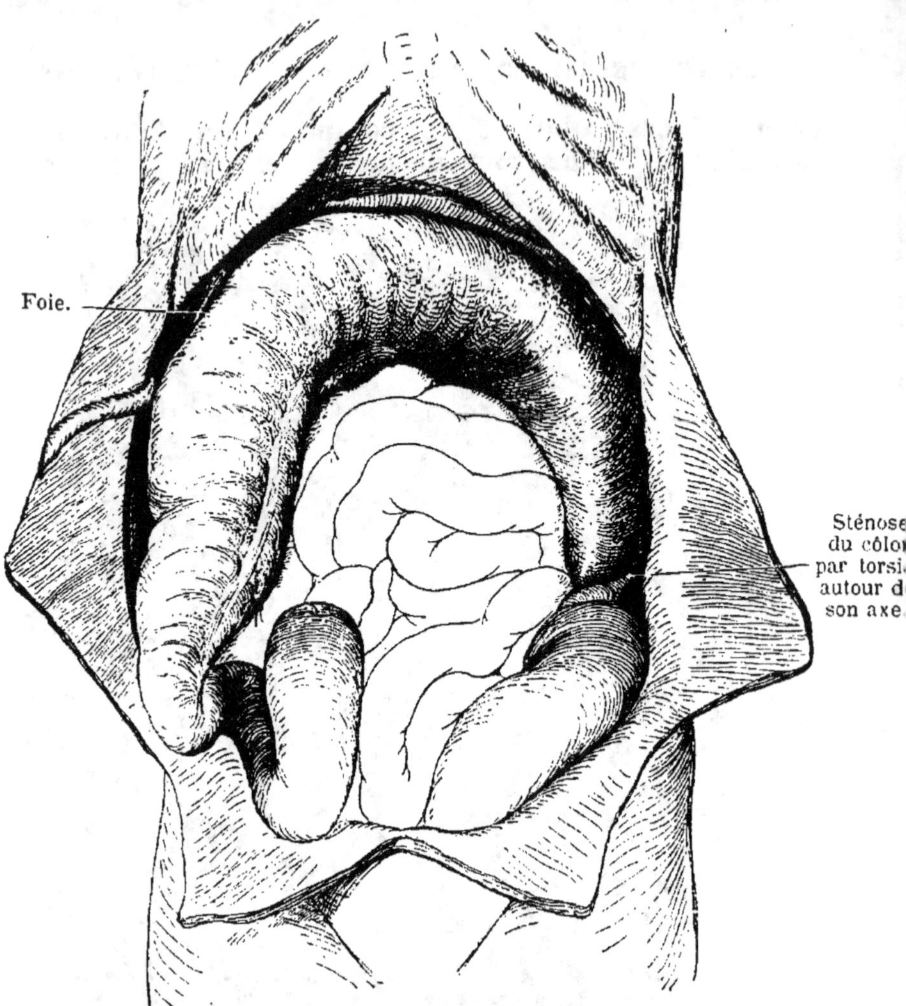

Fig. 132. — **Sténoses de l'estomac et de l'intestin, dilatation congénitale
du côlon chez un enfant de cinq mois.** Ballonnement considérable du ventre
à partir de la naissance, vomissements ; méconium rendu seulement grâce à
des irrigations intestinales ; nourriture au sein ; les selles lactées ne surviennent qu'au dixième jour et grâce aux irrigations ; toutes les quatre
semaines environ débâcle spontanée de selles diarrhéiques ou pâteuses,
suivie pendant plusieurs jours de constipation opiniâtre et de vomissements
intermittents ; les débâcles sont précédées pendant plusieurs heures de violentes douleurs. Dans les irrigations intestinales, la sonde butte à 22 centimètres de l'anus contre un obstacle insurmontable. Grâce à un soigneux
traitement général et local, l'enfant se maintint jusqu'à quatre mois dans un
état nutritif supportable, déclinant pourtant finalement. L'enfant, extrêmement
affaibli par l'inanition chronique, mourut à cinq mois d'entérite aiguë.

Autopsie : aucune trace de péritonite ; côlon énormément dilaté et anormalement situé dans la première partie de son trajet ; il se dirige d'abord en bas,
pénètre dans le petit bassin, puis par une double coudure remonte en haut
et en dehors dans la fosse iliaque droite ; puis fortement ballonné il décrit un
arc de cercle régulier, de droite à gauche, longeant le rebord costal, com-
primant le foie en arrière et en bas, l'estomac en arrière et en haut, et tordu
autour de son axe à 180°. A sa jonction avec l'S iliaque, le côlon est fixé à
peu près complètement par un feuillet péritonéal, et notablement rétréci par
une torsion totale sur son axe. Au point rétréci, des plis longitudinaux occu-
pent la moitié de la circonférence intestinale. Estomac : (voir fig. 133).

l'iléon, plus rarement au duodénum (fig. 131), plus rarement encore au côlon (fig. 132 et 133). A l'extrémité même du tube digestif, l'anus qui se perfore au premier mois de la vie intra-utérine peut n'avoir pas subi cette perforation (atrésie de l'anus).

Au-dessus du point rétréci, le tube digestif est dilaté ; il est au contraire rétracté au-dessous.

SYMPTÔMES. — Vomissements incoercibles, ballonnement du ventre plus ou moins prononcé, selon que l'atrésie est plus ou moins élevée. Absence d'évacuation du méconium, si l'atrésie porte au-dessous de l'ampoule de Vater. Aucune selle. Mort par inanition et péritonite au bout de quelques jours.

Atténuation de tous ces symptômes si, au lieu d'atrésie, il s'agit de rétrécissement.

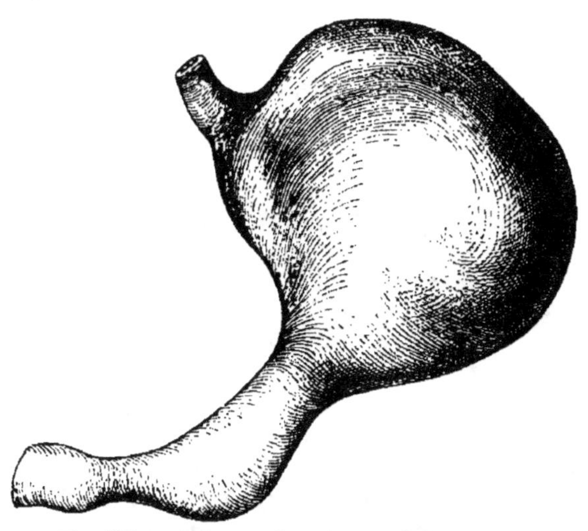

Fig. 133. — Sténoses du pylore et de l'estomac.
(Même sujet que figure 132.)

L'estomac, presque vertical et ballonné, a sa partie pylorique allongée et rétrécie en deux points, d'abord à l'orifice même du duodénum, puis à la limite entre l'antre pylorique et la partie principale de l'estomac, du côté de la grande courbure. Par suite de cette sténose, la grande courbure s'est précocement développée ; la tunique musculeuse est hypertrophiée, surtout aux points sténosés.

DIAGNOSTIC. — Les atrésies complètes ont des signes caractéristiques.

Les rétrécissements incomplets sont moins facilement diagnostiqués. Les vomissements incoercibles, quelle que soit leur cause, entraînent une constipation opiniâtre. Il faut éviter d'attribuer vomissements et constipation à un rétrécissement qui n'existe pas.

A l'étranger, on admet avec une facilité étonnante l'existence fréquente des prétendues sténoses pyloriques par hypertrophie du sphincter du pylore (fig. 130); on les traite par pylorectomie.

En France, nous croyons que beaucoup de cas réalisant au complet le syndrome pylorique classique sont de simples intolérances stomacales; ils guérissent parfois par le simple changement de lait.

TRAITEMENT. — L'atrésie complète de l'intestin exige la laparotomie immédiate; l'atrésie de l'anus, l'abouchement artificiel.

L'opération est des plus graves, mais c'est le seul espoir de salut.]

CHAPITRE V

INVAGINATION INTESTINALE

SYN. — *All. :* Darmeinschiebung.

Elle ne survient guère que chez les enfants au-dessous d'un an; sous une cause inconnue, une anse intestinale contractée s'engage à l'intérieur d'une anse intestinale sous-jacente relâchée. Le point de prédilection est la région iléo-cœcale.

Les symptômes cardinaux de cette très grave affection sont la constipation, les vomissements, le melœna, le collapsus. A la palpation du ventre, on sent parfois la partie invaginante comme une tuméfaction dure, un peu mobile, dans le côté gauche, plus rarement droit, du ventre. Terminaison par péritonite mortelle. Parfois, guérison spontanée par élimination de l'anse invaginée nécrosée.

Les invaginations sans réaction péritonéale, fréquemment constatées aux autopsies, sont agoniques et n'ont aucune signification clinique.

CHAPITRE VI

APPENDICITE

Les symptômes de l'occlusion appendiculaire sont les mêmes chez l'enfant que chez l'adulte; mais le diagnostic est plus difficile chez l'enfant à cause de la difficulté de faire préciser le mode de début et les sensations ressenties.

L'appendice est plus fréquemment pelvien, et il ne faut pas négliger d'adjoindre le toucher rectal au palper abdominal (tuméfaction douloureuse du cul-de-sac de Douglas, à droite, parfois aussi à gauche de la ligne médiane); la dysurie est de règle en pareil cas et pourrait en imposer pour une cystite.

TRAITEMENT. — Opératoire.

CHAPITRE VII

PROLAPSUS RECTAL

Hernie du rectum à travers l'anus. Survient chez les enfants faibles, constipés, à la suite d'efforts de défécation (Pl. XXXIX). On la réduit facilement en repoussant à travers l'anus la partie herniée avec les doigts garnis d'un linge vaseliné pour éviter de blesser la muqueuse rectale.

La récidive est fréquente; certains enfants ont du prolapsus rectal plus ou moins prononcé après chaque garde-robe.

TRAITEMENT. — Si après réduction le rectum a tendance à ressortir, appliquer sur les fesses étroitement rapprochées l'une de l'autre des bandelettes de diachylon transversales, descendant jusqu'au périnée (fig. 134). [Faire aller l'enfant à la selle couché sur le côté, en recueillant les garde-robes sur une serviette, plus tard sur le vase, mais en ne l'y laissant jamais longtemps. Obtenir la régularité des garde-robes, et leur consistance normale par l'hygiène alimentaire et un traitement médicamenteux approprié; traiter l'état général.

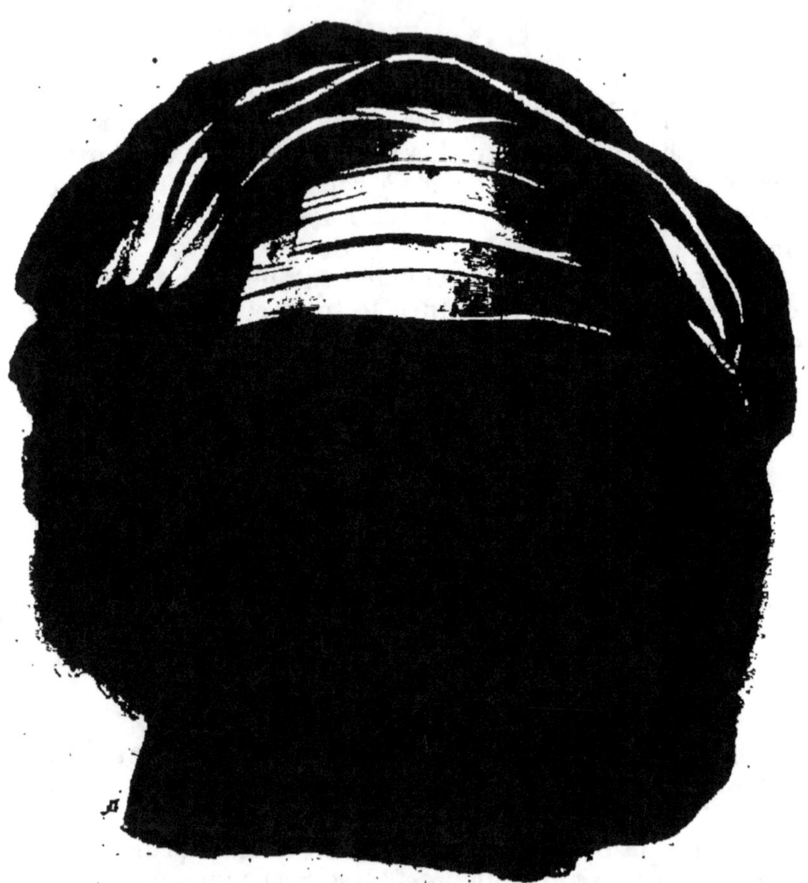

Fig. 134. — Application de bandelettes de diachylon pour empêcher le prolapsus rectal.

On obtient ainsi toujours par ces moyens simples une guérison durable, à moins qu'il ne s'agisse d'enfants tout à fait cachectiques, auquel cas l'opération est d'autre part contre-indiquée.

Les différentes interventions opératoires n'ont donc aucune raison d'être (Broca).]

CHAPITRE VIII

VERS INTESTINAUX

Les enfants sont souvent porteurs de parasites intestinaux, oxyures, ascarides, tœnias. La santé n'est le plus souvent pas troublée par leur présence ; cependant elle peut parfois se manifester par des douleurs de ventre, des nausées, des vomissements, des démangeaisons nasales ou anales, et finalement par de l'anémie et de la nervosité.

Le diagnostic repose sur la constatation dans les selles du parasite ou de segments du parasite, et sur la recherche microscopique des œufs dans ces selles.

Oxyures (*All.* : Fadenwurm, Springwurm). — Petits vers filiformes blanc jaunâtre, de 3 à 10 millim. de long, de 0 millim. 5 de largeur (fig. 139).

Œufs à coque mince, ovales, aplatis latéralement (fig. 140).

Les femelles déposent leurs œufs dans les plis de l'anus.

Les démangeaisons qui en résultent portent l'enfant à se gratter, et en portant les doigts à la bouche il se réinfecte constamment ; d'où la ténacité de la maladie.

TRAITEMENT. — Propreté minutieuse de la région anale et des mains, lavements d'huile naphtalinée à 1 pour 40. Une cuillerée à café trois fois par jour du mélange suivant : huile de ricin, 60 grammes ; santonine, 20 centig., deux jours de suite et recommencer au bout de huit à quinze jours ; [suppositoires au calomel : beurre de cacao, 1 gramme ; calomel, 5 centigr.]

Ascarides lombricoïdes (*All.* : Spulwurm). — Gros vers gris jaunâtre ou gris rougeâtre, de 20 à 40 centim. de long sur 1/2 centim. de largeur, effilés aux deux extrémités (fig. 143).

Ses œufs sont rendus opaques par de fines granulations et entourés de coques rayées concentriques (fig. 144).

Ces vers peuvent pénétrer dans le canal cholédoque (ictère opiniâtre), dans le canal pancréatique et dans l'appendice (colique appendiculaire, appendicite suraiguë).

TRAITEMENT. — Huile de ricin santoninée, 0 gr. 25 pour 40 grammes, par cuillerées à café ou à dessert, selon l'âge; [tablettes de santonine de 0 gr. 01 (Codex), deux à cinq par jour; biscuits à la santonine.]

Trichocéphales (*All.* : Peitschenwurm). — Petits vers jaune blanchâtre, de 2 à 3 centim. de long; extrémité antérieure très effilée, extrémité postérieure renflée (fig. 141).

Œufs jaune brun à enveloppe épaisse, avec saillie aux deux pôles (fig. 142).

Ils peuvent causer des symptômes d'entérite quand ils existent en grande quantité dans l'intestin.

Tœnias (*Fr.* : Ver solitaire; *All.* : Bandwurm). — Longs vers rubanés, annelés, de plusieurs mètres de long.

Tœnia solium (fig. 137, 138), tête armée de crochets, dû à l'usage de la viande de porc crue.

Tœnia inerme (fig. 135, 136), sans crochets, dû à l'usage de la viande de bœuf ou de veau mal cuite.

TRAITEMENT. — Extrait éthéré de fougère mâle, 0 gr. 50 par année d'âge en potion avec de l'eau distillée de menthe, 30 grammes, et du sirop de térébenthine, 30 grammes. Infusion d'écorce de racine de grenadier, 40 grammes pour 200 grammes; poudre de fleurs de kousso, 8 à 15 grammes en décoction dans de l'eau sucrée; graines de courge mondées et pilées en émulsion dans l'eau, 40 grammes par jour, trois jours de suite seulement au-dessus de trois ans.

Puis purgation à l'huile de ricin.

III. — MALADIES DU FOIE

Ictères du nouveau-né (voir p. 63).

Ictère catarrhal. — Relativement rare chez l'enfant eu égard à la fréquence des embarras gastro-intestinaux. Même symptomatologie que chez l'adulte.

[**Ictères chroniques.** — La cirrhose hypertrophique biliaire, maladie de Hanot, débute souvent dans la seconde enfance, et se manifeste par de l'ictère chronique avec hypertrophie du foie et de la rate. Il existe des formes

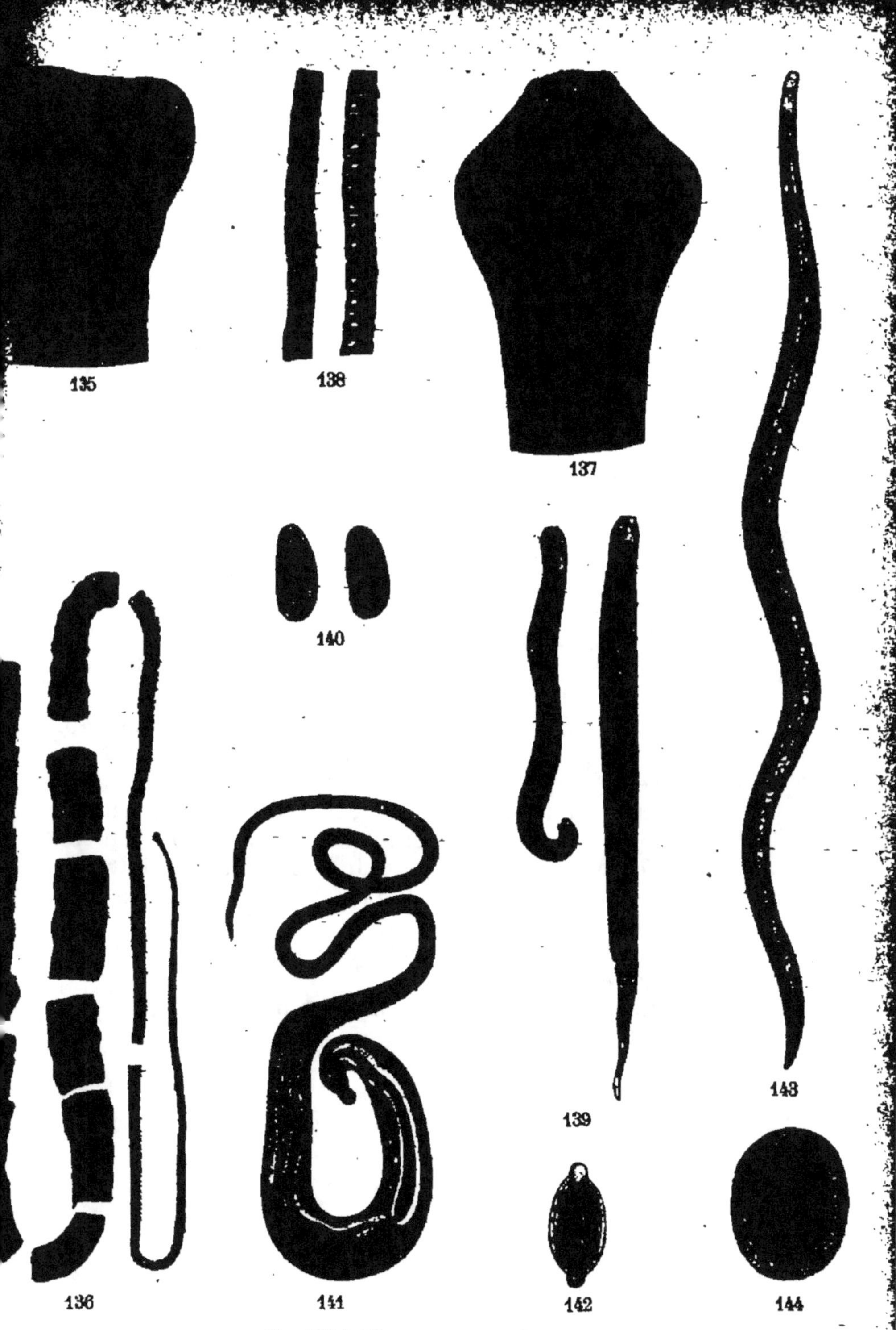

Fig. 135 à 144. — Vers intestinaux.

136. Tœnia inerme (tête, anneaux). 137, 138. Tœnia solium (tête, anneaux). 139, 140. Oxyure (mâle, femelle, œufs). 141, 142. Trichocéphale (mâle, œuf). 143, 144. Ascaris (femelle, œuf).

atténuées avec ictère peu prononcé, un foie peu ou pas
hypertrophié et une rate volumineuse (ictère splénomégalique, fig. 115). La syphilis hépatique peut quelquefois prendre une allure clinique simulant ces différentes
formes.]

IV. — MALADIES DU PÉRITOINE

PÉRITONITES AIGUES

Les péritonites aiguës s'observent chez le nouveau-né
à la suite d'infections ombilicales ou de septicémie (voir
p. 59); chez les enfants plus âgés à la suite de traumatismes, de fièvres éruptives, d'affections intestinales
(dysenterie, fièvre typhoïde, invaginations intestinales,
appendicite).

Ces péritonites secondaires ont les mêmes caractères
que chez l'adulte.

[**Péritonite à pneumocoques.** — Une mention spéciale
est due à la *péritonite à pneumocoques*, primitive ou consécutive.

Début brusque par symptômes généraux de pneumonie, douleurs abdominales, ballonnement du ventre,
diarrhée; enkystement rapide de l'épanchement intrapé-
ritonéal, le plus souvent à la partie antéro-inférieure de
l'abdomen.

Terminaison fréquente par ouverture à l'ombilic, souvent suivie de mort.

Guérison faite par simple incision de la poche.]

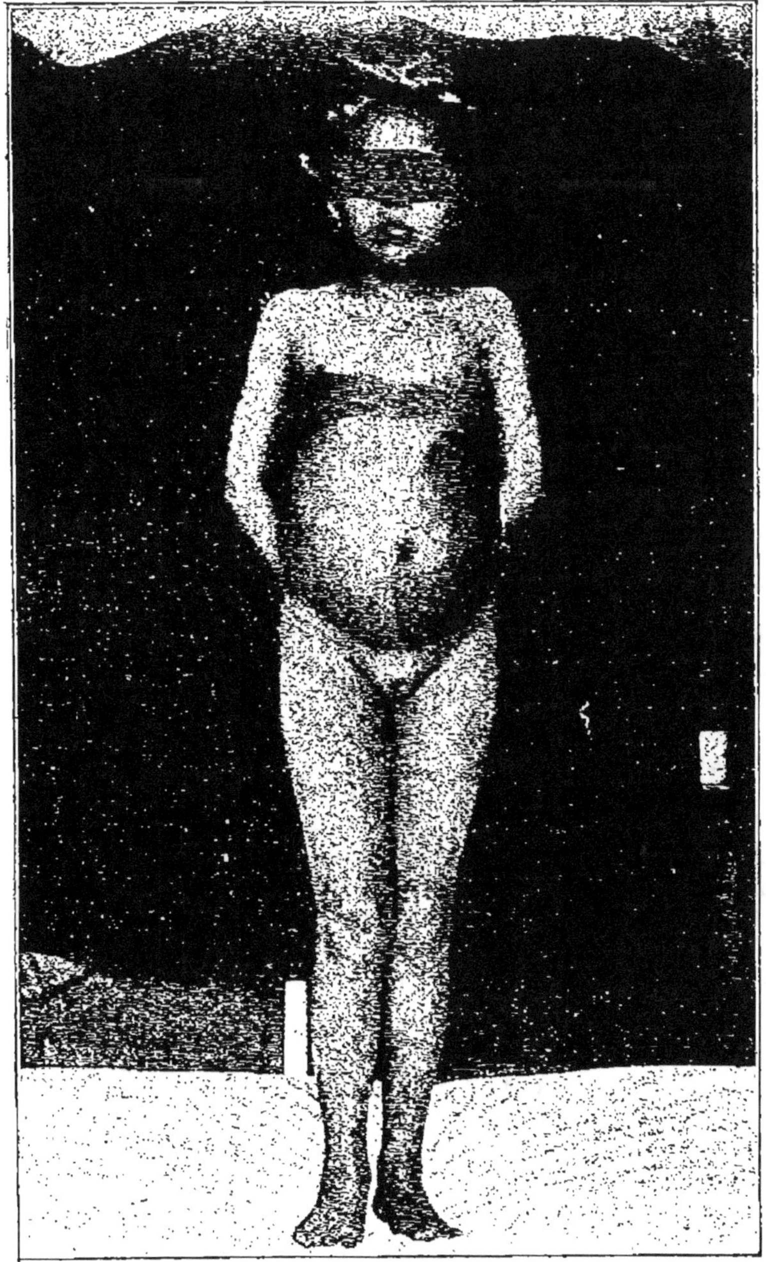

[Fig. 145. — Ictère chronique splénomégalique.

Fillette de neuf ans : depuis l'âge de cinq ans, poussées passagères d'ictère, le plus souvent peu prononcé ; épistaxis fréquentes ; augmentation de volume du ventre.

A la palpation du ventre, énorme rate ; foie refoulé en haut et à droite et peu volumineux. Examen du sang : hyperglobulie, leucopénie, cholémie.

(Enfant présentée à la Société médicale des hôpitaux, le 8 juillet 1904, par MM. Guinon, Rist et Simon.)]

DIXIÈME PARTIE

MALADIES DE L'APPAREIL GÉNITO-URINAIRE

Les maladies de l'appareil génito-urinaire diffèrent peu chez l'enfant de ce qu'elles sont chez l'adulte; à noter seulement la plus grande rareté des néphrites chroniques, toxiques ou autotoxiques, et la plus grande fréquence des processus infectieux aigus.

L'absence ou l'insuffisance des symptômes subjectifs chez l'enfant rend chez lui encore plus important que chez l'adulte l'examen chimique et microscopique des urines, qui devrait être fait systématiquement dans toutes les maladies susceptibles de se compliquer de néphrite.

Pour recueillir l'urine du nourrisson, on emploie des appareils spéciaux (fig. 146).

CHAPITRE PREMIER

NÉPHRITE AIGUE

ÉTIOLOGIE. — Le plus souvent consécutive à la scarlatine, parfois à la diphtérie, aux affections à microbes pyogènes, aux maladies infectieuses aiguës, plus rarement à des influences toxiques, chlorate de potasse, intoxication saturnine, applications phéniquées. Enfin, la néphrite s'observe à la suite des irritations et des suppurations de la peau, eczéma, pyodermites, brûlures.

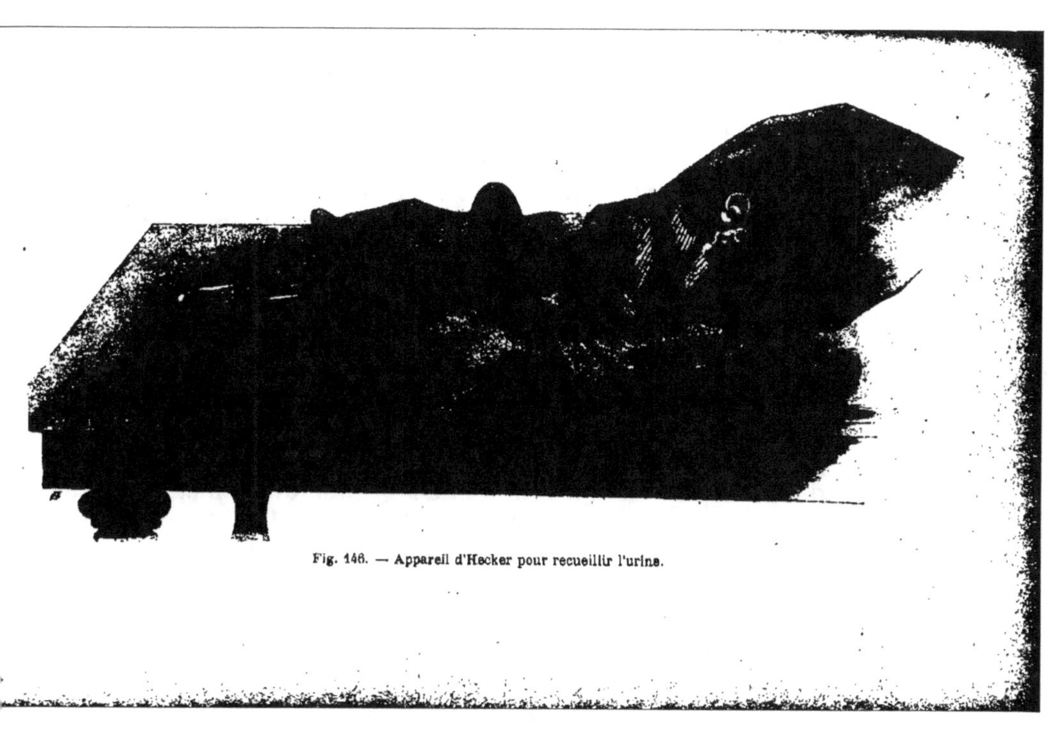

Fig. 148. — Appareil d'Hæcker pour recueillir l'urine.

ANATOMIE PATHOLOGIQUE. — Les deux reins sont gros, congestionnés, marbrés d'hémorragies ; la substance médullaire est hyperhémiée, la substance corticale élargie, blanc grisâtre ou marbrée. Sa texture est plus apparente, les glomérules apparaissent comme des grains gris ou rouge sombre. Au microscope, prolifération de l'épithélium glomérulaire causant la compression et l'oblitération des vaisseaux ou leur inflammation hémorragique ; dans les canalicules urinaires dilatés, tuméfaction trouble, dégénérescence graisseuse et desquamation de l'épithélium, globules sanguins et cylindres albumineux ; dans le tissu interstitiel, altérations, inflammations des vaisseaux sanguins, noyaux d'infiltration de cellules embryonnaires.

L'atteinte subie par tel ou tel élément du tissu rénal est du reste très variable selon la nature, l'intensité et la durée de l'action de l'agent morbide. Dans la scarlatine, les lésions prédominent sur les vaisseaux, surtout sur ceux des glomérules ; dans la diphtérie se voient spécialement la dégénérescence de l'épithélium des canalicules urinaires ; dans les états septicémiques, les noyaux inflammatoires du tissu interstitiel.

SYMPTÔMES. — Les troubles des fonctions rénales et la gène circulatoire sont, dans les cas légers, masqués d'abord par les symptômes de la maladie causale ; puis la persistance de la fièvre et des signes gastriques, un peu d'œdème au visage et aux malléoles, et les caractères particuliers de l'urine font faire le diagnostic. L'urine est rare, trouble, lavure de chair, brun-rouge ou noire, s'il y a hématurie, de réaction acide, de poids spécifique élevé ; elle contient de l'albumine, 2 à 15 grammes par litre, des globules rouges, des cylindres (hyalins, granuleux, épithéliaux, sanguins), des cellules épithéliales, des détritus graisseux.

Dans des cas graves exceptionnels, frisson, fièvre élevée (40°), céphalalgie, vomissements, rachialgie, olygurie et même anurie, soif intense, épanchements séreux, dyspnée. Pouls tendu, ralenti, parfois irrégulier ; peau couleur de cire.

ÉVOLUTION. — Amélioration et guérison possibles, même dans les formes les plus graves ; au bout de plusieurs semaines, augmentation de la quantité d'urine et diminution de l'albumine; récidives fréquentes. Mais souvent progression de la gêne circulatoire, diminution de la quantité d'urine, rétention des poisons éliminés par l'urine, d'où dilatation et hypertrophie du ventricule gauche, œdèmes de la glotte, des poumons, du cerveau, urémie (coma et convulsions). Le pronostic est cependant meilleur que chez l'adulte et le passage à la chronicité plus rare.

TRAITEMENT. — Le lit, le lait, les diurétiques, les sudoraux. Dans l'urémie, émissions sanguines, ponction lombaire, purgatifs, lavements de chloral. Dans la *néphrite hémorragique*, infusion de seigle ergoté à 2 %, une cuillerée à dessert toutes les deux heures.

CHAPITRE II

NÉPHRITES CHRONIQUES

Rares chez l'enfant, elles évoluent comme chez l'adulte. La dégénérescence amyloïde se voit dans les suppurations chroniques des os, la tuberculose pulmonaire et ganglionnaire chronique et la syphilis. Urine pâle et très chargée en albumine, diarrhée profuse, œdèmes opiniâtres. L'amyloïde peut guérir, si guérit la maladie causale.

CHAPITRE III

ALBUMINURIES FONCTIONNELLES

L'albuminurie peut se voir en dehors de tout signe d'altération rénale, à la suite de fatigues physiques ou corporelles, de bains froids, d'alimentation riche en corps albumineux; elle est minime et transitoire. On observe aussi parfois chez les garçons et les filles, à l'époque de la puberté, une albuminurie intermittente, albuminurie cyclique, due peut-être à une faiblesse congénitale du rein, et pouvant persister des années sans causer aucun trouble morbide. Souvent l'albuminurie n'apparaît que dans l'urine sécrétée dans la position debout, et disparaît pendant le séjour au lit (albuminurie orthostatique). Il n'y a jamais de cylindres ni de globules rouges dans l'urine.

CHAPITRE IV

INFARCTUS URATIQUES DES NOUVEAU-NÉS

Aux autopsies d'enfants âgés de moins de quinze jours, on rencontre fréquemment des reins dont la subs-

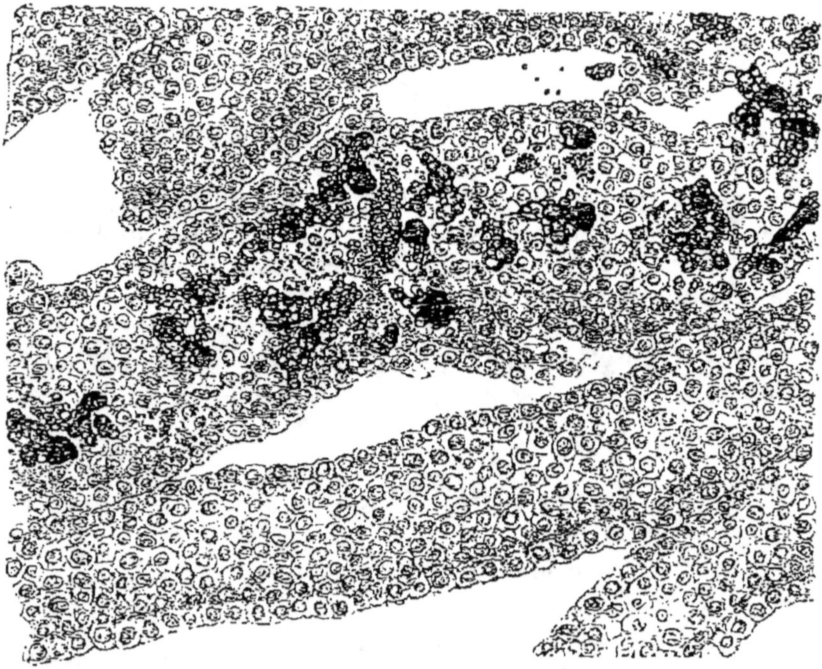

Fig. 147. — Infarctus uratiques des reins des nouveau-nés.
Canalicules urinaires fraîchement isolés de la substance médullaire; l'un d'eux contient des concrétions grumeleuses uratiques.

tance corticale est, à la section, de couleur mordorée, du fait de traits jaunes d'or parcourant la pyramide de la papille à la base, dans le sens des canalicules urinaires.

Ces traits sont dus à des concrétions d'acide urique ;
chez le nouveau-né, le brusque changement du mode
nutritif amène une formation surabondante d'acide urique,
la petite quantité d'urine émise dans les premiers jours
ne suffit pas à l'entraîner, et il se dépose dans les canalicules, sous forme d'amas cristallins et de masses granuleuses (fig. 147). C'est la présence de ces infarctus uriques
qu'il faut incriminer quand un nouveau-né émet, avec une
difficulté qui se traduit par une vive agitation, des urines
épaisses, contenant un peu d'albumine, des cylindres
hyalins et des cellules rénales isolées, des cristaux
d'acide urique ou des masses granuleuses d'urate de
soude.

CHAPITRE V

LITHIASE URINAIRE

Il se forme assez fréquemment chez l'enfant du sable
rénal, du gravier rénal, des calculs rénaux, qui siègent
dans le bassinet et aussi dans le parenchyme rénal. Les
causes provocatrices sont la suralimentation, l'alimentation trop azotée, la dénutrition, les grandes pertes d'eau
(diarrhée, vomissements). Les concrétions sont formées
d'acide urique libre ou d'urates, plus rarement d'oxalate
de chaux, de cystine ou de phosphates.

Sable et gravier rénaux. — Ils ne donnent habituellement
aucun symptôme, non plus que les calculs rénaux, s'ils
n'atteignent pas un certain volume. Ils peuvent néanmoins causer des hémorragies du bassinet ou du parenchyme et des processus inflammatoires (pyélite, pyélonéphrite), ou, par leur passage dans l'uretère, provoquer
des coliques néphrétiques et éventuellement de l'hydro-
néphrose.

Pierres vésicales. — Elles sont aussi fréquentes que la
lithiase rénale, surtout chez les garçons au-dessous de
dix ans. En règle, elles se forment autour d'un gravier
urique d'origine rénale ; plus rarement, elles naissent
primitivement dans la vessie par sédimentation d'urines
alcalines, à la suite de cystite, de gêne à la miction par

phimosis, etc. La forme, la couleur, les dimensions des pierres vésicales sont très variables ; elles augmentent par addition de couches successives. Elle causent des troubles de la miction et de la cystite.

Symptomes. — Douleurs passagères, causées surtout par les secousses, irradiées à la région périnéale et au gland ; arrêt brusque du jet pendant la miction, l'urine ne pouvant plus être émise que par gouttes, et cela pendant des heures et des jours ; la miction redevient souvent possible à la suite d'un changement de position, ou par un bain chaud qui fait cesser le spasme vésical ; parfois, incontinence d'urine ; urine émise tantôt claire, tantôt trouble et sédimenteuse, parfois aussi sanguinolente. Les petits calculs peuvent s'engager dans l'urètre et s'y enclaver, causant de la rétention d'urine ou de l'infiltration urineuse du périnée, du scrotum et du pénis. Cathétérisme avec une sonde métallique, donnant par le choc sur la pierre un bruit clair caractéristique.

Pronostic. — Réservé, à cause des complications possibles de cystite, pyélite, néphrite ascendante, urémie.

Traitement. — Dans la *gravelle urique,* alimentation peu azotée, massage, exercice, eaux de Contrexéville, Vittel, Evian, Aulus. Dans la *gravelle oxalique,* phosphate de soude de 2 à 8 $^0/_0$. Dans la *lithiase phosphorique,* acide citrique. Dans les *coliques néphrétiques,* bains chauds. Dans la *lithiase vésicale,* lithotritie précoce.

CHAPITRE VI

INCONTINENCE NOCTURNE D'URINE

Syn. — *All. :* Enuresis.

Fréquente dans les premières années de l'enfance et au moment de la puberté. Souvent combinée à la pollakiurie diurne (fréquence des besoins d'uriner). Elle peut reconnaître une origine hystérique ou neurasthénique (faiblesse des centres nerveux d'arrêt), ou avoir une cause réflexe (phimosis, balano-posthite, bactériurie, lithiase, oxyures, végétations adénoïdes). Le trouble disparaît habituellement à la nubilité. L'état général n'est pas influencé, sauf un certain état de dépression psychique chez les enfants déjà âgés.

TRAITEMENT. — Il doit s'adresser aux causes de la maladie; mesures générales hygiéno-diététiques, hydrothérapie, affusions froides, lit dur, réveil au milieu de la nuit; toniques; teinture de noix vomique. Dans l'hystérie, tout réussit momentanément : électrisation, suspension, injections sous-cutanées diverses, cathétérisme, injections épidurales.

CHAPITRE VII

CYSTITE

Chez l'enfant, et surtout chez le nourrisson, la cystite est habituellement une cystite à colibacilles, secondaire à la vulvo-vaginite ou aux entérites.

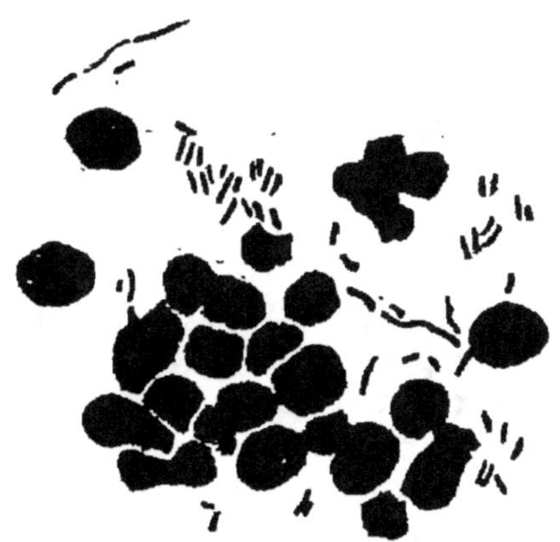

Fig. 148. — Dépôt urinaire dans la cystite à colibacilles.

SYMPTOMES. — Le premier symptôme est l'émission d'urines troubles, fétides, riches en colibacilles (bactériurie); puis surviennent les signes d'inflammation des parois vésicales (dysurie) (fig. 148); enfin, des symptômes graves peuvent survenir quand la maladie, par les uretères, gagne le bassinet et le rein (pyélonéphrite ascendante).

L'urine contient de grandes quantités de colibacilles et
de globules de pus, de rares globules rouges, des cellules épithéliales desquamées, jamais de cylindres.

TRAITEMENT. — Repos au lit, alimentation rafraîchissante, eau d'Evian ou de Vittel, urotropine ou salol,
0 gr. 50, trois à cinq fois par jour; lavages de la vessie.

CHAPITRE VIII

ATRÉSIE ÉPITHÉLIALE DE LA VULVE

Aux adhérences préputiales des garçons nouveau-nés
correspond, chez la fille, l'union des bords libres des
petites lèvres par des adhérences épithéliales, pouvant
entraîner des troubles de la miction.

On les déchire avec la sonde ou on les incise au bistouri.

CHAPITRE IX

VULVOVAGINITE DES PETITES FILLES

Les écoulements purulents vulvovaginaux sont très
fréquents chez les petites filles. Ils sont tantôt dus à des
bactéries banales, staphylocoques, streptocoques, colibacilles, et causés par la malpropreté, par la présence
d'oxyures, par l'introduction de corps étrangers dans un
but d'onanisme ou par un état général affaibli, anémique,
chlorotique; tantôt dus à l'infection gonococcique et
transmis, parfois à la suite de rapports génitaux chez de
précoces dépravées ou chez des victimes d'attentats
impudiques, mais beaucoup plus souvent par simple
promiscuité de linge, d'objets de toilette, de lit avec une
mère, une bonne, une grande sœur atteinte de blennorragie; on observe parfois de véritables épidémies familiales, scolaires, hospitalières, de vulvite à gonocoques.

SYMPTOMES. — Petites lèvres rouges et gonflées,
enduites de pus. En pressant sur le périnée, on fait

sourdre de l'orifice vaginal, et souvent aussi de l'orifice urétral, du pus jaune verdâtre épais. Tout symptôme subjectif peut manquer. Douleurs de la miction quand l'urine et la vessie sont atteintes. [Complication possible de *pelvipéritonite à gonocoques;* début brutal, état général inquiétant, ballonnement du ventre, douleur vive, *cyanose;* guérison rapide spontanée en quatre à cinq jours.]

TRAITEMENT. — Le lit, boissons adoucissantes abondantes (lait, tisane), lavages vulvaires fréquents; irrigations vaginales avec une sonde de Nélaton sous une pression très légère, avec une solution antiseptique tiède (acide borique à 4 $^0/_0$, protargol à 1 $^0/_0$); crayons mous au traumatol ou à l'aristol, que l'on laisse fondre dans la cavité vaginale. Les vulvites à gonocoques sont tenaces et récidivent facilement. Les vulvites à bactéries banales guérissent rapidement par de simples lavages.

[Ne jamais pratiquer la laparotomie dans les pelvipéritonites à gonocoques des petites filles, quelle que soit leur apparente gravité. Elles guérissent par le simple repos.]

CHAPITRE X

ADHÉRENCES PRÉPUTIALES

Chez les garçons nouveau-nés, existe normalement une adhérence totale ou partielle épithéliale entre la face interne du prépuce et le gland. Elle peut, en masquant partiellement l'orifice urétral, être cause de dysurie, et, par l'accumulation du smegma, entretenir un état irritatif qui peut aller jusqu'à la suppuration : balanoposthite. Ces adhérences se laissent facilement déchirer avec la sonde cannelée et disparaissent du reste spontanément avant la fin de la première année.

CHAPITRE XI

PHIMOSIS

Les adhérences préputiales sont fréquemment combinées avec un rétrécissement du feuillet interne (plus rarement aussi du feuillet externe) du prépuce. Cette

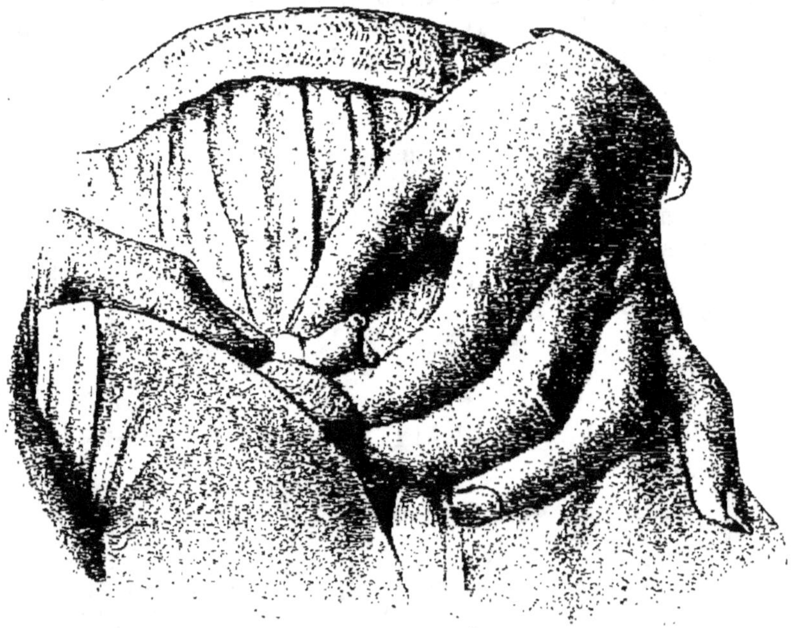

Fig. 149. — Phimosis chez un garçon de trois ans.
Le refoulement du prépuce est impossible à cause du rétrécissement extrême du feuillet interne du prépuce, qui est en forme de sablier.

anomalie peut aussi être secondaire à des processus inflammatoires locaux, balanite, balano-posthite, amenant une rétraction et une induration du prépuce. Elle a pour conséquence, comme les adhérences préputiales, la dysurie et les inflammations sous-préputiales ; les efforts pour uriner peuvent aboutir aux hernies et au prolapsus rectal. (La triade pathologique : phimosis, hernie ombilicale, hydrocèle, est fréquemment observée.) Enfin le phimosis prédispose à la lithiase et à la masturbation.

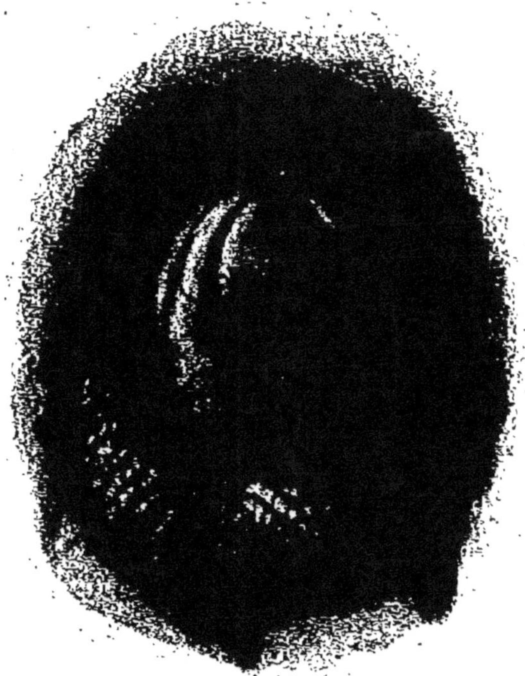

Fig. 150. — Phimosis opéré (au troisième jour).
Œdème post-opératoire ; prépuce fendu jusqu'au sillon balano-préputial ;
aucune suture.

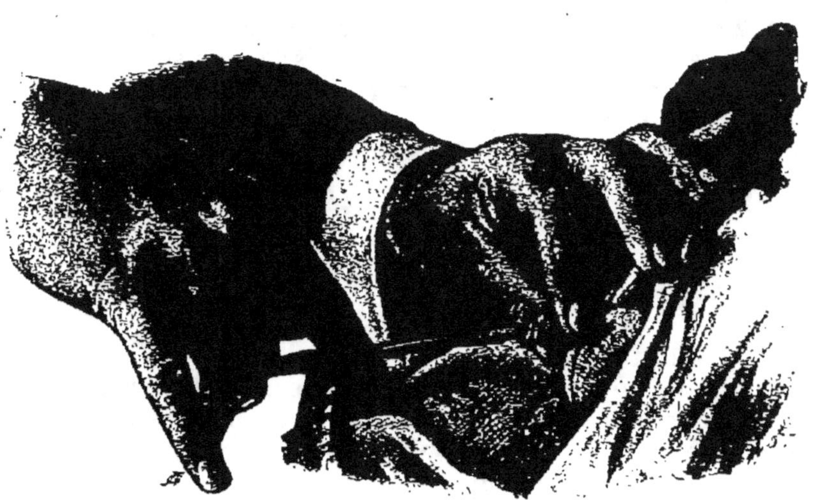

Fig. 151. — Phimosis.
Manœuvre pour dilater l'orifice préputial au moyen d'une pince de Péan.

Les phimosis congénitaux d'intensité moyenne guérissent habituellement spontanément avec le développement du pénis. Mais les phimosis serrés doivent être opé-
rés de bonne heure. Dans les cas où le refoulement du
prépuce montre un rétrécissement annulaire (fig. 149),
il faut sectionner le prépuce sur la sonde cannelée jusqu'au sillon balano-préputial. Les sutures sont superflues
(fig. 150); on lave la petite plaie à l'eau bouillie très
chaude, et on fait un pansement; au bout de quelques
jours, pansement avec une pâte à l'airol (airol, 5 gr.;
vaseline, 30 gr.). Dans tous les autres cas, il suffit de
déchirer les adhérences préputiales, et on peut ensuite,
sans émission de sang, réduire facilement le phimosis
dans un bain chaud ou dans la narcose chloroformique;
au besoin, on dilaterait l'orifice avec une pince de Péan
(fig. 151). L'eczéma préputial est une contre-indication
à ces manœuvres.

CHAPITRE XII

HYPOSPADIAS

Fissure congénitale de la face ventrale du pénis (fig.
152 et 153); urètre rudimentaire s'ouvrant à la partie la
plus recourbée de cette fente, pénis le plus souvent très
court, gland parfois fortement développé.
Traitement opératoire.

CHAPITRE XIII

EPISPADIAS

Fissure congénitale de la face dorsale de la verge, souvent combinée à l'exstrophie vésicale (absence congénitale de la paroi vésicale antérieure).
Traitement opératoire.

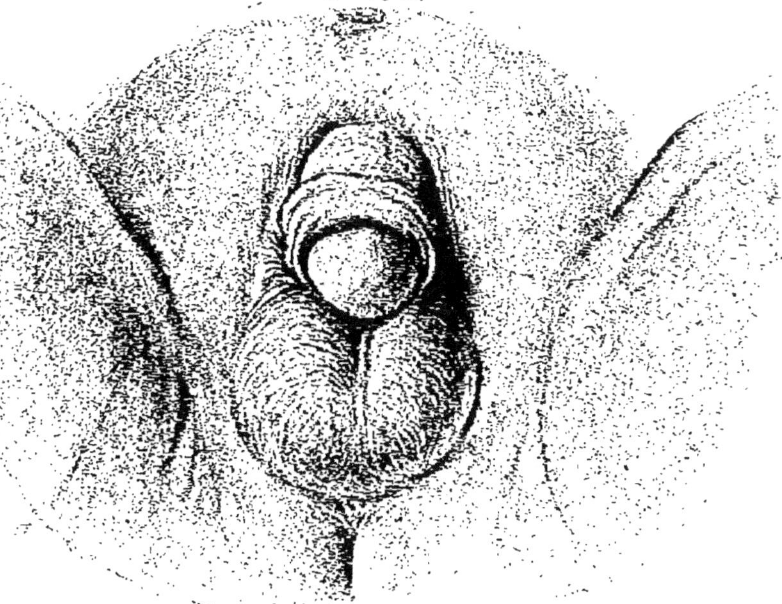

Fig. 152. — Hypospadias, pénis tombant naturellement.

Enfant de dix-huit mois; pénis long de 2 centimètres; gland démesurément
gros. Les voies urinaires aboutissent à un sillon largement ouvert de 13 mil-
limètres de long, allant du scrotum au gland et se terminant sur le gland.
Par une opération plastique, le pénis fut libéré, l'urètre complété et le méat
reporté à l'extrémité du gland.

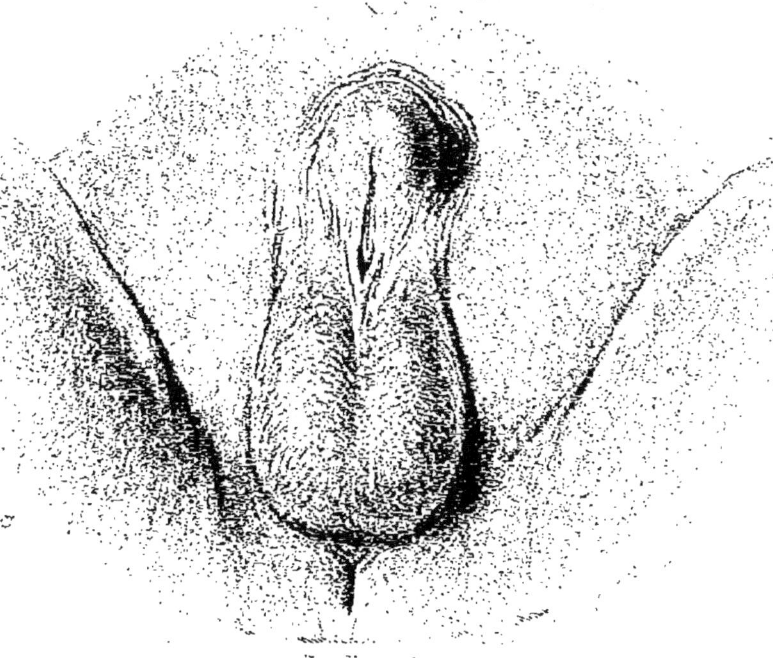

Fig. 153. — Hypospadias, pénis soulevé.

(Même sujet que figure 152.)

CHAPITRE XIV

ECTOPIE TESTICULAIRE

La descente du testicule dans les bourses se fait au sixième ou septième mois de la vie fœtale ; mais un testicule (*monorchidie*), ou les deux (*cryptorchidie*), peuvent demeurer en route, soit dans la cavité abdominale, soit dans le trajet inguinal ; plus rarement ils suivent des voies anormales, et, après le passage de l'anneau inguinal externe, émigrent soit dans la paroi abdominale, soit dans l'aine. La rétention persistante des testicules dans l'abdomen entraîne leur dégénérescence et l'arrêt du développement génital (*état eunuchoïde*).

TRAITEMENT. — Quand le testicule peut être senti, il faut, avec des manipulations douces journalières, le pousser dans le canal inguinal. On l'y maintient avec un bandage herniaire à pelote échancrée sur son bord inférieur.

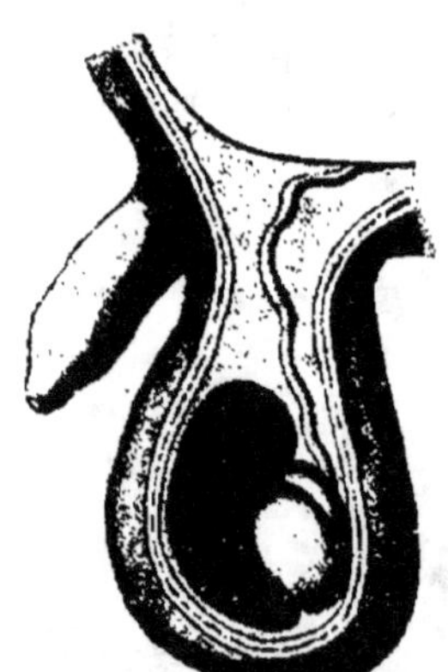

Fig. 154. — Hydrocèle vaginale, forme commune.

La séreuse vaginale est gonflée par un épanchement séreux.

CHAPITRE XV

HYDROCÈLE

SYN. — *All.* : Wasserbruch.

Selon que la descente du testicule (fig. 155) est ou n'est pas complète, et selon que le canal péritonéo-vaginal est ou non oblitéré, l'hydrocèle est close (forme commune, fig. 154) ou communiquante (fig. 157).

Fig. 155.

a) Situation du testicule au 4ᵉ mois de la vie fœtale.
b)   —   —   du 6ᵉ au 7ᵉ mois   —
c)   —   —   au 9ᵉ mois   —   Développement du processus péritonéal qui donnera naissance à la séreuse vaginale.
d) Situation du testicule à la naissance. La séreuse vaginale a acquis son indépendance.

Épanchement séreux dans la séreuse vaginale. Elle est congénitale ou acquise, aiguë ou chronique. Une des moitiés du scrotum (ou les deux quand l'hydrocèle est double) est gonflée par une masse ovoïde ou piriforme, mobile, lisse à sa surface, fluctuante, tendue, translucide, non réductible (sauf dans l'hydrocèle communiquante). Le testicule occupe la face postérieure de la masse.

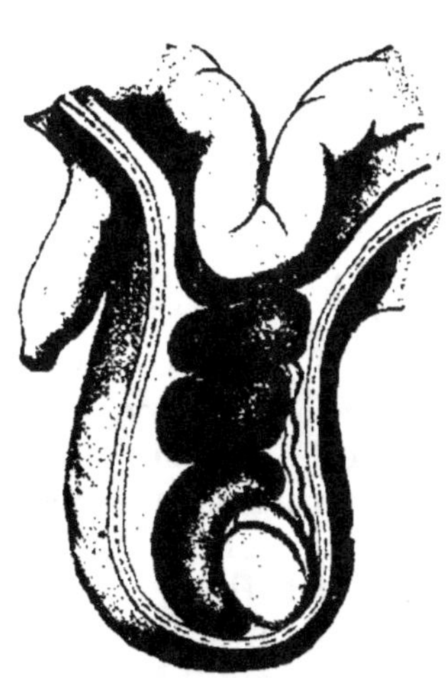

Fig. 156. — Coexistence d'une hydrocèle vaginale, de deux hydrocèles funiculaires et d'une hernie inguinale.

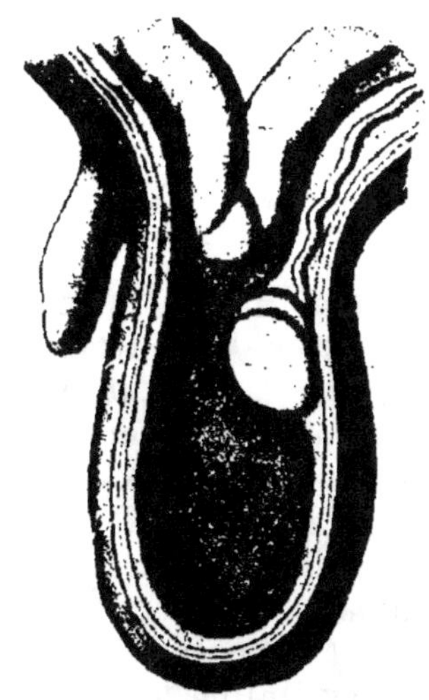

Fig. 157. — Hydrocèle communiquante, hernie inguinale secondaire.

La descente du testicule a été incomplète, d'où la persistance du canal péritonéovaginal ; une hydrocèle communiquante s'est formée qui par la pénétration d'une anse intestinale s'est trouvée transformée en sac herniaire (hydrocèle herniaire).

Guérison spontanée habituelle en trois à six semaines ; si la guérison tarde plus longtemps, traitement iodé, ponction, extirpation.

Hydrocèle funiculaire (fig. 156). — Épanchement séreux siégeant dans une portion isolée, anormalement non oblitérée, du canal péritonéo-vaginal, unique ou multiple, sphérique, ovoïde ou fusiforme, haut situé au-dessus du testicule. Difficile à distinguer des *kystes spermatiques*, dilatations kystiques des voies spermatiques.

ONZIÈME PARTIE

MALADIES DE LA PEAU

Les maladies de la peau sont fréquentes chez l'enfant et surtout chez le nourrisson. Elles sont en partie la conséquence de la délicatesse extrême de la peau réagissant aux moindres influences nuisibles, en partie l'expression extérieure d'affections internes du tube digestif ou du système nerveux. Le traitement ne doit pas par suite être purement symptomatique, et il faut rechercher avec grand soin les affections internes causales. Il faut, d'autre part, faire attention, en thérapeutique infantile, à ménager la susceptibilité de la peau de l'enfant et à ne faire usage, autant que possible, d'aucun médicament susceptible d'un retentissement sur les fonctions cutanées.

CHAPITRE PREMIER

NÆVUS

Syn. — *All. :* Muttermaler.

Anomalie congénitale de la peau, consistant soit en anomalie de la pigmentation (nævus pigmentaire), soit en anomalie de la vascularisation (nævus vasculaire).

Nævus pigmentaire. — Il apparaît comme une tache irrégulière dont la coloration varie du brun clair au noir; il est dû à un dépôt de pigment dans la couche de Malpighi. Tantôt les autres couches cutanées ne sont aucunement altérées, la tache est plane et de consistance nor-

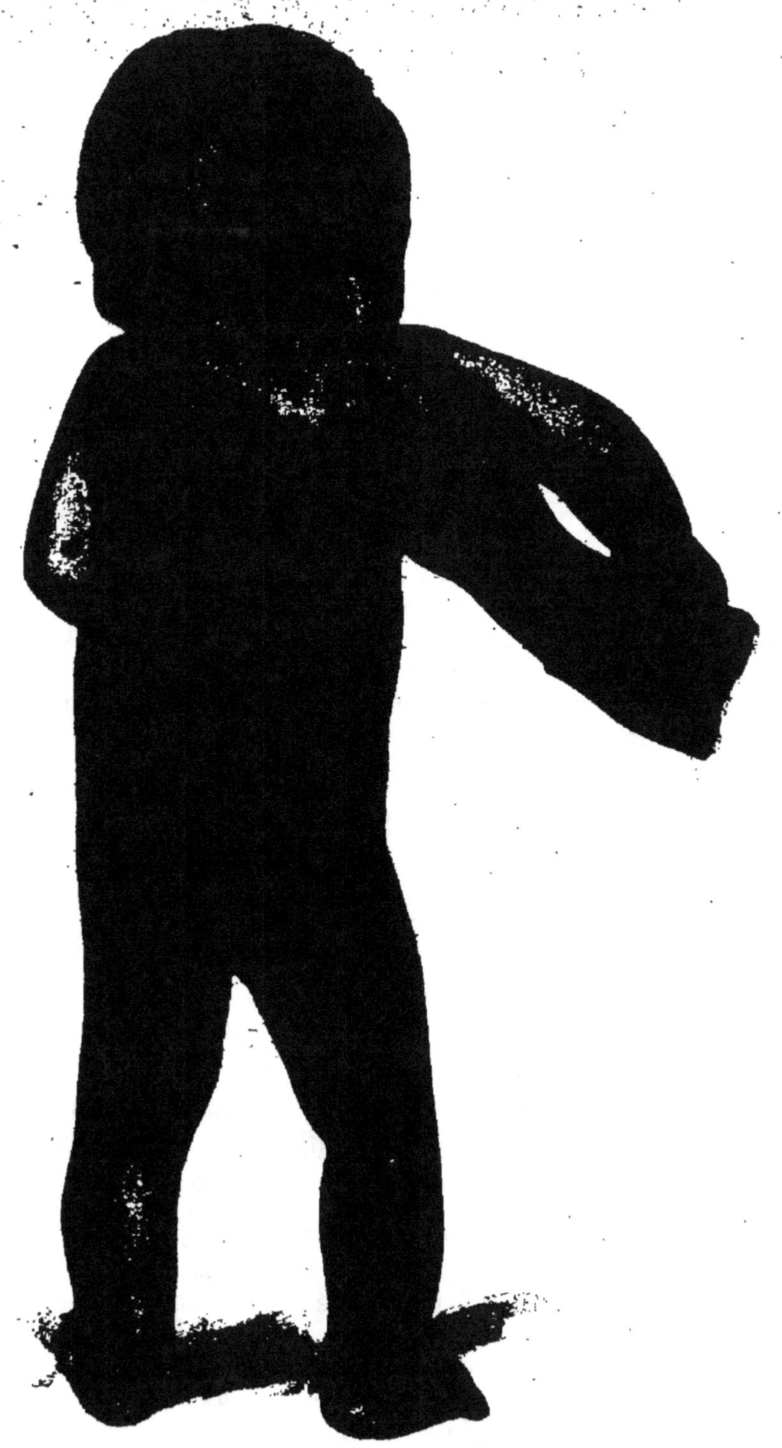

Fig. 158. — Nævus pileux.

Grand nævus pileux, gris noirâtre, disposé en forme de caleçon ; à sa surface chevelu noir épais par places, et, en d'autres places, nombreuses tuméfactions molluscoïdes. Sur le reste du corps, autres nævi plus ou moins étendus, disséminés, la plupart fortement pileux.

male (nævus plan); tantôt la peau est indurée, gaufrée, l'épiderme écailleux, épaissi, l'ensemble de la tache saillante (nævus verruqueux); tantôt, sur la tache épaissie, il y a des poils rudes (nævus pileux). Dans des cas rares, les nævus pigmentaires recouvrent des surfaces étendues (enfants pies, enfants tigrés) (fig. 158).

Nævus vasculaire. — Il est dû à une néoformation vasculaire dans les papilles du derme et les couches du chorion, le plus souvent congénitale, parfois aussi développée quelque temps après la naissance. Il consiste en une tache irrégulière, dont la coloration varie du rouge vif au violet; tantôt la peau reste lisse, souple et brillante à son niveau (angiome simple); tantôt la lésion est saillante, verruqueuse, parfois même pulsatile (angiome caverneux). Les angiomes continuent parfois à s'étendre dans les premières années de la vie, pourtant ils restent le plus souvent stationnaires. La croissance des angiomes caverneux peut causer aux organes voisins de dangereux troubles de compression.

TRAITEMENT. — Selon les cas, excision, compression, électrolyse, galvanocaustique, radiothérapie.

CHAPITRE II

ICHTYOSE

SYN. — *All. :* Fischschuppenkrankheit.

SYMPTOMES. — Affection cutanée congénitale et héréditaire, caractérisée par l'épaississement de la couche cornée de la peau avec hypertrophie concomitante des corps papillaires, exagération de la pigmentation, atrophie des glandes sébacées. Par suite, la peau est sèche, rude, râpeuse, et ses sillons normaux sont fortement accentués. A un degré prononcé, des fissures plus ou moins profondes et douloureuses surviennent dans les plis cutanés, surtout aux environs des articulations; l'épiderme épaissi forme des placards écailleux, grisâtres, qui desquament en larges lames (fig. 159).

La maladie frappe généralement la presque totalité des téguments, avec localisations électives symétriques à la

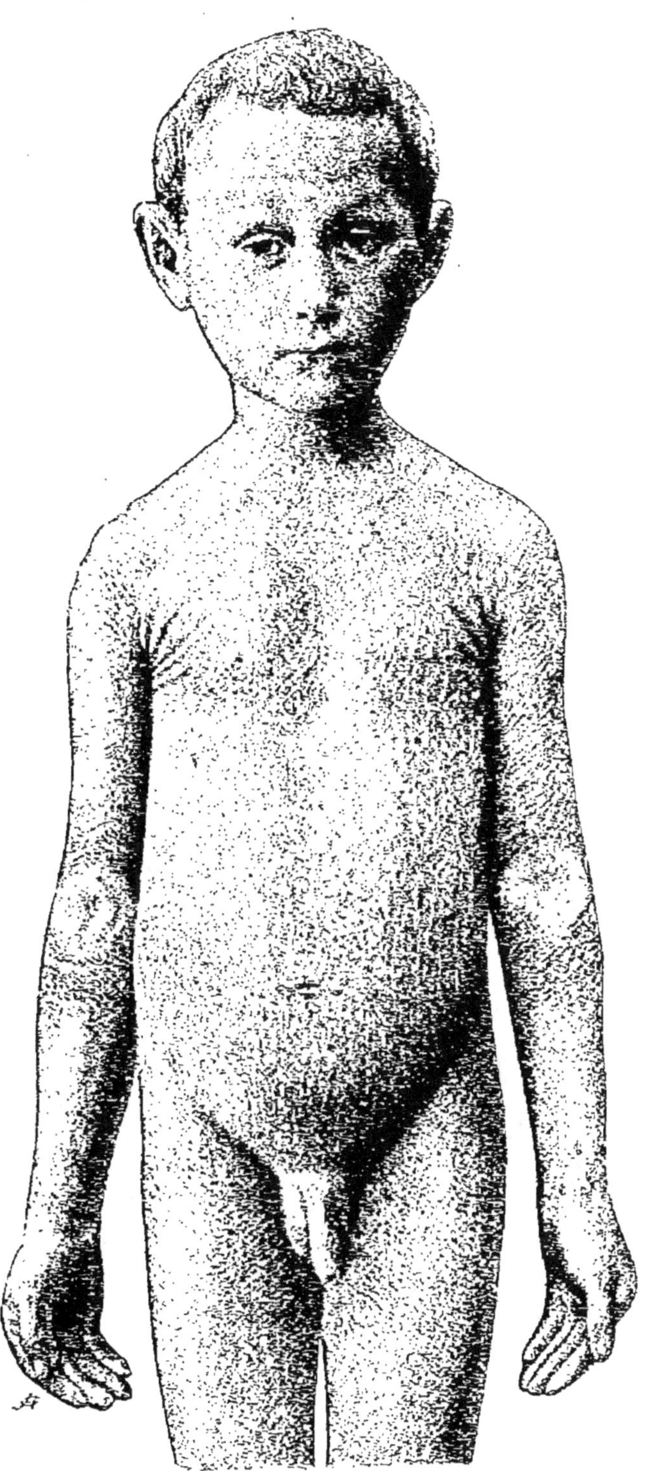

Fig. 159. — Ichtyose.

face d'extension des membres; le visage, les organes génitaux, les paumes des mains et les plantes des pieds sont habituellement indemnes. L'ichtyose palmo-plantaire où, au contraire, les paumes des mains et les plantes des pieds sont seules atteintes, est une maladie différente et rare. Rare aussi est l'ichtyose folliculaire, où la formation cornée reste localisée aux follicules.

L'ichtyose débute au cours de la première ou de la deuxième année et persiste sans changement toute la vie. L'état général n'est pas troublé.

TRAITEMENT. — Bains savonneux chauds, suivis d'onctions grasses ou d'onctions de glycérine; pommade soufrée à 5 ou 10 $^0/_0$. Ces procédés amènent une atténuation temporaire; la guérison durable est exceptionnelle.

CHAPITRE III

SÉBORRHÉE

Chez le nouveau-né, comme chez le fœtus, les glandes sébacées ont une grande activité, les cellules épidermiques sont imprégnées de graisse, et l'épiderme subit une régénération active. Cette fonction physiologique peut persister dans les premiers jours de l'existence et même s'accroître d'une façon exagérée; il en résulte un état morbide, la séborrhée, tantôt limitée à certaines régions du corps, tantôt généralisée.

SYMPTOMES. — 1° *Séborrhée localisée.* — Le siège d'élection est le cuir chevelu (fig. 160); on y rencontre la production vulgairement nommée *chapeau*, composée de graisse, de poussière, d'épiderme et de poils agglomérés, sous forme de masses caséeuses, humides ou sèches, feuilletées, répandant parfois une odeur désagréable, couvrant le cuir chevelu soit d'une carapace totale plus ou moins épaisse, soit d'îlots plus ou moins étendus. Sous ces croûtes, la peau est blafarde et humide, comme couverte d'une sueur huileuse, souvent aussi ulcérée par sa macération dans les sécrétions, et eczémateuse; les bulbes pileux en ces points sont plus ou moins profondément lésés, et il peut en résulter des plaques de calvitie persistante.

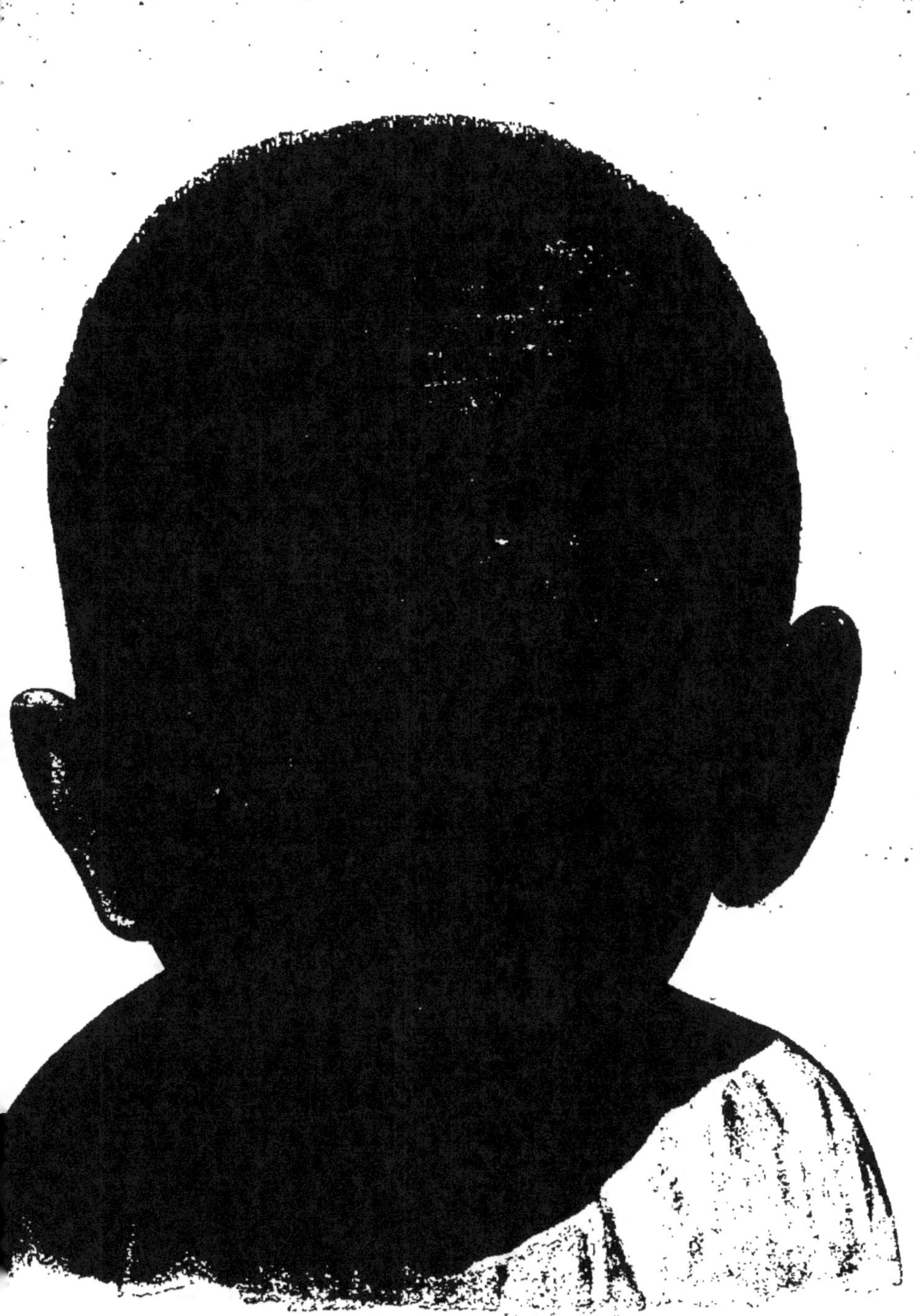

Fig. 160. — Séborrhée de la tête et de la face.

Fille de dix-sept mois. Cuir chevelu et moitié supérieure de la face recouverts de croûtes sébacées adhérentes, épaisses, mollasses, grisâtres.

2° *Séborrhée généralisée*. — Dans la séborrhée généralisée, le *vernix caseosa*, couche cireuse qui existe plus ou moins sur la peau de l'enfant qui vient de naître, se reforme constamment par le fait d'une exagération de la sécrétion sébacée et se dessèche sous forme de lamelles cornées qui recouvrent tout le corps comme d'une pelure jaune brunâtre vernissée, comparée par Hébra à la peau d'un cochon de lait à moitié rôti (pl. XL); la carapace est parfois assez résistante pour maintenir l'enfant dans une immobilité de statue (fig. 161). Quand la bouche est atteinte, la succion est impossible; mais la bouche, les yeux et l'anus sont le plus souvent indemnes. Au visage et au niveau des articulations se forment des fissures profondes, le long desquelles s'accuse la structure lamellaire de l'exsudat. De larges lames se détachent par places, laissant sous elles la peau rosée et brillante; rapidement une nouvelle couche de sébum s'y reforme. Les enfants meurent souvent par inanition et par déperdition de calorique.

TRAITEMENT. — Le traitement souverain est le soufre sous forme de pommade soufrée à 10 $^0/_0$ et de bains sulfureux. Ramollir d'abord la carapace sébacée avec de l'huile chaude, de l'huile de foie de morue, du beurre ou de la vaseline, que l'on enlève ensuite avec de l'eau chaude et du savon à la glycérine.

CHAPITRE IV

PEMPHIGUS AIGU

Maladie cutanée caractérisée par la formation de vésicules, le plus souvent curable, parfois sporadique, souvent aussi endémique et épidémique. Le point de départ du mal est une exsudation séreuse dans le corps muqueux de Malpighi, d'où un soulèvement bulleux de l'épiderme. La cause en est inconnue.

SYMPTOMES. — Au milieu ou à la fin de la première semaine, au cours d'un bon état général, sauf parfois une légère élévation de température, apparition en différents points du corps de bulles hémisphériques de la dimension d'une lentille (pl. XLI); elles sont transparentes, gris rosé

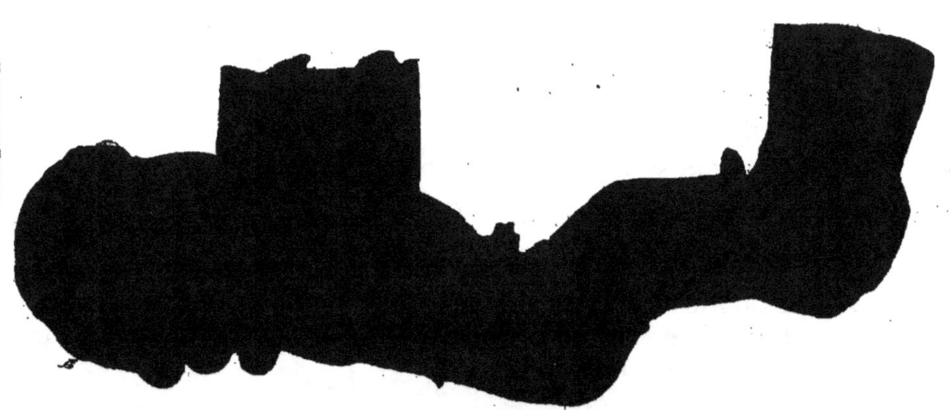

Fig. 161. — Séborrhée généralisée intense.

Enfant de deux jours. Tout le corps, à l'exception du cuir chevelu, est enveloppé d'une carapace parcheminée rigide ; en quelques points, surtout aux articulations, elle commence à s'exfolier en larges placards sous lesquels la peau apparaît brillante et rosée ; elle crépite sous la pression, et gêne les mouvements de l'enfant, en immobilisant les bras en flexion et les jambes en demi-extension. Les cris et la succion sont impossibles ; les paupières ne laissent entre elles qu'une fente étroite et sont un peu en ectropion ; les lobules de l'oreille sont collés à la tête par le sébum. Par les bains savonneux, chute rapide et totale de la carapace. Mort au vingt-huitième jour sans doute, par septicémie chronique d'origine ombilicale.

ou jaunâtres, bordées d'un mince liseré rouge et pleines d'une sérosité aqueuse ou citrine. En plusieurs poussées se constituent trente à cinquante bulles de dimensions variées; les plus grosses atteignent les dimensions d'une pièce de 1 franc et sont flasques, et finalement flétries après que leur contenu s'est desséché. Après la chute de la coque épidermique, la peau sous-jacente apparaît rose, encore suintante, mais déjà recouverte d'un mince épiderme, et bordée d'un bourrelet épidermique blanchâtre. S'il ne survient pas de complications septiques, la maladie évolue en quinze jours favorablement et sans fièvre.

On a observé parfois des formes malignes avec rougeur diffuse de la peau, suivie de transformation bulleuse presque généralisée, fièvre intense, et terminaison presque toujours fatale.

DIAGNOSTIC. — Avec le pemphigus syphilitique (voir p. 127).

TRAITEMENT. — Préservation des frottements et des infections microbiennes, poudres aseptiques pour aider les bulles à se dessécher; dans les formes généralisées, bains de décoction d'écorce de chêne (500 grammes pour 3 litres d'eau).

CHAPITRE V

DERMATITE EXFOLIATRICE

Sous une influence inconnue, il survient parfois dans les premiers jours de la vie, chez les enfants nés en état de faiblesse congénitale, une exagération de la desquamation physiologique de la peau. Il se fait dans le corps muqueux de Malpighi une exsudation séreuse qui décolle l'épiderme en larges lambeaux, et aboutit ailleurs à la formation de soulèvements épidermiques bulleux, semblables aux grosses bulles flasques du pemphigus.

SYMPTOMES. — La peau prend d'abord une teinte rosée généralisée, avec taches érythémateuses; l'épiderme se gonfle au niveau de ces taches et apparaît comme macéré (fig. 162); à ce stade, la pression du doigt suffit pour cliver l'épiderme, et il se laisse soulever

Fig. 162. — Dermatite exfoliatrice.

Enfant de douze jours. Epiderme de tout le corps soulevé en masse, transparent et vitreux, comme ébouillanté, décollé du chorion et en grande partie tombé. La déperdition de calorique et d'eau, ainsi que l'infection septique, causa la mort au dixième jour de la maladie (Escherich, *Pediatrics*, III, n° 1, 1897).

en lambeaux assez résistants; sous lui, le chorion apparaît rouge et suintant. Chaque mouvement du corps cause ainsi une clivure épidermique, et on peut ainsi trouver sur de larges étendues l'épiderme décollé et roulé en forme de corde. Les soulèvements bulleux ne se montrent habituellement qu'aux points soumis aux frottements, dos et membres; mais parfois ils ont une telle extension, que l'épiderme tout entier se détache en totalité comme un maillot.

La maladie ne paraît causer par elle-même ni fièvre, ni altération de l'état général. Pourtant les malades sont exposés à toutes les complications septiques. Quand la lésion n'est pas trop étendue et que les circonstances extérieures sont favorables, la guérison peut survenir.

Traitement. — Le même que pour le pemphigus aigu.

CHAPITRE VI

SCLÉRÈME DES NOUVEAU-NÉS

[Symptomes. — Les nouveau-nés nés prématurément, ou en état de faiblesse congénitale, ou atteints de myocardite, néphrite, syphilis intra-utérine, et se trouvant dans des conditions d'hygiène défectueuse, se refroidissent facilement, et leur température rectale peut s'abaisser progressivement de 2 à 3 degrés par jour, jusqu'aux environs de 25° et au-dessous; ces grands abaissements de température s'accompagnent d'infiltration œdémateuse du tissu cellulaire sous-cutané; cet œdème est le plus souvent un œdème dur, ferme, résistant au doigt, et l'enfant est comme figé. Cette induration est due à la solidification de la graisse sous-cutanée du fait du refroidissement; elle ne se produit pas à la paume des mains et à la plante des pieds, dont la graisse est particulièrement riche en oléine (qui ne se solidifie qu'à 20°), pas plus qu'aux paupières ou aux organes génitaux, où la graisse est absente. Elle est favorisée chez l'enfant par la moindre proportion de sa graisse en oléine (70 $^0/_0$ au lieu de 90 $^0/_0$ chez l'adulte).

La maladie débute en général aux membres inférieurs, gagne le tronc et s'étend ensuite à tout le corps. La peau est tendue, brillante, blanche ou marbrée de taches rouges; elle ne se laisse ni soulever, ni plisser, et conserve l'empreinte du doigt. Plus tard, la peau se dessèche, s'indure, prend une teinte jaune brune ou gris sale. L'induration de la peau empêche les mouvements, la succion est impossible, le visage immobilisé; tout le corps est glacé. La mort arrive au bout de quelques jours.

Chez des enfants plus âgés, à la suite de maladies graves avec hypothermie et déperdition d'eau, comme le choléra infantile, peut survenir une induration sclérémateuse analogue. Elle débute rapidement, en général à la face antérieure du cou et à la poitrine. Les parties atteintes sont froides et dures, comme gelées; la peau est sèche, mate, gris sale, immobilisée; tout le corps est comme en rigidité cadavérique. La mort est alors proche.

Traitement. — Le premier point est de réchauffer l'enfant par un bain à 37-38°, puis de le conserver chaud par des enveloppements d'ouate ou la couveuse; massages, frictions stimulantes.]

CHAPITRE VII

ECZÉMA

L'eczéma est la maladie de peau la plus fréquente dans la première enfance. Elle consiste, cliniquement, en une éruption polymorphe démangeante; anatomiquement, en une dermative exsudative limitée aux couches superficielles de la peau, accompagnée d'exsudation séreuse et d'infiltration de petites cellules.

Étiologie. — La maladie reconnaît parfois pour causes une irritation cutanée d'origine externe, chimique, mécanique, thermique ou parasitaire; mais très fréquemment ces causes ne jouent que le rôle d'agents occasionnels, et la véritable raison de la maladie est dans une anomalie de nutrition, dans un trouble des échanges internes ou des sécrétions cutanées, dans la scrofule, le rachitisme, le lymphatisme, l'obésité, les troubles digestifs persistants, et surtout la suralimentation.

Symptomes. — Selon la nature et la durée des influences nocives occasionnelles et selon les dispositions individuelles, la forme de l'eczéma varie : rougeur diffuse, gonflement douloureux de la peau ou papulettes plus ou moins rouges, fortement démangeantes, se transformant rapidement en vésicules ou en pustulettes (*Eczéma érythémateux*, *E. papuleux*, *E. pustuleux*). Ces lésions rétrocèdent au bout de quelques jours, ou, par rupture des vésicules ou des pustules, se transforment en *Eczéma suintant*, qui, habituellement après plusieurs semaines, arrive à guérir après formation de croûtes ou d'écailles (*Eczéma croûteux*, *Eczéma squameux*). La guérison peut bien souvent être retardée par la persistance du suintement et par la stagnation sous les croûtes et la suppuration de la sérosité exsudée (*E. impétigineux*), et même par la fonte suppurative de la peau propagée jusqu'au chorion (*E. ecthymateux*).

L'eczéma peut être diffus et même généralisé (Pl. XLIII), ou se localiser en certains points de prédilection (cuir chevelu, sillons naso-labiaux, plis rétro-auriculaires, joues, pourtour des yeux, fesses, organes génitaux, face interne des cuisses).

Parfois l'eczéma suit une marche cyclique, passant en trois à quatre semaines par les différentes phases jusqu'à la guérison; souvent aussi il s'étend à la périphérie, tandis que le centre se guérit, ou encore il récidive irrégulièrement çà et là sur le corps, prenant telle ou telle forme et durant ainsi des mois et des années.

L'état général, dans les *eczémas aigus localisés*, n'est pas troublé, sinon par l'intensité des démangeaisons; dans les *eczémas généralisés* ou *chroniques*, il n'est pas rare de le voir troublé par la fièvre, l'insomnie, la perte d'appétit, la déperdition du liquide, ou par des complications, adénites, furoncles, phlegmon, gangrène.

Marche et pronostic. — La guérison est complète dans les formes superficielles passagères; dans les formes chroniques intenses peuvent persister des altérations de la peau : pigmentation, sclérose avec atrophie des follicules pileux, des glandes sébacées et sudoripares. Le pronostic est favorable; toutefois, même en l'absence de complications phlegmoneuses ou gangréneuses, on peut observer la mort subite, surtout chez les enfants lymphatiques [intempestivement traités].

VARIÉTÉS CLINIQUES. — L'eczéma présente souvent chez l'enfant des formes particulières :

1º **Eczéma sudoral (miliaire).** — Eczéma papuleux, causé par une sudation exagérée, formé de petites papules très serrées, rouges, surmontées en leur pointe d'une minuscule vésicule claire ou blanchâtre, si son contenu vient à se troubler. La transformation en eczéma suintant n'est pas rare.

2º **Eczéma intertrigo.** — Eczéma érythémateux dû à la macération des épidermes accolés l'un à l'autre au niveau des plis de la peau, plis génito-cruraux, plis fessiers, creux axillaires, plis du coude; souvent combiné à l'eczéma papuleux. Transformation fréquente en eczéma suintant.

3º **Croûtes de lait** (Pl. XLIV). — Eczéma facial chronique, souvent impétiginisé, spécial aux nourrissons. Il apparaît quelques semaines après la naissance, le plus souvent chez les enfants suralimentés, et se présente sous la forme d'eczéma croûteux, impétigineux, occupant le front, les joues et les oreilles, et durant des semaines et des mois.

TRAITEMENT. — 1º Régulariser les fonctions intestinales, se garder de la suralimentation, modifier le régime alimentaire.

2º Protéger les régions eczémateuses contre les frottements, les pressions et l'humidité; faire porter à l'enfant des vêtements qui ne soient ni trop étroits, ni trop chauds, ni irritants pour la peau (pas de laine en contact direct avec la peau); les préserver avec soin le plus possible du contact de l'urine et des matières fécales, ou de la salive et des régurgitations; les nettoyer avec soin au moyen d'attouchements avec un tampon d'ouate sec ou imbibé d'huile d'amandes douces; limiter les bains et les lavages à l'eau aux parties non malades; si toutefois un lavage de la région malade s'impose de temps en temps, se servir seulement d'ouate hydrophile et d'eau bouillie, à laquelle on peut ajouter un peu de glycérine boriquée à 1 %, puis on sèche avec soin en touchant seulement avec l'ouate, sans frotter. Dans les bains, ajouter de la décoction de son ou de la solution de permanganate de potasse jusqu'à coloration rose. Pour empêcher l'enfant de se gratter, on emploie [en Allemagne] l'appareil de Eversbusch (fig. 163 et 164); mieux vaut garantir les points malades avec un pansement ou un emplâtre d'oxyde de zinc, et calmer les démangeaisons avec des lotions alcooliques, mentholées ou phéniquées, ou l'application de poudres, de pommades, de pâtes.

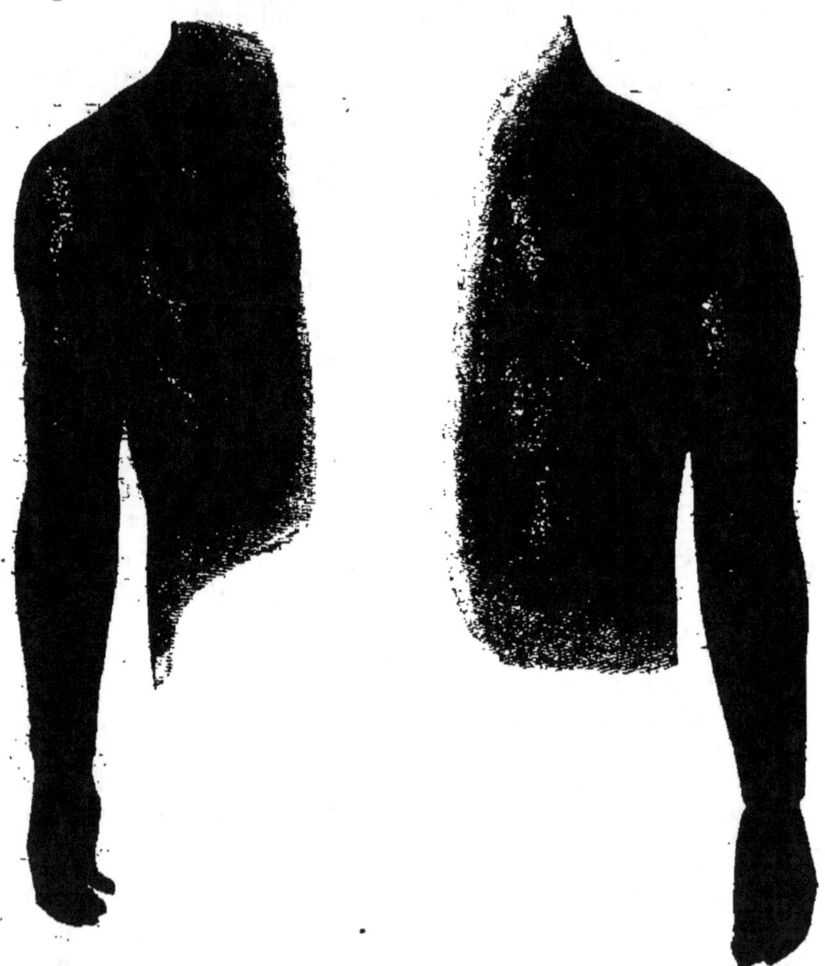

Fig. 163.   Fig. 164.

Appareil d'Eversbusch pour empêcher les enfants de se gratter.

3º Aider au processus curateur naturel par l'emploi d'agents médicamenteux choisis parmi les moins irritants possibles. Dans la miliaire sudorale et l'intertrigo, poudrer avec : talc, 30 grammes ; oxyde de zinc, 5 grammes ; menthol, 0 gr. 02, après avoir touché les points macérés avec la solution de nitrate d'argent à

2 ou 3 $^0/_0$; dans les eczémas aigus inflammatoires (papuleux, vésiculeux, pustuleux), pansements humides pour ramollir et faire tomber les croûtes, puis application de pâtes à l'oxyde de zinc. Dans les eczémas squameux chroniques, pommades soufrées ou pâtes de zinc.

CHAPITRE VIII

PYODERMITES

[Affections causées par l'inoculation à la peau de microbes pyogènes, staphylocoques et streptocoques.

§ 1. — *Impétigo.*

L'impétigo est soit primitif, soit fréquemment greffé sur des lésions eczémateuses préexistantes (*eczéma impétiginisé*).

Symptomes. — Il se présente d'abord sous forme d'une bulle pleine de pus, qui se dessèche et forme croûte ; elle s'étend rapidement par inoculations alentour. Il occupe le plus souvent les lèvres, où il s'étend de proche en proche, mais peut aussi s'inoculer à distance ; le corps peut présenter alors à sa surface de petites bulles purulentes disséminées, pouvant simuler à première vue la varicelle suppurée (*impetigo contagiosa*). Ultérieurement, les parties malades sont couvertes de croûtes épaisses, melliformes, jaune verdâtre sale, parfois brunâtre par mélange de sang, et sous lesquelles se trouve une sérosité purulente (Pl. XLV).

L'eczéma impétigineux du cuir chevelu et de la face peut être parasitaire et dû aux poux de tête.

Traitement. — Faire tomber les croûtes, toucher les surfaces impétigineuses avec la solution de nitrate d'argent à 2 $^0/_0$. Ultérieurement, pâte à l'oxyde de zinc.]

§ 2. — *Ecthyma.*

L'ecthyma diffère de l'impétigo par la tendance de la lésion suppurative à gagner en profondeur plus qu'en surface ; il est souvent secondaire aux lésions de grattage accompagnant l'eczéma, la pédiculose, le prurigo. Son siège de prédilection est la face d'extension des membres inférieurs, le dos du pied et le dos de la main. Contrairement à l'impétigo, il laisse après lui des cicatrices durables.

Traitement. — Évacuer précocement les pustules ecthymateuses, toucher avec la solution de sublimé à 5. $^o/_{oo}$, puis emplâtre de Vigo.

§ 3. — *Abcès sous-cutanés multiples des nourrissons* (Renault).

Chez les enfants mal nourris, anémiques, atrophiques, et parfois chez les enfants suralimentés, dyspeptiques, obèses, la peau est peu résistante, et souvent une pyodermite insignifiante est suivie d'une série d'abcès sous-cutanés dus à la pénétration de microbes dans les glandes sudoripares et sébacées (*folliculite abcédante d'Escherich* ou *pseudo-furonculose*), [ou plus vraisemblablement à des abcès lymphangitiques du derme et de l'hypoderme.] Les abcès apparaissent souvent en grand nombre, vingt, cinquante et plus, et siègent surtout au cuir chevelu (fig. 165), au dos, aux fesses, à la face postérieure des cuisses et des jambes.

Symptomes. — Ils apparaissent sous forme de nodosités dures, enchâssées sous le derme, qui ultérieurement soulèvent la peau, qui rougit à leur niveau; ils se ramollissent, mais n'ont qu'une minime tendance à s'ouvrir spontanément à l'extérieur. Les récidives prolongent indéfiniment la durée de la maladie, si un traitement énergique n'intervient pas, et le petit malade s'affaiblit de plus en plus. [Contrairement à ce qu'on pourrait croire, on n'observe pas de généralisation ailleurs qu'à la peau. La pyohémie ne complique jamais les abcès multiples sous-cutanés du nourrisson.]

[Traitement. — L'ouverture précoce s'impose. Il faut ouvrir les abcès avec une pointe fine; inutile de faire une incision large, expulser le pus par pression; toucher la cavité avec la solution de sublimé, puis laver à l'eau stérilisée; appliquer une rondelle d'emplâtre rouge de Saint-Louis. Après avoir ouvert les abcès visibles, rechercher

les abcès en formation, palper soigneusement toute la surface cutanée pour sentir les nodosités, les piquer à la
pointe du bistouri sans attendre qu'elles pointent à la
peau et qu'elles soient ramollies; elles contiennent, en

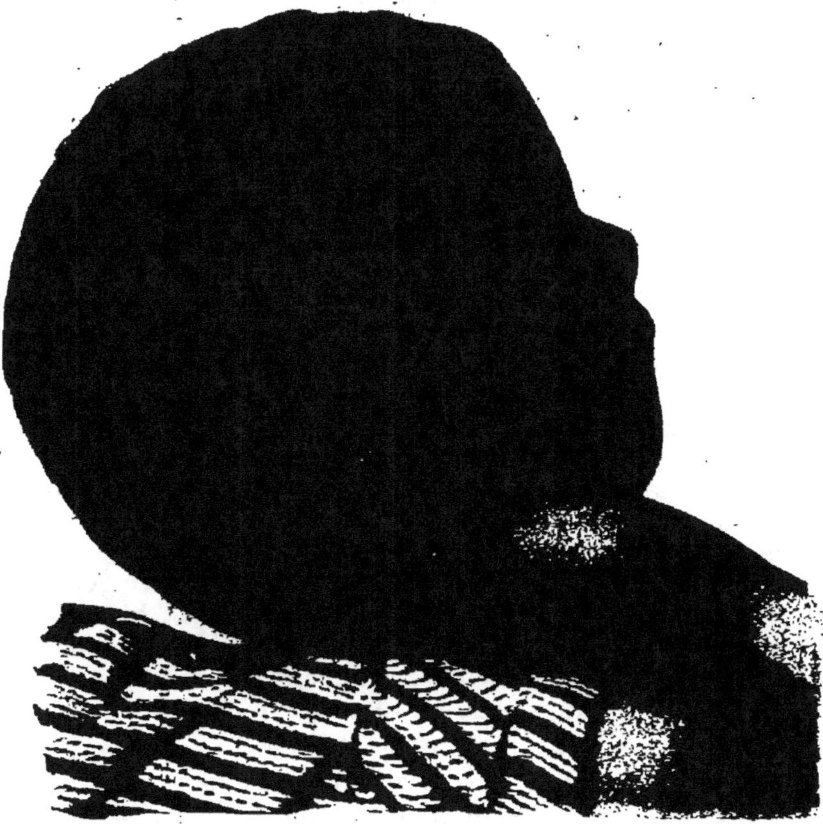

Fig. 165. — Abcès sous-cutanés multiples du cuir chevelu chez un nourrisson.
Enfant de huit mois, dyspeptique et mal soigné.

leur intérieur, une goutte de pus dont l'expulsion précoce amène la guérison. Si on attend pour ouvrir, le
lendemain de nouvelles nodosités commencent à se former autour des premières. Il faut chaque jour, pendant
plusieurs jours, faire ainsi la chasse aux abcès de nouvelle formation et les traiter comme les premiers. C'est
le seul moyen de se mettre à l'abri des récidives.]

CHAPITRE IX

PRURIGO

Affection cutanée chronique, caractérisée par une éruption de papulettes avec démangeaison opiniâtre. L'état anatomique de la peau est le même que dans l'eczéma papuleux chronique.

Symptomes. — La maladie débute au cours de la seconde année de la vie par l'apparition de papules grosses comme des grains de mil, rouges ou pâles, rudes, très démangeantes, chroniquement récidivantes, prédominant aux faces d'extension des membres, aux fesses et à la région sacrée, envahissant parfois le reste du corps, mais laissant libres les plis articulaires. Elles sont le plus souvent excoriées par le grattage et surmontées d'une minuscule croûtelle sanguine qui persiste encore après la disparition de la papulette. Le grattage cause, d'autre part, des égratignures de la peau et de l'eczéma secondaire. Finalement la peau, surtout aux jambes, qui sont en général la région la plus atteinte, est infiltrée, pigmentée, épaissie, sèche. Les ganglions correspondant sont hypertrophiés et indurés. Les enfants sont affaiblis par l'excitation nerveuse et la perte de sommeil.

La maladie dure souvent toute la vie.

Traitement. — On obtient des améliorations passagères par les lotions vespérales à l'eau vinaigrée ou thymolée, les frictions au savon naphtolé de 1 à 3 $^0/_0$, les stations d'eaux sulfureuses.

CHAPITRE X

STROPHULUS

Syn. — *All. :* Lichen urticatus, Zahnpocken. — *Angl. :* Papulosa urticaria.

Eruption fortement démangeante, d'origine angioneurotique, observée surtout au moment de la dentition (feux de dents) et, dans ce cas, due à un réflexe ayant son point de départ dans les nerfs dentaires. On l'observe toutefois chez des enfants encore sans dents, et au cours de la seconde enfance sous des influences inconnues souvent (peut-être réflexes à la suite de piqûres d'insectes).

Symptomes. — La maladie débute sans altération de l'état général, par une éruption de petites taches rouges sur le corps, surtout au cou, aux membres inférieurs, à la paume des mains, à la plante des pieds. Ces taches se transforment en boutons coniques, de la dimension d'une lentille, et leur sommet devient vésiculeux; mais ils se distinguent toujours des vésicules vraies, en particulier de celles de la varicelle, par leur consistance ferme et comme cornée. Comme ils sont très démangeants, l'enfant les excorie le plus souvent.

Les poussées successives peuvent prolonger la maladie des semaines, des mois, même des années. .

Traitement. — Lotions contre les démangeaisons avec la solution phéniquée à 1 ou 2 $^0/_0$ ou le mélange suivant : menthol, 1 gr.; glycérine, 3 gr.; alcool, 150 gr.; éther, 15 gr. Applications de poudres inertes. Dans les cas rebelles, cure d'eau sulfureuse : Enghien, Luchon, Challes.

CHAPITRE XI

ÉRYTHÈMES

On groupe sous ce nom des affections cutanées à évolution aiguë, caractérisées par une fluxion locale de la peau, de forme et de localisation variable. Elles peuvent survenir sous l'influence d'auto-intoxications dues à un trouble du fonctionnement des organes internes, ou à la suite d'hétéro-intoxications par aliments fermentés, ou mal élaborés, ou enfin à la suite d'infections (érythèmes infectieux). Selon le plus ou moins d'importance de l'élément congestif, de l'élément exsudatif et de l'élément hémorragique, la fluxion cutanée se produit sous forme de macules, de papules, de vésicules, de nodosités, de pétéchies.

§ 1.er. — *Érythème noueux.*

SYN. — *All. :* Dermatitis contusiformis.

SYMPTOMES. — Élévations dures et rouges, souvent douloureuses, de la dimension d'une noisette, apparaissant sur le dos des pieds et sur les jambes, plus rarement sur les cuisses, les fesses et les membres supérieurs, et accompagnées le plus souvent de phénomènes gastriques et de douleurs rhumatoïdes. D'abord rouge vif, elles deviennent en deux ou trois jours violacées, puis passent par les mêmes nuances que les ecchymoses sous-cutanées, en même temps que leur saillie diminue peu à peu. En huit à quatorze jours, toute trace des éléments morbides a disparu ; mais la durée de la maladie est souvent, par des rechutes successives, prolongée jusqu'à six semaines et plus.

TRAITEMENT. — Repos au lit, lotions tièdes ; en cas de douleurs rhumatoïdes, médication salicylée.

§ 2. — *Érythème polymorphe.*

SYN. — *All. :* Erythema multiforme.

SYMPTOMES. — Éruption de taches rouges, grosses comme des têtes d'épingle, molles ou un peu résistantes, apparaissant d'un seul coup et symétriquement sur le dos des mains et des pieds, et sur les parties voisines des jambes et des avant-bras ; elles grandissent jusqu'à atteindre les dimensions d'une pièce de un franc et confluent les unes avec les autres. Le centre des larges plaques ainsi formé pâlit avant la périphérie et passe successivement par les mêmes couleurs qu'une ecchymose en voie de résorption : violet, bleuâtre, verdâtre, jaunâtre (Pl. XLVI). Quand l'élément exsudatif prédomine sur l'élément congestif, les macules sont remplacées par des papules plus ou moins larges, des vésicules, des bulles (érythème papuleux, érythème urticarien, érythème vésiculeux, érythème bulleux). L'affection peut se généraliser à toute la surface cutanée, envahir même les muqueuses du pharynx et du larynx; en général, elle reste apyrétique et guérit en deux à six semaines.

DIAGNOSTIC. — On a décrit sous le nom d'*érythème circiné* et d'*érythème iris* des affections qui n'ont qu'un rapport apparent avec les érythèmes, et sont dues à des champignons parasites de la peau. (Voir chap. XVIII, TEIGNES.)

TRAITEMENT. — Le plus souvent superflu; lotions avec la solution alcoolique de menthol ou d'acide phénique à 1 pour 150, en cas d'irritation cutanée intense et de démangeaisons.

CHAPITRE XII

URTICAIRE

SYN. — *All. :* Nesselsucht.

SYMPTOMES. — Angioneurose cutanée, formée de boutons d'aspect particulier, survenant à la suite d'irritations internes ou externes (piqûres d'insectes, vers intestinaux, mets irritants, fraises, dyspepsie, émotions). Elle survient brusquement, et disparaît de même après quelques heures ou quelques jours, marquant sa trace par une desquamation légère ou de petites taches fauves.

Les boutons sont causés par une exsudation œdémateuse circonscrite dans le corps muqueux de Malpighi; ils sont blancs ou rosés, bordés de rouge, gros comme des lentilles ou des pièces de 50 centimes, décrivant souvent par leur confluence des lignes irrégulières. Ils se localisent de préférence au visage et au pourtour des articulations; aux paupières, les boutons sont remplacés par de la rougeur et de l'œdème diffus. L'éruption s'accompagne de démangeaisons et de brûlures qui augmentent à la chaleur du lit. Parfois fièvre. Récidives fréquentes, surtout en cas de prédisposition nerveuse.

TRAITEMENT. — Applications fraîches, poudre salicylique.

CHAPITRE XIII

LICHEN SCROFULOSORUM

SYMPTOMES. — Chez les enfants scrofuleux, surtout au moment de la puberté, se développe, d'autant plus insidieusement qu'elle n'est guère démangeante, une éruption cutanée (Pl. XLVII) formée de petites papules molles peu résistantes, grosses comme une tête d'épingle ou un grain de mil, rose pâle ou jaune brun, centrées d'une écaille minuscule; elles forment des groupes en arc de cercle, surtout au tronc, plus rarement aux extrémités, et persistent sans modification pendant des mois et finissent par pâlir, laissant seulement une desquamation légère. Le processus anatomique consiste en une infiltration de petites cellules avec exsudation, au pourtour de l'orifice des follicules pileux. L'affection coïncide avec des signes de scrofule, surtout des adénopathies, et on la considère souvent comme une tuberculose miliaire de la peau.

TRAITEMENT. — Onctions de la peau tous les deux ou trois jours avec de l'huile de foie de morue.

CHAPITRE XIV

HERPÈS

Eruption éphémère de groupes de vésicules, localisée au visage, spécialement aux lèvres ou aux parties génitales, sans rapport avec la distribution des filets nerveux; manifestation fréquente de maladies fébriles (pneumonie, méningite cérébro-spinale), mais survient aussi sans cause connue chez des enfants sains.

SYMPTOMES. — Sensation de démangeaison et de brûlure, rougeur, bientôt suivie de l'apparition de vésicules claires rapidement confluentes, formant des groupes arrondis ou irréguliers. En deux ou trois jours, elles se troublent, se dessèchent et forment une croûte qui tombe au bout de quelques jours.

TRAITEMENT. — Application de poudres inertes.

CHAPITRE XV

GALE

Syn. — *All.* : Kratze. — *Angl.* : Itch.

Symptomes. — Affection cutanée causée par la présence dans la peau d'un acarien parasite (*Acarus scabiei*); cet arachnide (fig. 171, 172, 173), déposé sur la peau lors de contact avec une personne déjà atteinte, y creuse des galeries pénétrant jusqu'au corps muqueux; il siège de préférence aux espaces interdigitaux, aux plis de flexion des articulations, au prépuce, et, chez les enfants, à la paume des mains et à la plante des pieds. La maladie peut prendre une grande extension, mais la tête reste indemne; les galeries apparaissent aux mains et aux pieds comme des sillons (fig. 170) de 1 à 3 cm. de longueur, de direction irrégulière, blanchâtres, ponctués de sombre; aux autres points du corps, comme des élevures papuleuses, allongées, rosées, ombiliquées à leur sommet (Pl. XLVIII). Au point d'entrée sur l'épiderme, se montre parfois une petite pustule dont le desséchement produit une exfoliation épidermique piriforme; à l'autre extrémité se trouve le parasite, visible à l'œil nu comme un petit point blanchâtre; à la loupe, on peut parfois voir des points plus petits, noirâtres, qui sont les excréments du parasite. L'affection est très démangeante, surtout à la chaleur du lit.

Il se développe souvent secondairement des pyodermites, impétigo, ecthyma, eczéma.

Traitement. — Tuer le parasite et ses œufs par des frictions énergiques avec : axonge, 100 grammes; savon vert, 50 gr.; naphtol, 15 gr.; craie pulvérisée, 10 gr., ou fleur de soufre, 5 gr.; savon de potasse, 50 gr.; carbonate de potasse, 2 gr. 5; eau, 10 gr., à renouveler pendant quatre jours consécutifs; bains le cinquième jour; changer le linge de corps et les draps de lit.

CHAPITRE XVI

PÉDICULOSE

Poux de la tête. — Les poux de tête (*pediculi capitis*) (fig. 166) causent chez les enfants de l'eczéma impétigineux récidivant du cuir chevelu, souvent compliqué de tuméfaction et de suppuration des ganglions cervicaux; on doit penser à la pédiculose quand des pustules ecthymateuses sont disséminées le long des bords du cuir chevelu; la constatation facile des lentes (œufs des poux) assurera le diagnostic (fig. 167).

TRAITEMENT. — Tuer les parasites avec des frictions au pétrole ou au vinaigre sublimé (1 gramme de sublimé par litre de vinaigre), le vinaigre ayant l'avantage de dissoudre la gaine de chitine qui fixe les lentes au cheveu (fig. 167); ce traitement serait douloureux en cas de lésions inflammatoires, on emploiera alors la pommade au calomel à 10 $^0/_0$.

[**Poux du corps** (fig. 168) et **poux du pubis** (fig. 169). — Ils s'observent plus rarement chez l'enfant que chez l'adulte. Les poux du pubis peuvent s'attacher chez l'enfant à la base des cils et causer une blépharite parasitaire qui guérit par l'application sur le bord des paupières de pommade au précipité jaune à 1 pour 100.]

CHAPITRE XVII

TEIGNES

[Les teignes sont des affections contagieuses du cuir chevelu ou de la peau, dues à des champignons parasites, les trichophytons. Les espèces de trichophytons sont multiples et à aire géographique restreinte; elles diffèrent non seulement par quelques caractères botaniques, mais aussi par les allures cliniques des affections qu'elles causent.

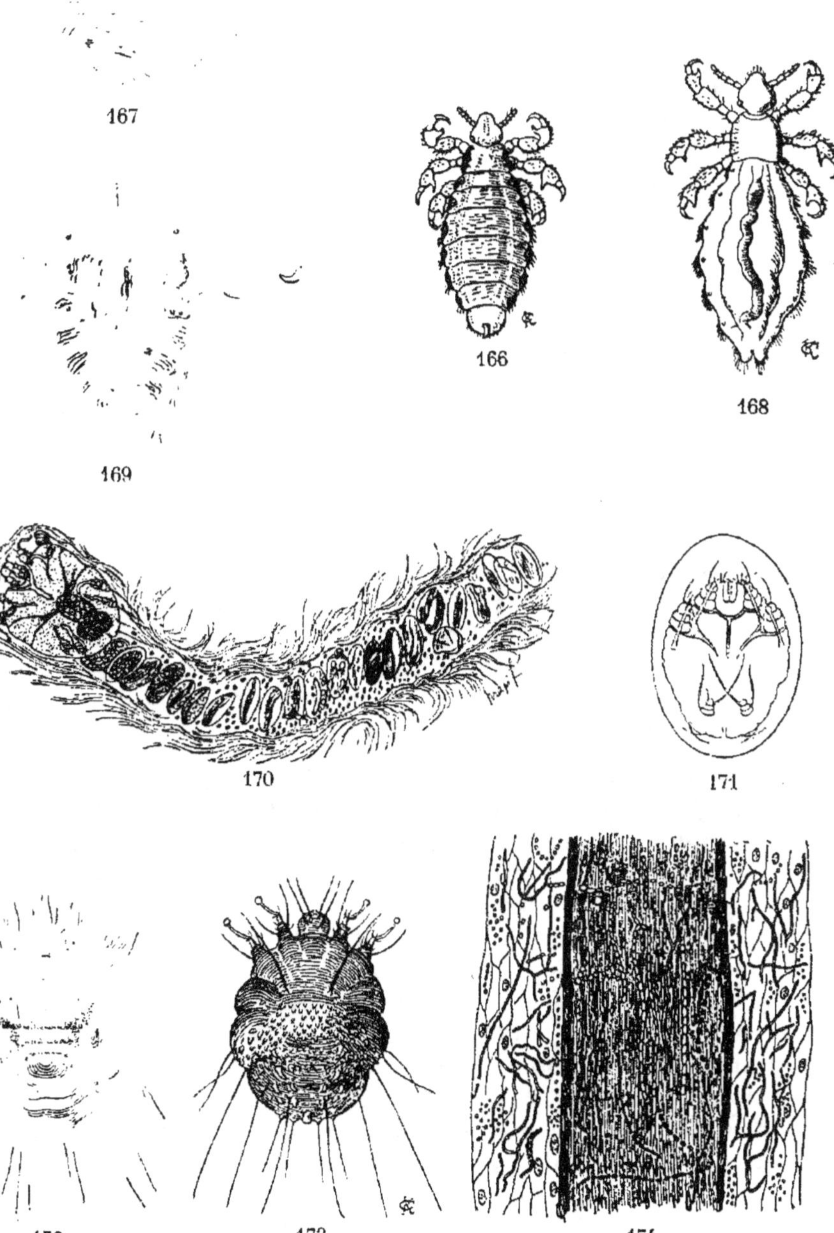

Fig. 166 à 174. — Parasites cutanés.

pou de tête ; 167) lentes (œufs de pou) fixées sur un cheveu ; 168) pou du corps ;
) pou du pubis (morpion) ; 170) sillon galeux ; 171) œuf d'acare ; 172) acare de la
e, ventre ; 173) le même, dos ; 174) cheveu teigneux, avec sa gaine extérieure de
hophyton tonsurans (Mracek et Hudelo, *Atlas-Manuel des maladies de la peau*).

Dans la région parisienne, on n'observe guère chez l'enfant que deux teignes du cuir chevelu, se manifestant toutes deux par la production de plaques à configuration irrégulièrement cyclique, au niveau desquelles les cheveux sont friables, cassés à peu de distance de l'épiderme, et la peau rosée, squameuse. Au microscope, le cheveu apparaît entouré par une gaine de spores (fig. 174), grosses, disposées en chapelet, s'il s'agit du *trichophyton tonsurans* (teigne à grosses spores); petites, irrégulièrement disposées, s'il s'agit du *trichophyton microsporon* (teigne à petites spores).

La teigne du cuir chevelu est une affection redoutable, non au point de vue de la santé générale, mais à cause de sa grande contagiosité dans les écoles et à cause de sa ténacité. Elle n'a aucune tendance à guérir, si ce n'est quand arrive la puberté; elle guérit alors spontanément (surtout la teigne à petites spores).

Les teignes de la peau sont causées par des trichophytons variés, la plupart d'origine animale; ils causent des dartres à extension périphérique, à pourtour rouge vésiculeux, à centre pâle plus ou moins squameux, autrefois appelés *herpès circinés, herpès iris.*

Traitement. — Les trichophyties cutanées guérissent très facilement par l'application de teinture d'iode tous les deux à trois jours pendant huit à quinze jours. Les trichophyties du cuir chevelu sont rebelles tant que les applications médicamenteuses ne sont pas précédées de la chute complète des cheveux au niveau et au pourtour des plaques. L'épilation manuelle ou électrique ne suffit pas. Sabouraud a appris à obtenir la *décalvation par l'application des rayons X.* Une fois la décalvation ainsi faite, la guérison s'obtient facilement avec les applications de lanoline cadique (lanoline, 25 gr.; huile de cade, 10 gr.) pendant la nuit, et une friction matinale avec de l'alcool iodé (alcool, 90 gr.; teinture d'iode, 10 gr.). On guérit ainsi en quinze jours, trente jours au plus, une affection qui, il y a quelques années, durait jusqu'à l'âge adulte, entravant gravement l'instruction de l'enfant qu'on expulsait de toutes les écoles. Ultérieurement, les cheveux repoussent sains, et aucune trace ne persiste de la maladie].

ICONOGRAPHIE

PLANCHES

Planche I. — *Têtes osseuses de nouveau-né, d'enfant de six ans, d'adulte et de vieillard, vues de profil.*

Elles montrent les variations de l'importance relative de la face par rapport au crâne, sa progression en hauteur, le développement de la branche montante du maxillaire inférieur, le retour de la tête osseuse du vieillard au type infantile.

Planche II. — *Têtes osseuses de nouveau-né, d'enfant de six ans et d'adulte, vues de face.*

Tête osseuse de nouveau-né, face supérieure; on y voit la disposition des fontanelles et des sutures, et le développement progressif de la face.

PLANCHE III. — *Dentition* (page 14).

PLANCHE III, fig. 1. — *Maxillaires supérieur et inférieur
d'un enfant au cours de la seconde dentition.*

Les incisives inférieures sont anormalement sorties avant les premières grosses
molaires. (Le maxillaire supérieur est scié sur la ligne médiane.)

PLANCHE III, fig. 2. — *Dentition de lait complète.*

On voit la situation des dents de remplacement au-dessus (ou au-dessous)
et en arrière des racines des dents de lait.

Planche VI, fig. 1. — *Coupe longitudinale d'un métacarpien de fœtus de cinq mois.*

Grossi 50 : 1. (Figure empruntée à l'*Atlas-Manuel d'histologie* de Sobotta et Mulon.)

La figure montre la zone d'ossification enchondrale. On voit les modifications du cartilage avant son histolyse. A la partie supérieure, on voit sous le périchondre une lame d'os périostique.

Technique : Fixation par le mélange de liquide de Muller et de formol : coloration à l'éosine - hématoxyline.

    1. Os enchondral.
    2. Cartilage quiescent.
    3. Cartilage sérié.
    4. Zone d'agrandissement des cavités cartilagineuses et de calcification provisoire.
    5. Débris de tissu calcifié persistant dans la zone de médullisation.
    6. Moelle osseuse.
    7. Os périostique.
    8. Ostéoclastes.

Planche VI, fig. 2. — *Ossification normale de l'épiphyse supérieure du fémur d'un fœtus de sept mois*
(Accouchement prématuré à la suite d'un traumatisme).

Technique : Alcool iodé au sublimé, liquide d'Ebner. Hématoxyline-éosine. Gr. 6 : 1. La frontière entre la zone ossifiée et la zone cartilagineuse est légèrement cintrée, mais régulière et nulle part échancrée ; les zones successives sont nettement distinctes.

    1. Cartilage quiescent.
    2. Zone de prolifération cartilagineuse.
    3. Zone de calcification provisoire.
    4. Zone de médullisation.
    5. Ossification enchondrale.
    6. Ossification périostique.
    7. Moelle osseuse.

Côte rachitique; zone d'ossification. Gross. : 8 : 1.

L'ossification est tout à fait irrégulière; la zone de calcification provisoire fait défaut; le cartilage prolifère irrégulièrement; on trouve côte à côte à la même hauteur des points en prolifération cartilagineuse et des points médullisés.

1. Cartilage quiescent.
2. Prolifération cartilagineuse, ayant abouti à une saillie latérale.
3. Cartilage sérié.
4. Cartilage sérié s'avançant dans la zone de médullisation.
5. Processus médullaire qui, de la zone de médullisation, pénètre profondément dans le cartilage.
6. Traces de calcification provisoire (coloration plus sombre).
7. Tissu ostéoïde de provenance périostale, épaissi et pauvre en chaux.
8. Tissu ostéoïde épaissi de provenance enchondrale.
9. Moelle osseuse.

Planche VIII, fig. 1. — *Achondroplasie* (page 88).

Zone d'ossification de l'épiphyse distale du tibia d'un mort-né presque à terme. Préparation du professeur Steltzner.

Technique : Muller, hématoxyline - carmin ammoniacal. Gross. : 41 : 1.

La ligne d'ossification est échancrée irrégulièrement; le cartilage est repoussé un peu latéralement. L'ossification enchondrale est enrayée parce que le cartilage n'entre pas en prolifération, et ne se transforme pas en cartilage sérié et parce qu'il s'interpose entre l'os et l'épiphyse des travées conjonctives venues du périchondre; à la place du cartilage sérié, se trouve un tissu cartilagineux lacunaire en dégénérescence vitreuse. On voit des traces de calcification provisoire; les espaces médullaires primordiaux manquent; le cartilage est en contact direct avec le tissu osseux ou médullaire. Les travées osseuses du tissu spongieux sont raréfiées et épaissies; les espaces médullaires sont élargis. L'ossification périostale (et par suite le développement de l'os en épaisseur) est peu atteinte. Une lame d'os périostal s'étend sur une certaine distance le long du cartilage.

1. Cartilage quiescent.
2. Cartilage en dégénérescence vitreuse.
3. Travée conjonctive pénétrante venue du périchondre.
4. Calcification provisoire.
5. Lamelles osseuses périostales.
6. Espaces médullaires élargis.
7. Lame d'os périostal.

Planche VIII, fig. 2. — *Os plat rachitique (craniotabes)* (page 97).

Préparation de Heubner. Gr. : 52 : 1.

La couche celluleuse du périoste est très riche en cellules et a beaucoup proliféré. Entre ses différentes assises se voient d'étroites aiguilles et des travées de tissu osseux périostal jeune. Plus haut, les travées osseuses sont plus épaisses et forment une couche de tissu osseux cortical compact. La décalcification est peu marquée; tandis que les travées osseuses extérieures, plus jeunes, montrent encore en leur centre une calcification évidente, la couche corticale se compose presque entièrement de tissu ostéoïde (non calcaire). La paroi interne de l'os est découpée par les ostéoclastes, par suite de l'intense remaniement de l'os.

1. Couche fibreuse du périoste.
2. Couche celluleuse du périoste.
3. Tissu osseux calcifié.
4. Tissu ostéoïde non calcaire.
5. Os cortical pauvre en chaux.
6. Ostéoclastes.

PLANCHE IX. — *Maladie de Barlow* (page 109).

Portion de la figure 53 comprise dans le rectangle bleu. Gr. : 150 : 1.

1. Cartilage à grandes cavités.
2. Substance fondamentale cartilagineuse en calcification provisoire.
3. Jeune travée osseuse.
4. Hémorragies médullaires.
5. Hémorragie sous-périostée.
6. Travée osseuse amincie par le remaniement de l'os.
7. Moelle pauvre en cellules, en dégénérescence fibreuse.

PLANCHE X. — *Purpura* (page 113).

Enfant de neuf ans. Début fébrile; tuméfaction douloureuse de l'articulation du genou gauche; apparition au pourtour des genoux et sur les jambes de papules nombreuses, de la dimension d'une lentille ou d'un noyau de cerise, rouge sombre, ne s'effaçant pas à la pression. Çà et là de semblables papules se montrent aux coudes, aux fesses, au scrotum et au pénis. Les muqueuses explorables restent constamment indemnes. Au cinquième jour, vomissements continuels, coliques très violentes, selles sanglantes, affaiblissement rapide, glace, opium, ergotine sans résultat. L'injection en trois fois de 0,0003 décimilligrammes d'atropine amène une amélioration et un soulagement durable des symptômes intestinaux. Les hémorragies cutanées récidivèrent deux fois encore dans le cours de l'année suivante.

PLANCHE XI. — *Syphilis héréditaire* (page 126).

Papules aux fesses et aux grandes lèvres.

Enfant de sept mois et demi; nombreuses efflorescences papuleuses sur la
peau des grandes lèvres et au pourtour de l'anus; dimension d'une lentille,
couleur bleu pâle, le plus souvent dépression centrale; surface un peu
humide. Coïncidence d'eczéma non spécifique, avec petites efflorescences
rouge foncé, saillantes et vésiculeuses. (Eczéma érythémateux, papuleux et
vésiculeux). En outre peau jaune pâle, mate; tuméfaction de la rate; ensellure nasale. Guérison en six semaines par l'iodure de mercure à l'intérieur.

Planche XIII. — *Altérations syphilitiques du rein* (page 133).

Mort-né de huit à neuf mois. Début de macération. Hématoxyline-éosine. Gr. : 42 : 1.

1. Artères corticales épaissies et en partie oblitérées; leurs parois et les parties voisines sont infiltrées de petites cellules.
2. Infiltrations périvasculaires par de petites cellules.
3. Superficie de la substance corticale en hypertrophie compensatrice.
4. Formes glomérulaires jeunes.

Planche XIV. — *Syphilis* (page 126).

Planche XIV, fig. 1. — *Syphilis congénitale de l'intestin*
(page 133).

Coupe transversale d'intestin grêle d'un mort-né syphilitique de sept mois.
Sublimé, hématoxyline-éosine. Gr. : 60 : 1.
Infiltration syphilitique déjà constatée macroscopiquement entre la muqueuse et la sous-muqueuse, et refoulant celle-là.

1. Péritoine épaissi.
2. Muscularis mucosæ.
3. Sous-muqueuse.
4. Infiltration syphilitique.
5. Muqueuse refoulée.
6. Muqueuse normale.
7. Contenu intestinal.

Planche XIV, fig. 2. — *Ostéochondrite syphilitique* (page 134).

Coupe longitudinale de l'épiphyse distale du fémur d'un mort-né de sept mois.
Alcool iodé au sublimé, liquide d'Ebner, hématoxyline-éosine. Gr. : 6 : 1.
La ligne d'ossification est déchiquetée; la zone de calcification provisoire
de la substance cartilagineuse fondamentale est épaissie et pénètre à la fois
dans la diaphyse et dans le cartilage par ses prolongements épineux.

1. Cartilage quiescent.
2. Cartilage sérié, comprimé entre le tissu cartilagineux calcifié et le cartilage en prolifération.
3. Cartilage sérié lacunaire en coagulation commençante.
4. Substance fondamentale cartilagineuse calcifiée.
5. Premières travées médullaires, emplies par un tissu de granulation.
6. Cartilage calcifié, englobé dans le tissu de granulation.

Dans le poumon atélectasié d'un enfant mort une heure à peine après sa naissance, se trouve une masse caséeuse solitaire, grosse comme un noyau de cerise, entourée d'une capsule conjonctive; des bacilles tuberculeux y furent trouvés. Le tissu conjonctif alentour est considérablement augmenté. On ne peut trouver nulle part ailleurs d'autres tubercules. Une telle lésion pouvait rester indéfiniment latente si l'enfant avait vécu, ou après une maladie infectieuse, un traumatisme, etc., être le point de départ d'une généralisation tuberculeuse.

PLANCHE XVI. — *Scrofule* (page 142).

Scrofule chez un enfant de six ans. Rhinite chronique avec excoriations;
lèvre supérieure épaissie; blépharoconjonctivite chronique à droite, kératite
chronique à gauche; photophobie.

PLANCHE XVII. — *Tuberculose aiguë diffuse des poumons*
(page 146).

Tuberculose aiguë diffuse des poumons, à forme de bronchopneumonie nodu-
laire. Les lumières des bronchioles se voient comme des points à l'intérieur
des tubercules miliaires. Tuberculose caséeuse chronique et ramollissement partiel des ganglions trachéobronchiques. Enfant de deux ans, quatre
semaines de maladie, fièvre rémittente, dyspnée, cyanose, aucun apaise-
ment réel, amaigrissement.

PLANCHE XVIII, fig. 1. — *Péritonite tuberculeuse chronique*
(page 151).

Abdomen hémisphérique; fissuration, infiltration et pigmentation chronique autour de l'ombilic. Fille de quatre ans.

PLANCHE XVIII, fig. 2. — *Fongus ombilical* (page 57).

PLANCHE XIX. — *Méningite tuberculeuse aiguë* (page 153).

Injection intense des vaisseaux pie-mériens; entre le chiasma et le bulbe, exsudation gélatineuse gris-jaunâtre et même verdâtre dans les mailles de la pie-mère, se continuant des deux côtés au loin dans les vallées sylviennes: en ces points, nombreux tubercules miliaires. Dans les ventricules cérébraux élargis, liquide séreux légèrement trouble (hydrocéphalie interne).

Autres organes : Tuberculose chronique caséeuse et ramollissement des ganglions bronchiques. Tuberculose miliaire débutante des poumons et de la rate.

Planche XX. — *Tuberculose osseuse* (page 158).

Planche XX, fig. 1. — *Tuberculose du genou.*

Tuberculose ayant amené la destruction des extrémités articulaires et la subluxation du tibia. Ostéomyélite et périostite tuberculeuse du tibia avec fistules
nombreuses.

Planche XX, fig. 2. — *Tuberculose fongueuse du genou.*

Contours articulaires épaissis; tuméfaction et empâtement de la face antérieure
du genou avec tension et coloration livide de la peau. Fistule. Subluxation
du tibia.

Planche XXI. — *Symptômes précoces de la rougeole* (page 166).

Planche XXI, fig. 1. — *Signe de Koplik.*

Deux jours avant l'apparition de l'exanthème : Plaques rougeâtres de la muqueuse des joues au niveau des molaires; sur ces plaques, une vingtaine de taches blanc-bleuâtre, un peu saillantes, de grosseur variable (un millimètre), rondes ou allongées.

Planche XXI, fig. 2. — *Enanthème de la rougeole.*

Un jour avant l'apparition de l'exanthème : Taches plus ou moins larges, de couleur rouge brillant, de forme irrégulière, souvent de contours dentelés, se détachant sur le fond encore pâle du voile du palais; rougeur des piliers, de la luette et des amygdales; langue avec un enduit grisâtre.

Exanthème de la rougeole, au deuxième jour de l'éruption. La peau de tout le corps, à l'exception du cuir chevelu, est couverte de petites taches rouge bleuâtre, formant par leur confluence des figures irrégulièrement découpées, qui, sur le visage et quelquefois aussi sur le tronc, sont un peu surélevées. A un examen plus minutieux, on aperçoit, surtout sur les taches les plus larges, des saillies rouges isolées. Au toucher, la peau est ardente, rugueuse, grasse, comme turgescente ; le visage surtout est comme bouffi ; les paupières sont rouges et tuméfiées, les narines et la lèvre supérieure excoriées par la sérosité qui flue des fosses nasales. Temp. : 41°,1, toux incessante, rauque, évolution en huit jours sans complications.

PLANCHE XXIII. — *Exanthème de la rubéole* (page 170).

Exanthème de la rubéole, à la douzième heure de l'éruption. Sur la face, nombreux groupes irréguliers, en segments de cercle, de taches rondes, planes, rouge bleuâtre, non confluentes, mais se détachant souvent sur un fond érythémateux généralisé; conjonctivite légère, narines tuméfiées et un peu obstruées. Pas de signe de Koplik, mais très fin exanthème sur le voile du palais. Sur la peau du tronc, des bras et des cuisses, taches rosées isolées. Température normale, état général non touché. Disparition de l'exanthème le soir du troisième jour.

La malade Emilie Gr., âgée de sept ans et demi, eut les oreillons le 9 mars 1904 (voir figure 96); le 16 mars, retour à l'école; le 4 avril, éruption de rubéole; le 11 avril, retour à l'école; le 16 avril, toux qui, comme on le vit plus tard, marquait le début d'une coqueluche; le 1er août, éruption de rougeole. La coqueluche, qui avant l'éruption de rougeole était arrivée au stade de catarrhe terminal, récidive, les quintes reparaissent; durée trois semaines; il persiste de la micropolyadénie cervicale.

PLANCHE XXIV. — *Exanthème de la scarlatine* (page 172).

Exanthème de la scarlatine au troisième jour.

Exanthème généralisé, formé de petits points rouge écarlate; il est surtout serré au cou, aux alentours des aisselles, au dos et à la partie interne des cuisses; il est plus irrégulièrement distribué et plus moucheté à la poitrine et aux bras. Le pourtour de la bouche et du nez est indemne et paraît livide, par contraste avec la rougeur fiévreuse des joues; lèvres sèches, rouge sombre. Peau au toucher un peu œdémateuse, ardente, et donnant la sensation de peluche à poils ras (à cause de la tuméfaction folliculaire). Angine, tuméfaction des ganglions du cou. Temp. : 40°. Evolution régulière sans complication.

PLANCHE XXV. — Angines.

PLANCHE XXV, fig. 1. — Angine scarlatineuse (page 172).

Troisième jour. Coloration rouge foncé livide de la muqueuse buccale et pharyngée, de la luette et des amygdales. Sur le voile du palais et la luette, hémorragies punctiformes. Sur l'amygdale gauche, enduit sanieux blanc-jaunâtre, pultacé, reluisant, dit lacunaire; amygdale droite recouverte en entier d'un exsudat sale, dos de la langue encore saburral; seule, la pointe de la langue, avec ses papilles fongiformes, rouge vif, proéminentes, présente l'aspect framboisé.

PLANCHE XXV, fig. 2. — Angine lacunaire (page 300).

Rougeur circonscrite à l'isthme du gosier, tuméfaction œdémateuse intense des amygdales et de la luette élargie. Luette et amygdales recouvertes d'une exsudation reluisante sale. Les amygdales, fortement vascularisées, montrent un enduit jaune lacunaire (examen bactériologique, figure 82). Langue sèche, recouverte de gris. Tuméfaction intense des ganglions lymphatiques; température : 39°,5; durée de la maladie, six jours. Au quatrième jour, quelques exsudats lacunaires se laissent exprimer quand on appuie sur l'amygdale avec la cuiller.

Planche XXVI. — *Pustules vaccinales* (page 179).

Développement normal au huitième jour après la vaccination.

Planche XXVII. — *Éruption de varicelle* (page 182).

Au quatrième jour; deuxième poussée constituée par deux douzaines de vésicules, en partie cristallines, en partie déjà troubles. De la première poussée
subsistent encore de petites croûtes brunâtres et des taches rouges. Muqueuses intactes. Température normale. Etat général bon. Démangeaisons
modérées. Pas d'albumine dans l'urine. Durée de la maladie : huit jours.

PLANCHE XXVIII, fig. 1. — *Diphtérie labiale*.

A la suite de rougeole chez un enfant de deux ans et demi, gonflement marqué des lèvres avec exsudat adhérent, compact, fibrineux, jaune-verdâtre, qui se continue sur leur face interne. La fausse membrane fait corps avec le tissu sous-jacent et ne peut être enlevée que difficilement avec hémorragie et perte de substance.

L'examen microscopique y montre de nombreux bacilles diphtériques.

Fétidité de l'haleine. Gorge rouge sombre, sans exsudat.

Traitement local et sérothérapie ; chute de la fausse membrane au sixième jour.

PLANCHE XXVIII, fig. 2. — *Bronchite et début de bronchopneumonie*.

Un jour après l'injection de sérum : Luette, amygdales et arrière-gorge rouges, amygdales tuméfiées, avec exsudat fibrineux symétrique, blanc-jaunâtre, à bords nets, entouré d'une assez large zone rouge-sang (réaction sérothérapique).

Dans les deux jours suivants, la fausse membrane s'amincit, diminue de plus en plus, et finalement disparaît. Retour à la température normale le troisième jour.

Planche XXIX. — *Diphtérie gangréneuse* (page 184).

Les amygdales sont des deux côtés tuméfiées, et atteignent les dimensions d'une noisette; leur surface est crevassée irrégulièrement, de coloration jaune brun sale, fétide; une incision fait voir le parenchyme amygdalien en état de nécrose inflammatoire. La muqueuse voisine est fortement rouge et tuméfiée, surtout la luette qui est gonflée, tendue, œdémateuse. La surface de la langue est de couleur brun sale. Le larynx est indemne. (Extrait de l'*Atlas-Manuel d'Anatomie pathologique* de Bollinger-Gouget.)

PLANCHE XXX. — *Diphtérie conjonctivale* (page 187).

PLANCHE XXX, fig. 1. — *Diphtérie conjonctivale.*

La tuméfaction inflammatoire et la rougeur de la paupière supérieure sont
plus marquées que dans la blennorragie conjonctivale ; la peau de la paupière inférieure et des environs de l'angle interne de l'œil est par endroits
exulcérée et infiltrée de pus, à cause de la sécrétion sortant de l'œil.

PLANCHE XXX, fig. 2. — *Diphtérie conjonctivale.*

La paupière supérieure du même malade retournée montre à sa face intérieure une fausse membrane de couleur jaune grisâtre, couvrant toute sa
surface.

Les figures montrent les différents temps de la dissection couche par couche
des tissus du cou. L'incision est faite de façon à montrer les différents rapports anatomiques qu'il faut connaître à la fois dans la trachéotomie supérieure et dans la trachéotomie inférieure. En réalité, l'incision de la trachéotomie supérieure siégerait un centimètre plus haut, celle de la trachéotomie
inférieure un centimètre plus bas.

PLANCHE XXXI. — *Rapports anatomiques.*

La peau est incisée, le tissu cellulaire sous-cutané mis à nu. On a figuré au
pointillé, pour montrer leurs rapports, l'os hyoïde, les cartilages thyroïde et
cricoïde, la trachée, la glande thyroïde et le thymus. Il faut remarquer qu'à
la palpation chez le petit enfant l'os hyoïde et le cartilage cricoïde peuvent
seuls être perçus. Le cartilage cricoïde est plus saillant que le cartilage
thyroïde, contrairement à ce qui existe chez l'adulte.

PLANCHE XXXII, fig. 1 à 4. — *Trachéotomie supérieure.*

Fig. 1. — Le tissu graisseux sous-cutané est incisé, le fascia superficialis du
cou mis à nu ; on voit au delà par transparence les branches des veines thyroïdiennes inférieures, les muscles sternohyoïdens et la ligne blanche.

Fig. 2. — Le fascia superficialis est incisé, les muscles sternohyoïdiens mis
à nu, ainsi que la ligne blanche conjonctive qui les réunit sur la ligne
médiane.

Fig. 3. — La couche musculaire est incisée, le fascia profond du cou mis à nu.

Fig. 4. — Le feuillet superficiel du fascia profond du cou est incisé ; dans
l'angle supérieur, apparaissent sur une étendue de 1 cm. l'isthme du corps
thyroïde et latéralement les extrémités inférieures des lobes thyroïdiens
et les anastomoses entre les veines thyroïdiennes supérieures et inférieures ; dans l'angle inférieur, l'extrémité supérieure du thymus plus
élevée que normalement ; entre les deux, tissu cellulaire lâche et feuillet
profond du fascia collis, anastomoses entre les veines thyroïdiennes inférieures et jugulaires antérieures.

PLANCHE XXXIII. — *Trachéotomie inférieure.*

Le tissu cellulaire et le feuillet profond du fascia collis sont incisés ; la trachée
est à nu entre le corps thyroïde et le thymus. Dans l'angle inférieur à gauche,
on aperçoit le tronc brachiocéphalique artériel haut situé. (La situation
haute du tronc brachiocéphalique est la règle chez les enfants d'un an et
n'est pas encore très rare à deux et trois ans.)

Planche XXXIV, fig. 1. — *Bronchopneumonie confluente chez un enfant de deux ans.*

Maladie durant depuis déjà plusieurs semaines. Hématoxyline-orange. Grossi 52 fois.

L'examen microscopique du lobe pulmonaire hépatisé montre partout un aspect uniforme. Les alvéoles sont emplies d'un exsudat composé de fibrine (rétractée par le fixateur), de cellules épithéliales alvéolaires, dégénérées, mal colorées, et par places presque uniquement de globules de pus.

1. Exsudat fibrineux avec cellules épithéliales dégénérées et quelques leucocytes.
2. Exsudat purulent.
3. Parois alvéolaires infiltrées de petites cellules.

Planche XXXIV, fig. 2. — *Bronchite et début de bronchopneumonie.*

Enfant de 1 an, mort d'entérite. Hématoxyline-éosine. Grossi 92 fois.
La figure montre comment la bronchopneumonie est engendrée par la bronchite; l'inflammation a son point de départ dans la muqueuse bronchique, et pénètre transversalement toute la paroi bronchique pour aboutir à l'infiltration du tissu pulmonaire voisin de la bronche. On voit confluer deux nodules péribronchiques ainsi formés. Le tissu nouvellement infiltré est hyperhémié.

1. Lumière d'une bronchiole.
2. Epithélium bronchique desquamé.
3. Exsudat catarrhal bronchitique.
4. Exsudat bronchitique avec nombreuses cellules épithéliales desquamées.
5. Début d'infiltration bronchopneumonique.
6. Infiltration confluente.
7. Vaisseau sanguin dilaté.
8. Tissu pulmonaire normal.

Muqueuse buccale rouge et tuméfiée; ulcérations les unes arrondies, les autres irrégulières, de dimensions variant d'une tête d'épingle à une noix, gris jaunâtre, cerclées d'un liséré rouge. Gencives livides, floconneuses, sanguinolentes, bord gingival formant dans l'intervalle des dents un bourrelet jaune et mou par places, commençant à s'ulcérer; salivation; fétidité de l'haleine.

Planche XXXV, fig. 2. — *Muguet buccal* (page 302).

Muqueuse buccale rouge brique, sèche; sur les lèvres, la face interne des joues, la voûte et le voile du palais, et surtout la langue, colonies blanches de muguet, tantôt par petits points, tantôt en placards blancs plus étendus. Ces derniers, peu adhérents, se détachent en partie lors des mouvements de mastication de l'enfant, et prennent, en se desséchant, une coloration jaune sale.

Planche XXXVI. — *Gangrène de la joue* (page 302).

Toute la moitié gauche du visage est phlegmoneuse, rouge et tuméfiée; les paupières du même côté sont gonflées au point de recouvrir complètement l'œil. La partie inférieure de la joue gauche, du rebord maxillaire à la commissure buccale, est transformée en une escarre noire et sèche, bordée d'un sillon inflammatoire où l'épiderme est desquamé. Au niveau du bord maxillaire, ulcération sanieuse; une autre à la commissure buccale. Mort imminente.

Planches XXXVII et XXXVIII. — *Examen des selles.*

Planche XXXVII, fig. 1. — *Selles de mélœna des nouveau-nés* (page 64).

Caillot sanguin noir rougeâtre, mélangé d'un peu de méconium. Auréole rouge sale.

Planche XXXVII, fig. 2. — *Selles d'enfant au sein dyspeptique* (page 314).

Caillots de lait, grumeaux blanc grisâtre et verdâtre formés de graisses saponifiées ou non, englobés dans des amas de mucus fluide coloré en jaune doré. Auréole jaune sale. Odeur et réaction fortement acide.

Planche XXXVIII, fig. 1. — *Selles de catarrhe intestinal* (page 314).

A côté d'amas de mucus jaune brun en pelotons ou filaments, flocons et grumeaux dyspeptiques gris verts isolés. Auréole étendue, nettement limitée, vert pâle sale.

Planche XXXVIII, fig. 2. — *Selles de colite infectieuse* (page 314).

Amas de mucus coloré ici en vert sombre, là en ocre, ailleurs incolore, semé d'un pointillé sanglant et recouvert de quelques taches de sang plus grosses et de flocons purulents blanchâtres. Mince auréole verdâtre. Odeur fade, réaction alcaline.

Planche XL. — *Séborrhée généralisée d'intensité moyenne* (page 350).

Enfant de 8 jours, corps recouvert d'une couche sébacée mince, à reflets brunâtres, qui s'est fissurée par les mouvements spontanés de l'enfant et divisée en nombreuses écailles plus ou moins larges, à bords lamelleux blanchâtres. Guérison par les savonnages et les applications soufrées.

PLANCHE XLI. - *Pemphigus épidémique* (page 352).

Enfant d'un mois. Le lendemain de la naissance, apparition de bulles sur la
peau; parents et sage-femme sains; enfant maigre, pâle, faible: sur la peau
de tout le corps et surtout sur les membres inférieurs à leur face de flexion,
bulles disséminées blanchâtres et jaune grisâtre, de dimensions variant de
celle d'une lentille à celle d'une pièce de deux francs. Paumes et plantes
indemnes, à l'exception d'une grosse bulle au côté externe du gros orteil.
Les bulles les plus petites sont tendues par le liquide, les plus grosses sont
flasques, et l'épiderme qui les recouvre est froncé ou fendillé et affaissé. Le
contenu des bulles est une sérosité jaunâtre, limpide ou louche (*culture :
staphylococcus pyogenes aureus*). En beaucoup d'endroits, les bulles se sont
transformées en croûtes, et celles-ci sont tombées, laissant sous elles des
taches rouges suintantes ou recouvertes d'une mince couche épidermique,
bordées d'un soulèvement épidermique blanchâtre. Fièvre hectique élevée.
(Aquarelle faite quatre jours avant la mort.)

PLANCHE XLII. — *Pemphigus syphilitique* (page 135).

Enfant de 6 jours : aux jambes et aux plantes des pieds, papules lenticulaires
de la dimension d'un pois et efflorescences bulleuses à contenu purulent et
à bordure enflammée. Le lendemain, nouvelle éruption papuleuse à la face
d'extension des membres inférieurs, aux fesses et au dos, avec vésicules et
pustules dans l'intervalle des papules. Le nez reste indemne. Mort le 18ᵉ jour
de pneumonie lobulaire et de gastro-entérite. A l'autopsie, foie syphilitique,
hypertrophie de la rate. (Extrait de l'*Atlas-Manuel des maladies vénériennes et syphilitiques* de Mracek et Emery.)

Enfant de 18 mois, atteint depuis sa première année d'une éruption cutanée ayant débuté par le visage, puis propagée à tout le corps. Bonne santé générale, bon état nutritif. La peau, spécialement au dos, est rouge, parsemée de nombreuses élevures de la dimension d'une tète d'épingle, jaune rouge ou rouge vif, irrégulièrement groupées; par places, croûtes jaunes mielleuses, ou brunes et écailles blanchâtres.

Enfant de 8 mois, suralimenté, malade depuis trois mois. Le cuir chevelu est couvert de plaques sébacées gris verdâtre; aux points où elles sont tombées, la peau apparaît rouge vif, saignante par places, à d'autres recouverte d'une croûtelle rouge brun ou de gouttelettes huileuses; le front, la partie supérieure des joues, le pourtour de la bouche sont couverts de bulles purulentes, souvent confluentes, les unes récentes, les autres déjà transformées en croûtes. Toute la peau du visage est rouge vif, pelucheuse.

PLANCHE XLV. — *Impétigo* (page 361).

Maladie durant depuis quinze jours; un frère et deux camarades de jeu de
l'enfant en sont aussi atteints; la peau du visage est encore seule malade,
elle porte une vingtaine de bulles purulentes isolées ou irrégulièrement
groupées, les une petites (de la dimension d'une lentille), gonflées de
liquide purulent et auréolées d'une base rouge, parfois indurée; les autres,
grosses, flasques, souvent confluentes. Sur la lèvre supérieure et le menton,
elles ont conflué et se sont desséchées en un placard croûteux jaune miel-
leux ou gris verdâtre, sous lequel le chorion est rouge et suintant.

PLANCHE XLVI. — *Érythème polymorphe* (p. 365).

Jeune fille de 14 ans. Sans cause appréciable, apparition sur le dos des deux
mains de petites papules rouge vif, arrondies, qui s'accroissent rapidement
et s'accompagnent de démangeaisons douloureuses. Etat général indemne.
La confluence de ces papules couvre presque tout le dos de la main de
plaques de l'étendue d'une pièce de cinquante centimes à une pièce de deux
francs. Leurs bords sont polycycliques, surélevés, rouge livide, leur centre
plus pâle, rouge bleuâtre, et en quelques endroits semé de points rouge
brique, indice d'une nouvelle éruption de papules à son début. Guérison en
cinq semaines, après plusieurs récidives.

PLANCHE XLVII. — *Lichen scrofulosorum* (page 368).

Fille de 9 ans, présentant la symptomatologie typique de la scrofule : catarrhe chronique oculo-nasal, gros ganglions durs cervicaux et axillaires. Sur la peau, spécialement sur le tronc, éruption durant depuis deux mois sans modification, formée de nombreuses papules planes, de la dimension d'un grain de mil, brun pâle, groupées irrégulièrement, en partie rangées en lignes brisées et en arcs de cercle. Quelques éléments se voient aussi sur la peau des bras et des cuisses. Guérison lente par l'usage interne et externe d'huile de foie de morue.

Planche XLVIII. — *Gale* (page 369).

Enfant de 13 ans, dont les sœurs sont également atteintes de démangeaisons; elle présente sur tout le corps, à l'exception de la tête, de petites papules disséminées; la plupart, isolées, sont éraillées et surmontées d'une croûtelle sanguine. Les lésions prédominent aux plis de flexions articulaires. Aux mains, figurées ci-contre, elles siègent surtout dans les espaces interdigitaux et dans les plis cutanés. Aux espaces interdigitaux, on remarque quelques sillons non douteux (invisibles sur la figure). La maladie durait depuis deux semaines. Guérison en cinq jours par frottes énergiques.

TABLE DES MATIÈRES

QUATRIÈME PARTIE

CINQUIÈME PARTIE

SEPTIÈME PARTIE

HUITIÈME PARTIE

NEUVIÈME PARTIE

DIXIÈME PARTIE

ONZIÈME PARTIE

ATLAS-MANUELS DE MÉDECINE COLORIÉS

Atlas-Manuel d'Anatomie pathologique, par les Docteurs Bollinger et Gouget, professeur agrégé à la Faculté de médecine de Paris. 1902, 1 vol. in-16 de 112 p., avec 137 pl. color. et 27 fig. Relié. . . . . 20 fr.

Atlas-Manuel des Bandages, par les Docteurs Hoffa et P. Hallopeau. 1900. 1 vol. in-16 de 160 p., avec 128 pl. Relié. 14 fr.

Atlas-Manuel des Maladies de la Bouche, du Pharynx et des Fosses nasales, par les Docteurs L. Grunwald et G. Laurens. 1903, 1 vol. in-16 de 197 p., avec 42 pl. color. et 41 fig. Relié. . . . . 14 fr.

Atlas-Manuel des Maladies des Dents, par les Docteurs Preiswerk et Chompret, dentiste des hôpitaux de Paris. 1905, 1 vol. in-16 de 366 p., avec 44 pl. color. et 163 fig. Relié. . . . . 18 fr.

Atlas-Manuel de Chirurgie oculaire par les Docteurs Haab et A. Monthus, chef de laboratoire à la clinique ophtalmologique de la Faculté de médecine de Paris. 1905, 1 vol. in-16 de 270 p., avec 30 pl. color. et 166 fig. Relié. . . . . . . 16 fr.

Atlas-Manuel de Chirurgie opératoire, par les Docteurs O. Zuckerkandl et A. Mouchet, chef de clinique à la Faculté de médecine de Paris. 2e *édition*. 1900, 1 vol. in-16 de 436 p., avec 266 fig. et 24 pl. color. Relié. . . . . 16 fr.

Atlas-Manuel de Chirurgie orthopédique, par Luning, Schulthess et Villemin, chirurgien des hôpitaux de Paris. 1902, 1 vol. in-16 de xxiv-348 p., avec 16 pl. color. et 250 fig. Relié. . . . . 16 fr.

Atlas-Manuel de Diagnostic clinique, par C. Jakob et A. Létienne. 3e *édition*. 1901, 1 vol. in-16 de 396 p., avec 68 pl. et 86 fig. color. Relié. . . . . . . 15 fr.

Atlas-Manuel des Fractures et Luxations, par les Docteurs Helferich et P. Delbet, chef de clinique à la Faculté de Paris. 2e *édition*. 1901, 1 vol. in-16 de 448 p., avec 68 pl. color. et 137 fig. Relié. . . . . 20 fr.

Atlas-Manuel de Gynécologie, par les Docteurs O. Schaeffer et J. Bouglé, chirurgien des hôpitaux de Paris. 1903, 1 vol. in-16 de 333 p., avec 90 pl. color. et 72 fig. Relié. . . . . 20 fr.

Atlas-Manuel de Technique gynécologique, par les Docteurs Schaeffer, P. Segond, professeur à la Faculté de médecine de Paris, et O. Lenoir. 1905, 1 vol. in-16 de 200 p., avec 26 pl. color. Relié. . . . . 15 fr.

Atlas-Manuel d'Histologie, par les Docteurs J. Sobotta et P. Mulon. 1903, 1 vol. in-16 de xvi-160 p., avec 80 pl. color. Relié. . . . . 20 fr.

Atlas-Manuel d'Histologie pathologique, par les Docteurs Durck et Gouget. 1902, 1 vol. in-16, avec 420 pl. color. Relié. . . . . 20 fr.

Atlas-Manuel des Maladies du Larynx, par les Docteurs L. Grunwald et Castex, chargé du cours de laryngologie à la Faculté de médecine de Paris. 1903, 2e *édition*. 1 vol. in-16 de 244 p., avec 44 pl. color. Relié. . . . . 14 fr.

Atlas-Manuel des Maladies externes de l'Œil, par les Docteurs O. Haab et A. Terson. 2e *édition*. 1905, 1 vol. in-16, avec 48 pl. color. Relié. . . . . . 16 fr.

Atlas-Manuel des Maladies de l'Oreille, par Bruhl, Politzer et G. Laurens. 1902, 1 vol. in-16 de 395 p., avec 39 pl. color. et 88 fig. Relié. . . . . 18 fr.

Atlas-Manuel des Maladies de la Peau, par les Docteurs Mracek et L. Hudelo, médecin des hôpitaux de Paris. 2e *édition*. 1905, 1 vol. in-16, avec 102 pl., dont 63 color. Relié. . . . . 24 fr.

Atlas-Manuel de Psychiatrie, par les Docteurs O. Weygandt et J. Roubinovitch, médecin de la Salpêtrière. 1904, 1 vol. in-16 de 643 p., avec 24 pl. color. et 264 fig. Relié. . . . . 24 fr.

Atlas-Manuel de Médecine et de Chirurgie des Accidents, par les Docteurs Golebiewski et P. Riche, chirurgien des hôpitaux de Paris. 1903, 1 vol. in-16 de 496 p., avec 143 fig. et 40 pl. color. Relié. . . . . 20 fr.

Atlas-Manuel de Médecine légale, par Hofmann et Ch. Vibert. 1900, 1 vol. in-16 de 168 p., avec 56 pl. color. et 193 fig. Relié. . . . . 18 fr.

Atlas-Manuel d'Obstétrique, par les Docteurs Schaeffer et Potocki, agrégé à la Faculté de médecine. Préface de M. le professeur Pinard. 1901, 1 vol. in-16, avec 55 pl. color., 18 pl. noires et 18 fig. Relié. . . . . 20 fr.

Atlas-Manuel d'Ophtalmoscopie, par les Docteurs O. Haab et A. Terson. 3e *édition*. 1901, 1 vol. in-16 de 276 p., avec 88 pl. color. et 14 fig. Relié. . . . 15 fr.

Atlas-Manuel du Système nerveux, par les Docteurs C. Jakob, Rémond et Clavelier. 2e *édit*. 1900, 1 vol. in-16 de ix-364 p., avec 84 pl. color. et 23 fig. Relié. 20 fr.

Atlas-Manuel des Maladies nerveuses, par les Docteurs Seiffer et E. Gasne, médecin des hôpitaux de Paris. 1905, 1 vol. in-16 de 352 p., avec 26 pl. color. et 249 fig. Relié. . . . . 18 fr.

Atlas-Manuel des Maladies vénériennes, par les Docteurs Mracek et Emery, chef de clinique de la Faculté de médecine. 2e *édition*. 1904, 1 vol. in-16 de 428 p., avec 71 pl. color. et 12 en noir. Relié. . . . . 20 fr.

Atlas-Manuel d'Anatomie topographique, par les Docteurs O. Schultze et Lecène, prosecteur à la Faculté de médecine. 1905, 1 vol. gr. in-8° de 180 p., avec 70 pl. color. et nombreuses fig. Cartonné. . . . . 24 fr.

Atlas d'Anatomie descriptive, par les Docteurs Sobotta et A. Desjardins. 1905, 6 vol. gr. in-8° de 1000 p., avec 1500 fig. color. et 150 pl. color. Cartonné. . 90 fr.

Atlas de Microbiologie, par E. Macé, professeur à la Faculté de médecine de Nancy. 1 vol. gr. in-8°, avec 60 pl. color. Cartonné. . . . . 32 fr.

32036. — Tours, impr. Mame.